高等医学院校康复治疗学专业教材

Adaptive Sports and
Recreational Therapy

文体疗法学

（第二版）

● 金宁　主编

华夏出版社
HUAXIA PUBLISHING HOUSE

图书在版编目(CIP)数据

文体疗法学/金宁主编. – 2版. – 北京:华夏出版社,2012.4(2025.3重印)
高等医学院校康复治疗学专业教材
ISBN 978 – 7 – 5080 – 5629 – 6

Ⅰ.①文…　Ⅱ.①金…　Ⅲ.①文娱活动 – 应用 – 康复训练 – 医学院校 – 教材
②体育活动 – 应用 – 康复训练 – 医学院校 – 教材　Ⅳ.①R49

中国版本图书馆CIP数据核字(2012)第048766号

文体疗法学

金宁　主编

出版发行	华夏出版社有限公司
	(北京市东直门外香河园北里4号　邮编:100028)
经　　销	新华书店
印　　刷	三河市少明印务有限公司
装　　订	三河市少明印务有限公司
版　　次	2012年4月北京第2版
	2025年3月北京第6次印刷
开　　本	787×1092　1/16开
印　　张	17.75
字　　数	431千字
定　　价	39.00元

本版图书凡有印刷、装订错误,可及时向我社发行部调换

高等医学院校康复治疗学专业教材（第二版）组织委员会与编写委员会名单

组织委员会

顾 问 吕兆丰

主任委员 李建军

常务副主任 董 浩 线福华

副主任委员 王晓民 高文柱 张 通 梁万年 励建安

委 员 李义庭 付 丽 张凤仁 杨祖福 陆学一
马小蕊 刘 祯 李洪霞

编写委员会

学术顾问 卓大宏 周士枋 南登昆 吴宗耀

主 审 纪树荣 王宁华

主 编 李建军

副主编 董 浩 张 通 张凤仁

编 委（以姓氏笔画为序）
江钟立 刘克敏 刘 璇 纪树荣 华桂茹
朱 平 乔志恒 李建军 李胜利 陈立嘉
陈小梅 陈之罡 张 琦 金 宁 赵辉三
恽晓平 贺丹军 桑德春 敖丽娟 付克礼

办公室主任 杨祖福 **副主任** 李洪霞

《文体疗法学》(第二版)编委会名单

主　编　金　宁　中国康复研究中心
编　委　张大荣　北京大学精神卫生研究所
　　　　赵瑞霞　中国康复研究中心
　　　　田　罡　中国康复研究中心
　　　　张　红　中国康复研究中心

高等医学院校康复治疗学专业教材
再版序言

高等医学院校康复治疗学专业教材第一版是由首都医科大学康复医学院和南京医科大学第一临床学院联合组织编写,一大批具有丰富临床和教学经验、有高度责任感、有开创精神的老教授和康复医学工作者参与了教材的创建工作。本套教材填补了我国这一领域的空白,满足了教与学的需要,为推动康复治疗学专业快速发展做出了巨大贡献。

经过自2002年以来的各届学生使用后,根据教学反馈信息、康复医学的发展趋势和教育教学改革的要求,首都医科大学康复医学院又组织在临床教学、科研、医疗第一线的中青年教授、学者,尤其以康复治疗学专业一线的专家为主,继承和发扬老一辈的优良传统,借鉴国内外康复医学教育教学的经验和成果,对本套教材进行修订和改编,力争使修订后的第二版教材瞄准未来康复医学发展方向,参照国际PT和OT教育标准,以培养高素质康复治疗专业人才为目标,以满足教与学的需求为基本点,在阐述康复治疗学理论知识和专业技能的同时,紧密结合临床实践,加强了教材建设改革和创新的力度,形成了具有中国特色的康复治疗学专业教材体系。

二版教材的修订和编写特点如下:

● 在对教师和学生广泛与深入调研的基础上,总结和汲取了第一版教材的编写经验和成果,尤其对一些不足之处进行了大量的修改和完善,充分体现了教材的科学性、权威性与创新性,并考虑其在全国范围的代表性与在本土的适用性。

● 第二版教材坚持了"三基(基本理论、基本知识、基本技能)、五性(思想性、科学性、启发性、先进性、适用性)和三特定(特定对象、特定要求、特定限制)"的原则,以"三基"为重心、以临床应用为重点、以创新能力为培养目标,在继承和发扬第一版教材优点的基础上,保留经典且注重知识的更新,删除了陈旧内容,增补了新理论、新知识和新技术。

● 第二版教材的内容抓住了关键,突出了重点,展示了学科发展和教育教学改革的最新成果,体现了培养高素质康复治疗学专业人才的目的。因其层次分明,逻辑性强,结构严谨,图文并茂,并且做到了五个准确——论点准确、概念准确、名词术语和单位符号准确、语言文字准确、数据准确且材料来源可靠,所以属于现阶段的精品教材。

● 第二版教材共计19种,根据康复治疗学专业要求,新增《职业关联活动学》1种。

1. 《康复医学导论》由李建军教授主编，主要介绍康复与康复医学的基本概念、基础理论知识、康复医学的基本方法、康复医疗服务体系、康复专业人员教育和培养，以及残疾人康复事业等相关问题，是学习康复医学的入门教材。

2. 《人体发育学》由江钟立教授主编，是国内第一部以新的视角论述人体发育与康复治疗理论的专著。

3. 《运动学》由刘克敏主任医师和敖丽娟教授主编，是康复治疗理论的基础教材，内容包括：生物力学、正常人体运动学、运动障碍学、运动生理学、运动生化学、运动心理学。

4. 《物理疗法与作业疗法概论》由桑德春主任医师主编，主要介绍物理疗法和作业疗法的发生、发展过程，与之有关的基本概念、基本理论、基本特点及学习、运用的基本方法。

5. 《康复疗法评定学》由恽晓平教授主编，全书系统介绍康复评定学概念及理论、相关基础知识、评定原理、评定所需仪器设备和方法，以及临床结果分析，理论与临床操作相结合，兼顾学科新进展，是国内外首部，也是唯一一部全面、详尽论述康复评定理论与实践的专业著作。

6. 《运动疗法技术学》由纪树荣教授主编，是国内第一部运动疗法技术学专著，详细介绍运动疗法技术的基本理论、常用的各种治疗技术及其在实际工作中的应用方法。

7. 《临床运动疗法学》由张琦副教授主编，根据国际上运动疗法发展的新理念，结合国内运动疗法及其临床应用编写而成，是国内目前内容最全面的临床运动疗法学教材。

8. 《文体疗法学》由金宁主任技师主编，主要介绍利用体育、娱乐项目对患者进行治疗的方法，是 PT 和 OT 的补充和延伸，也是国内第一部文体康复治疗的专著。

9. 《理疗学》由乔志恒教授和华桂茹教授主编，内容包括物理疗法概论、各种电疗法、光疗法（含激光）、超声疗法、磁场疗法、温热疗法、水疗法和生物反馈疗法等。

10. 《基础作业学》由陈立嘉主任医师主编，主要介绍现代作业疗法的基本理论、基本技术和基本方法，也是第一部此领域的专著。

11. 《临床作业疗法学》由陈小梅主编，国内和日本多位具有丰富作业疗法教学和临床治疗经验的专家共同撰写，涵盖了作业疗法的基本理论、评定和治疗方法等内容，并系统地介绍了脑卒中、脊髓损伤、周围神经损伤、骨科及精神障碍等不同疾患的康复特点和作业治疗方法，内容全面，具有很强的实用性。

12. 《日常生活技能与环境改造》由刘璇副主任技师主编，是我国国内有关残疾人日常生活动作训练，以及患者住房和周围环境的无障碍改造的第一部专著。

13. 《康复心理学》由贺丹军主任医师主编，从残疾人的角度入手，论述其心理特征及康复治疗手段对康复对象心理的影响，将心理治疗的理论和技术运用于心理康复，是国内第一部康复心理学方面的专著。

14.《假肢与矫形器学》由赵辉三主任医师主编,内容包括:与假肢装配有关的截肢、截肢者康复的新观念、新方法,常用假肢、矫形器及其他残疾人辅具的品种特点、临床应用和装配适合性检验方法。

15.《中国传统康复治疗学》由陈之罡主任医师主编,内容主要包括中国传统医学的基本理论、基本知识,以及在临床中常用且比较成熟的中国传统康复治疗方法。

16.《言语治疗学》由李胜利教授主编,借鉴国际言语康复的现代理论和技术,结合国内言语康复的实践经验编写而成,是国内第一部内容最全面的言语治疗学教材。

17.《物理疗法与作业疗法研究》由刘克敏主任医师主编,是国内第一部指导PT、OT专业人员进行临床研究的教材,侧重于基本概念和实例分析,实用性强。

18.《社区康复学》由付克礼研究员主编,是PT、OT合用的教材,分上、中、下三篇。上篇主要介绍社区康复的最新理论、在社区开展的实践活动和社区康复管理知识;中篇主要介绍社区实用的物理疗法技术和常见病残的物理治疗方法;下篇主要介绍社区实用的作业疗法技术和常见病残的作业治疗方法。

19.《职业关联活动学》由吴葵主编,主要介绍恢复和提高残疾人职业能力的理论和实践方法。

在本套教材的修订编写过程中,各位编写者都本着精益求精、求实创新的原则,力争达到精品教材的水准。但是,由于编写时间有限,加之出自多人之手,难免出现不当之处,欢迎广大读者提出宝贵的意见和建议,以便三版时修订。

本套教材的编写得到日本国际协力事业团(JICA)的大力支持,谨致谢忱。

高等医学院校
康复治疗学专业教材编委会
2011年6月

《文体疗法学》
再版前言

本教材自2005年第一版出版至今已经6年了。近年来残疾人康复事业蓬勃发展，2008年在北京召开的残疾人奥林匹克运动会更将残疾人体育推到了一个高峰。经过这些年的教学，总结了经验，修改教材中的不足、补充新的内容，是非常必要的。

本书为高等医学院校康复治疗学本科专业的教科书，书中详细介绍了各种残疾和一般常见疾病的体育、娱乐康复治疗方法。

康复医学在我国是在20世纪80年代开展起来的，但是文体疗法作为康复治疗学中的一个内容，与PT、OT疗法相比开展得还不够广泛。文体疗法是康复医学与体育和娱乐活动相互交叉、融合的一个学科，早在20世纪40年代，一些康复医学先进的国家已经将体育、娱乐项目作为一种康复训练手段对残疾患者进行治疗。因为体育、娱乐活动具有娱乐性和竞争性，而且要求患者主动参与，所以患者在心情愉快的状态中进行训练，可充分调动他们的积极性，充分挖掘出他们身体的潜能。文体疗法在改善患者的身体功能、负性的心理状态以及促进残疾患者尽快地适应社会和回归社会等方面起着独特的作用，在患者的康复治疗中可以作为PT、OT疗法的一种延续和补充。

本教材分为八章。第一章至第五章介绍了文体疗法的概述，文体疗法的作用特点和基本原则，运动训练方法，运动素质训练，文体疗法的评价和运动处方；第六章介绍了常见疾病损伤的治疗原则；第七章为文体疗法注意事项；第八章介绍了文体治疗的训练方法、竞赛规则、医学和功能分级等内容。

文体疗法虽然在国外已经开展多年，但是在我国系统性地开展文体疗法只有二十几年的时间，而且开展得不够普及。编者这次通过学习、参阅有关资料和总结这些年来的教学经验，再版了这部康复治疗专业的体育、娱乐康复治疗教材，使教材更加有先进性和针对性。

我国有人数众多的残疾人，如何指导残疾人开展体育康复和娱乐活动已成为一个亟待解决的问题。我国在第十二个五年规划中，将残疾人的群众性康复健身作为一个重要的任务。本书的再版也为生活在基层的广大残疾人开展群众性康复与健身提供了理论依据和具体指导方法。另外，本书对于高等体育院校康复保健专业和我国各级从事残疾人体育的人员也具有一定的参考价值。如果读者能够通过本书学习和掌握文体疗法,使文体疗法在我国的康复治疗领域发挥其特有的功效,令广大的患者从中受益,编者将会感到无比的欣慰。

由于编者水平有限,遗漏和讹误之处在所难免,敬请广大学者同仁批评指正。

金 宁

2011年6月

目 录

第一章 概 述 … (1)
第一节 文体疗法概况 … (1)
一、文体疗法的定义 … (1)
二、文体疗法的内容 … (1)

第二节 体育、娱乐的概念 … (2)
一、体育的起源与发展 … (2)
二、体育手段的分类 … (3)
三、康复体育的发展和现状 … (4)
四、娱乐的起源和发展 … (6)
五、娱乐活动内容 … (7)

第二章 文体疗法的作用、特点和基本原则 … (8)
第一节 文体疗法的作用 … (8)
一、对疾病的治疗作用 … (8)
二、对残疾的改善作用 … (8)
三、增强对社会的适应能力 … (8)
四、对生理功能的积极影响 … (9)
五、体育、娱乐活动对心理的良好影响 … (11)
六、提高残疾人的生活质量 … (14)

第二节 文体疗法的特点 … (14)
一、主动性、竞争性、趣味性 … (14)
二、全身性、综合性、应用性 … (15)
三、集体训练 … (15)
四、文体疗法与PT、OT疗法的相同点和不同点 … (15)

第三节 文体疗法训练的基本原则 … (16)
一、超负荷原则 … (16)
二、按需训练原则 … (16)
三、循序渐进原则 … (16)
四、区别对待原则 … (16)
五、全面训练原则 … (16)
六、系统训练原则 … (17)

七、自觉性原则 …………………………………………………………… (17)
第三章　运动训练方法 ……………………………………………………… (18)
　第一节　运动训练方法概述 …………………………………………………… (18)
　第二节　运动训练方法的分类 ………………………………………………… (18)
　　一、常用的运动训练方法分类 ……………………………………………… (19)
　　二、运动训练方法的其他分类 ……………………………………………… (19)
　第三节　运动训练的基本方法 ………………………………………………… (20)
　　一、讲解法与示范法 ………………………………………………………… (20)
　　二、完整法与分解法 ………………………………………………………… (22)
　　三、持续训练法 ……………………………………………………………… (22)
　　四、重复训练法 ……………………………………………………………… (24)
　　五、间歇训练法 ……………………………………………………………… (25)
　　六、变换训练法 ……………………………………………………………… (26)
　　七、循环训练法 ……………………………………………………………… (27)
　　八、游戏和比赛训练法 ……………………………………………………… (29)
　　九、运动训练中对错误动作的预防和纠正 ………………………………… (30)
第四章　运动素质训练 ……………………………………………………… (32)
　第一节　运动素质训练概述 …………………………………………………… (32)
　第二节　力量素质的训练 ……………………………………………………… (32)
　　一、定义及种类 ……………………………………………………………… (32)
　　二、主要手段及基本要求 …………………………………………………… (33)
　　三、各种力量素质的训练 …………………………………………………… (34)
　第三节　耐力素质的训练 ……………………………………………………… (40)
　　一、定义及种类 ……………………………………………………………… (40)
　　二、主要手段及基本要求 …………………………………………………… (41)
　　三、各种耐力素质的训练 …………………………………………………… (42)
　第四节　速度素质的训练 ……………………………………………………… (45)
　　一、定义及种类 ……………………………………………………………… (45)
　　二、主要手段及基本要求 …………………………………………………… (45)
　　三、各种速度素质的训练 …………………………………………………… (45)
　第五节　柔韧素质的训练 ……………………………………………………… (48)
　　一、定义及种类 ……………………………………………………………… (48)
　　二、主要手段及基本要求 …………………………………………………… (48)
　　三、柔韧素质的训练 ………………………………………………………… (49)
　第六节　灵敏素质的训练 ……………………………………………………… (50)
　　一、定义及种类 ……………………………………………………………… (50)
　　二、主要手段及基本要求 …………………………………………………… (51)

第五章 文体疗法评价和运动处方 (52)
第一节 文体疗法评价 (52)
一、评价流程 (52)
二、评价内容 (53)
第二节 运动处方 (57)
一、运动的目的 (57)
二、运动项目的种类和选择 (57)
三、运动的强度 (58)
四、运动持续的时间 (59)
五、运动的频度 (59)
六、注意事项及微调整 (59)

第六章 常见疾病损伤的文体治疗原则 (60)
第一节 脊髓损伤的文体疗法 (60)
一、治疗原则和训练项目 (61)
二、训练注意事项 (63)
三、医学和功能分级 (64)
第二节 脑血管意外的文体疗法 (69)
一、脑血管意外康复治疗概述 (69)
二、治疗原则 (70)
三、训练注意事项 (71)
四、医学和功能分级 (71)
第三节 脑瘫的文体疗法 (72)
一、文体疗法的作用 (72)
二、训练的特点 (73)
三、训练原则 (73)
四、训练项目 (74)
五、训练注意事项 (74)
六、医学和功能分级 (75)
第四节 脊髓灰质炎后遗症的文体疗法 (77)
一、治疗原则 (77)
二、训练方法 (78)
三、医学和功能分级 (78)
第五节 截肢的文体疗法 (78)
一、下肢截肢的训练 (78)
二、上肢截肢的训练 (79)
三、假肢的选择 (80)
四、训练注意事项 (80)

五、医学和功能分级 ·· (81)

第六节　高血压病的文体疗法 ·· (83)

一、高血压病的诊断标准 ·· (84)

二、高血压病的危害 ·· (84)

三、体育活动对高血压病的作用 ·· (84)

四、高血压病运动处方 ··· (85)

第七节　糖尿病的文体疗法 ··· (85)

一、糖尿病的危害 ·· (86)

二、文体疗法对糖尿病的治疗作用 ··· (86)

三、治疗原则和方法 ·· (87)

第八节　肥胖症的文体疗法 ··· (89)

一、肥胖症的危害 ·· (89)

二、中国成年人标准体重和肥胖诊断标准 ·· (89)

三、肥胖症的分类 ·· (90)

四、文体活动对肥胖症的作用 ··· (90)

五、食物的摄入和选择 ··· (90)

六、肥胖症运动处方 ·· (91)

第九节　冠心病的文体疗法 ··· (92)

一、体育、娱乐活动改善心脏功能的机制 ·· (93)

二、冠心病运动处方 ·· (93)

第十节　慢性阻塞性肺疾病的文体疗法 ·· (94)

一、致病原因 ·· (94)

二、疾病的特点及对机体的影响 ·· (95)

三、体育活动的作用 ·· (95)

四、训练方法 ·· (95)

五、训练注意事项 ·· (96)

第十一节　癌症的文体疗法 ··· (96)

一、体育、娱乐活动抗癌的机制 ·· (96)

二、文体疗法对癌症的作用 ·· (97)

三、运动处方 ·· (97)

第十二节　精神障碍的文体疗法 ·· (98)

一、文体疗法对精神障碍的治疗作用 ··· (98)

二、文体疗法对精神障碍治疗的机制 ··· (98)

三、适应证 ··· (99)

四、训练原则 ·· (99)

第十三节　智力残疾的文体疗法 ··· (101)

一、体育、娱乐活动对智力残疾者的作用 ·· (101)

二、训练项目 …………………………………………………………… (102)
　　三、训练注意事项 ………………………………………………………… (103)
 第十四节　视力残疾的文体疗法 ………………………………………… (103)
　　一、运动不足的危害 ……………………………………………………… (103)
　　二、体育、娱乐活动的作用 ……………………………………………… (103)
　　三、训练原则和项目 ……………………………………………………… (104)
　　四、医学和功能分级 ……………………………………………………… (105)

第七章　文体疗法的注意事项 …………………………………………… (106)
 第一节　准备活动和整理活动 …………………………………………… (106)
　　一、准备活动 ……………………………………………………………… (106)
　　二、整理活动 ……………………………………………………………… (109)
 第二节　运动负荷的自我监测 …………………………………………… (110)
　　一、主观感觉 ……………………………………………………………… (110)
　　二、客观检查 ……………………………………………………………… (110)
　　三、锻炼中及锻炼后即刻的自我监测 …………………………………… (111)
 第三节　疲劳的消除 ……………………………………………………… (111)
　　一、疲劳的概念 …………………………………………………………… (111)
　　二、消除疲劳的方法 ……………………………………………………… (112)
 第四节　在训练中出现问题的应对方法 ………………………………… (112)
　　一、训练中的组织方法 …………………………………………………… (112)
　　二、出现问题的解决及预防方法 ………………………………………… (113)
 第五节　训练环境及运动服装 …………………………………………… (114)
　　一、训练环境 ……………………………………………………………… (114)
　　二、服装 …………………………………………………………………… (114)

第八章　训练方法、竞赛规则和医学功能分级 ………………………… (115)
 第一节　形成训练项目的内容 …………………………………………… (115)
　　一、康复体育竞赛规则的形成 …………………………………………… (115)
　　二、康复体育竞赛项目的形成 …………………………………………… (116)
　　三、康复体育竞赛的要素 ………………………………………………… (116)
 第二节　轮椅训练 ………………………………………………………… (117)
　　一、轮椅训练的意义 ……………………………………………………… (117)
　　二、选择轮椅的方法 ……………………………………………………… (118)
　　三、轮椅处方 ……………………………………………………………… (119)
　　四、轮椅训练方法 ………………………………………………………… (123)
 第三节　体　操 …………………………………………………………… (143)
　　一、轮椅体操 ……………………………………………………………… (143)
　　二、偏瘫体操 ……………………………………………………………… (144)

三、脑瘫体操 …………………………………………………… (148)
　　四、截肢者体操 ………………………………………………… (151)
　　五、颈椎病体操 ………………………………………………… (155)
　　六、肩周炎康复保健操 ………………………………………… (156)
　第四节　中国传统体育疗法 ……………………………………… (156)
　　一、太极拳 ……………………………………………………… (157)
　　二、练功十八法 ………………………………………………… (158)
　　三、八段锦 ……………………………………………………… (165)
　　四、洗髓易筋经 ………………………………………………… (169)
　　五、五禽戏 ……………………………………………………… (171)
　第五节　步　行 …………………………………………………… (173)
　　一、步行的作用 ………………………………………………… (173)
　　二、步行的方法 ………………………………………………… (173)
　第六节　跑 ………………………………………………………… (176)
　　一、健身跑 ……………………………………………………… (176)
　　二、残疾人运动会径赛项目、医学和功能分级及比赛规则 … (176)
　　三、轮椅竞速技术动作 ………………………………………… (178)
　　四、短距离轮椅竞速训练方法 ………………………………… (180)
　　五、轮椅接力赛训练方法 ……………………………………… (181)
　　六、中、长距离轮椅竞速训练方法 …………………………… (181)
　　七、轮椅竞赛规则 ……………………………………………… (182)
　　八、轮椅越障碍赛 ……………………………………………… (182)
　　九、脑瘫者驱动轮椅方式和跑步能力的判断 ………………… (183)
　　十、截肢者立位跑步 …………………………………………… (184)
　　十一、盲人赛跑方法和特殊竞赛规则 ………………………… (185)
　第七节　田赛项目 ………………………………………………… (186)
　　一、我国残疾人运动会田赛项目设项 ………………………… (186)
　　二、医学和功能分级 …………………………………………… (187)
　　三、田赛竞赛规则和练习方法 ………………………………… (187)
　第八节　游　泳 …………………………………………………… (190)
　　一、游泳的作用 ………………………………………………… (190)
　　二、初学游泳的方法 …………………………………………… (190)
　　三、脊髓损伤者练习方法 ……………………………………… (191)
　　四、脑瘫者练习方法 …………………………………………… (191)
　　五、截肢者练习方法 …………………………………………… (192)
　　六、盲人练习方法 ……………………………………………… (192)
　　七、其他疾病患者练习方法 …………………………………… (192)

八、比赛项目 ··· (192)
　　九、特殊比赛规则 ·· (192)
　　十、医学和功能分级 ·· (193)
第九节　篮　球 ·· (198)
　　一、轮椅篮球 ··· (198)
　　二、颈髓损伤者轮椅篮球 ·· (202)
　　三、截肢者篮球练习方法 ·· (203)
　　四、智力残疾者篮球练习方法 ··· (204)
　　五、其他疾病患者练习方法 ··· (204)
第十节　排　球 ·· (204)
　　一、坐地排球 ··· (204)
　　二、立位排球 ··· (206)
　　三、脊髓损伤者练习方法 ·· (207)
　　四、脑瘫、偏瘫者练习方法 ··· (207)
　　五、盲人排球 ··· (207)
第十一节　足　球 ··· (207)
　　一、脑瘫者足球比赛规则 ·· (207)
　　二、智力残疾者练习方法 ·· (208)
　　三、截肢者练习方法 ·· (208)
　　四、脊髓损伤者练习方法 ·· (208)
第十二节　乒乓球 ··· (209)
　　一、脊髓损伤者练习方法 ·· (209)
　　二、偏瘫、脑瘫者练习方法 ··· (210)
　　三、截肢者练习方法 ·· (210)
　　四、训练辅助器材 ··· (210)
　　五、比赛规则 ··· (210)
　　六、医学和功能分级 ·· (211)
　　七、盲人练习方法 ··· (213)
　　八、其他疾病患者练习方法 ··· (213)
第十三节　羽毛球 ··· (214)
　　一、比赛规则 ··· (214)
　　二、医学和功能分级 ·· (216)
　　三、康复体育训练方法 ·· (217)
第十四节　网　球 ··· (218)
　　一、网球的基本技术 ·· (218)
　　二、轮椅网球 ··· (219)
　　三、短式网球 ··· (220)

四、盲人网球 ……………………………………………………………………（220）
　　五、其他疾病患者练习方法 ………………………………………………（220）
　　六、训练场地 ……………………………………………………………………（221）
第十五节　台　球 ……………………………………………………………………（221）
　　一、基本技术 ……………………………………………………………………（221）
　　二、轮椅台球 ……………………………………………………………………（221）
　　三、站立位台球 …………………………………………………………………（222）
第十六节　硬地滚球 …………………………………………………………………（222）
　　一、比赛规则 ……………………………………………………………………（222）
　　二、医学和运动功能分级 ………………………………………………………（223）
　　三、练习方法 ……………………………………………………………………（224）
第十七节　保龄球 ……………………………………………………………………（224）
　　一、基本技术 ……………………………………………………………………（225）
　　二、康复训练方法 ………………………………………………………………（225）
第十八节　轮椅橄榄球 ………………………………………………………………（225）
　　一、比赛规则 ……………………………………………………………………（226）
　　二、医学和功能分级 ……………………………………………………………（228）
　　三、练习方法 ……………………………………………………………………（228）
第十九节　击悬挂球 …………………………………………………………………（228）
　　一、拳击球 ………………………………………………………………………（228）
　　二、头顶球 ………………………………………………………………………（228）
第二十节　太极柔力球 ………………………………………………………………（229）
　　一、基本技术 ……………………………………………………………………（229）
　　二、坐位练习方法 ………………………………………………………………（229）
　　三、竞赛方法 ……………………………………………………………………（230）
第二十一节　射　箭 …………………………………………………………………（231）
　　一、练习方法 ……………………………………………………………………（231）
　　二、医学和功能分级 ……………………………………………………………（231）
　　三、比赛规则 ……………………………………………………………………（232）
第二十二节　举　重 …………………………………………………………………（233）
　　一、卧推举重 ……………………………………………………………………（233）
　　二、其他方式的力量练习 ………………………………………………………（234）
第二十三节　射　击 …………………………………………………………………（234）
　　一、练习方法 ……………………………………………………………………（234）
　　二、比赛规则 ……………………………………………………………………（235）
　　三、医学和功能分级 ……………………………………………………………（235）
第二十四节　击　剑 …………………………………………………………………（236）
　　一、练习方法 ……………………………………………………………………（236）

二、比赛规则 ………………………………………………………… (237)
　　三、医学和功能分级 ………………………………………………… (238)
第二十五节　自行车 ……………………………………………………… (238)
　　一、普通自行车、功率自行车的练习方法 ………………………… (238)
　　二、三轮车练习方法 ………………………………………………… (239)
　　三、双人自行车练习方法 …………………………………………… (240)
　　四、比赛规则 ………………………………………………………… (241)
　　五、医学和功能分级 ………………………………………………… (241)
第二十六节　跳　绳 ……………………………………………………… (242)
　　一、基本技术 ………………………………………………………… (243)
　　二、练习方法 ………………………………………………………… (243)
第二十七节　飞　镖 ……………………………………………………… (243)
　　一、场地与器材 ……………………………………………………… (244)
　　二、练习方法 ………………………………………………………… (244)
第二十八节　登　山 ……………………………………………………… (245)
　　一、适应证 …………………………………………………………… (245)
　　二、练习方法 ………………………………………………………… (245)
　　三、注意事项 ………………………………………………………… (245)
第二十九节　骑　马 ……………………………………………………… (246)
　　一、骑马的作用 ……………………………………………………… (246)
　　二、练习方法 ………………………………………………………… (246)
第三十节　划　船 ………………………………………………………… (246)
第三十一节　滑雪、滑冰 ………………………………………………… (247)
　　一、截肢者练习方法 ………………………………………………… (247)
　　二、脊髓损伤者练习方法 …………………………………………… (247)
　　三、盲人练习方法 …………………………………………………… (247)
　　四、其他疾病患者练习方法 ………………………………………… (248)
第三十二节　垂　钓 ……………………………………………………… (248)
第三十三节　放风筝 ……………………………………………………… (249)
第三十四节　棋牌活动 …………………………………………………… (249)
第三十五节　绘画、书法 ………………………………………………… (249)
第三十六节　舞　蹈 ……………………………………………………… (250)
　　一、舞蹈的适应证 …………………………………………………… (250)
　　二、轮椅舞蹈 ………………………………………………………… (251)
第三十七节　音　乐 ……………………………………………………… (253)
　　一、音乐欣赏 ………………………………………………………… (253)
　　二、卡拉OK ………………………………………………………… (254)

三、器乐演奏 ……………………………………………………………… (254)

第三十八节　游戏活动 …………………………………………………… (254)
 一、套圈 ………………………………………………………………… (254)
 二、钓鱼 ………………………………………………………………… (254)
 三、挑彩球 ……………………………………………………………… (255)
 四、飞盘 ………………………………………………………………… (255)
 五、投小皮球 …………………………………………………………… (255)
 六、击鼓传球 …………………………………………………………… (256)
 七、拍球 ………………………………………………………………… (256)
 八、传球比赛 …………………………………………………………… (256)
 九、吹球游戏 …………………………………………………………… (256)
 十、推球进门 …………………………………………………………… (256)
 十一、击瓶比赛 ………………………………………………………… (257)
 十二、投筷进瓶 ………………………………………………………… (257)
 十三、身体移动练习 …………………………………………………… (257)
 十四、轧气球 …………………………………………………………… (257)
 十五、轮椅拔河 ………………………………………………………… (257)
 十六、掰手腕 …………………………………………………………… (258)
 十七、老鹰捉小鸡 ……………………………………………………… (258)
 十八、走、跑、停、转 ………………………………………………… (258)
 十九、过泥塘接力 ……………………………………………………… (258)
 二十、赶猪 ……………………………………………………………… (259)
 二十一、猜谜 …………………………………………………………… (259)

第三十九节　社会活动 …………………………………………………… (259)
 一、活动内容 …………………………………………………………… (259)
 二、测试内容 …………………………………………………………… (260)
 三、交通方式 …………………………………………………………… (260)
 四、注意事项 …………………………………………………………… (260)

第四十节　运动会、联欢会的组织方法 ………………………………… (260)
 一、报名表的内容 ……………………………………………………… (260)
 二、活动项目的选择 …………………………………………………… (261)
 三、活动项目的编排 …………………………………………………… (261)
 四、现场组织 …………………………………………………………… (261)
 五、奖励办法 …………………………………………………………… (261)

主要参考文献 …………………………………………………………… (263)

第一章 概述

> **学习目标**
> 1. 掌握文体疗法的定义、文体疗法的内容。
> 2. 熟悉体育手段的分类、康复体育的发展和现状。
> 3. 了解体育的起源与发展、娱乐的起源和发展、娱乐活动内容。

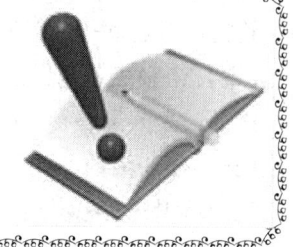

康复医学中的文体疗法在我国开展的时间不长,还是一个比较新的学科。本章首先介绍文体疗法的定义和文体疗法中的内容,并对体育、娱乐与现代康复体育的起源发展作了简单叙述。

第一节 文体疗法概况

一、文体疗法的定义

目前国际上对于文体疗法有几种提法:适应性体育(adapted physical activity)、娱乐疗法(recreation therapy)、体育运动治疗(sports therapy),我国将其称为文体疗法,也称康复体育、娱乐疗法。

文体疗法是采用体育运动项目和娱乐项目作为手段对患者进行治疗的一种疗法,在康复治疗过程中起着PT、OT疗法的补充和延伸的作用。文体疗法在提高患者的身体功能、改善不良的心理状态、增强对生活的勇气和信心,积极参与社会活动、提高生活质量、体现自身价值等方面均起着重要作用。

二、文体疗法的内容

(一)体育项目

1. 现代体育项目 其中主要有体操、田径、游泳、篮球、排球、足球、乒乓球、羽毛球、网球、台球、硬地滚球、盲人射门球、保龄球、射箭、举重、射击、击剑、滑雪、自行车、登山等。

2. 传统健身项目 太极拳、八段锦、五禽戏、易筋经、练功十八法等。

(二)娱乐项目

娱乐性体育活动(其中包括体操、跳绳、乒乓球、羽毛球、台球、高尔夫球、保龄球、门球等)、各种游戏活动，旅行、游览（公园游玩、野营、徒步旅行、驾车郊游、自行车旅游等），音乐（唱歌、乐器演奏、音乐欣赏等），消遣活动（划船、骑马、飞镖、飞盘、钓鱼、放风筝等），棋牌活动（各种棋类、扑克、麻将等），舞蹈（民族舞蹈、交谊舞、迪斯科等），观赏各种比赛、节目和展览，手工制造（制陶、雕刻、剪纸等），园艺活动（种植花木、盆景、修剪花草等），绘画、书法等。

（三）轮椅技能训练

文体疗法的轮椅训练的动作由简单至复杂分为：轮椅基本技术动作训练—轮椅技巧训练—轮椅体育运动—社会实践检查等4个阶段。

（四）带领患者走出医院去适应社会的情况

比如：去商场购物、游览名胜古迹、欣赏戏剧、观看体育比赛。

（五）组织活动

定期组织住院患者运动会、联欢会。

第二节 体育、娱乐的概念

一、体育的起源与发展

生产劳动是体育产生的根本源泉。由于自然环境的变化，古猿不得不离开森林到地面生活。生活环境的变化迫使古猿改变自己的生活方式和获得物质资料的生产方式。古猿也由四肢行走逐渐变为直立行走。经过漫长的岁月，随着使用木棒、石块等经验的积累，逐渐发展了自己的走、跑、跳、投、攀登、爬越等基本生活技能，改造了自己的身体器官，发展了自己的体力和智力。走、跑、跳、投、攀登、爬越等动作既是生活和生产劳动技能，又是构成各体育项目的基础。各运动项目的技术动作都是从这些基本动作发展而来的。从今天的体育动作中也可以看到人类祖先生产劳动的痕迹。可以说人类最初的生产劳动中含有体育的因素，孕育了萌芽状态的体育。

人类对于身体活动可以增强体质、强身祛病、延年益寿作用的认识，是体育发展中的一次质的飞跃。随着社会的发展，人类对自然、自身认识的深化，经验的积累，大脑也逐渐完善起来，这时便产生了最早的意识。人类逐渐意识到身体活动对于人类自身的作用。

我国自原始社会末期就已出现了用于强身健体的"消肿舞"。据《吕氏春秋·适音》记载："昔陶唐氏之始，阴多滞伏而湛积，水道壅塞，不行其原。民气郁阏而滞着，筋骨瑟缩而不达，故作为舞以宣导之。"这说明当时人们已经认识到身体活动有强身健体的作用，后来的导引术、吐纳术和五禽戏等也是在这种原始认识的基础上发展起来的。

身体运动是原始舞蹈的基本形式。原始人的舞蹈表现了人们打猎、种植、战争的情景，激发了人们的劳动热情，表达了人们祈求丰收的心愿。作为原始文化娱乐活动的舞蹈是我们现在游戏、竞技运动、休闲娱乐运动的源泉。这也表明从很早的古代起，我们人类的祖先就认识到身体运动的娱乐价值。

随着人类认识水平的提高，语言、文字的发展，人类对于非生产性身体活动的表述方式也日益增多。西方称之为"体操"、"游戏"、"竞技"，我国则称为"导引"、"角力"、"养生"等。从这些可清楚看出非生产性身体活动的强身、健体、娱乐等特征，并且从最初的自发、无意识转变为一种有目的、有意识、有组织的活动。

近代是体育发展中一个具有划时代意义的时期。由于近代自然科学的发展，加速了人们对体育的认识，作为表述体育现象的体育概念也日益由具体向抽象发展，并且有了明确的目的性。这种情况下就出现了体操、运动和体育。这是一个从身体操练向身心全面发展、娱乐等方面转化的时期。随着现代人对体育认识的提高，人们对复杂体育现象的认识走向统一，并分别从不同方面揭示了非生产性身体运动的本质。概括起来有体育（physical education）、竞技运动（sports）、休闲娱乐运动（recreation）等基本概念。几个概念互相联系，但又有不同。联系在于都要通过身体运动，不同在于它们反映了不同过程。体育侧重于健身、教育，即身心全面发展；竞技运动侧重于显示自我以及群体的力量；而休闲娱乐运动侧重于生活、休息和恢复。

国际竞技与体育联合会（Intenational Union of Sport and Physical Education）对 sport 的定义如下："具有游戏性质，凡是包括自己和他人的运动竞争，或克服自然障碍的运动比赛都是竞技。"

我国学者周爱光认真研究了许多国家学者对竞技概念的表述，在汲取各学说之所长的基础上，对竞技运动（sport）的概念作如下定义："竞技运动是一种有规则性、竞争性、挑战性、娱乐性和不确定性的身体活动。"

按照上述观点，可将竞技运动进一步按不同的标准进行结构划分，具体内容如下：

第一，根据竞技性质的不同可分为"业余竞技运动"、"职业竞技运动"。

第二，根据竞技目的不同，可分为"娱乐性竞技运动"、"康复性竞技运动"、"健身性竞技运动"、"夺标性竞技运动"。

第三，根据竞技场所的不同，可分为"工厂竞技运动"、"农村竞技运动"、"机关竞技运动"、"学校竞技运动"、"家庭竞技运动"、"街道竞技运动"。

第四，根据年龄不同，可分为"中老年竞技运动"、"青壮年竞技运动"、"少年儿童竞技运动"。

第五，根据身体状况的不同，可分为"普通人竞技运动"、"残疾人竞技运动"。

二、体育手段的分类

将为完成体育的某项任务时所采用的具体步骤、内容、措施称为体育手段。体育手段的分类是指把多种多样的体育手段按其性质、作用、形式以及使用的场地器材等条件，按一定的标准进行区分，归纳为不同的类别。下面主要介绍按体育手段的作用分类。

1. 健身类　这类手段的特点是动作一般比较简单、轻缓，强度不大。比如一般的走、跑、太极拳、气功以及各种徒手的和轻器械的体操练习等。运用这类手段的目的是健身、康复和预防疾病。

2. 娱乐类　这类手段的特点是富有趣味性、轻松愉快。如游戏、体育舞蹈、垂钓、弈棋、郊游等。这类活动除了活动身体之外，还可调节心情、改善精神状态。

3. 竞技类　这类手段的特点是按规定的条件（规则、场地、器材等）进行智力、体力、心理、技术、战术等方面的比赛。通过比赛，发挥各自的潜能，取得好的成绩。

三、康复体育的发展和现状

在文体疗法中康复体育是其中的主要部分，所以必须了解康复体育和残疾人体育的起源和发展。

无论是中国还是外国，自古以来体育就作为治疗或娱乐的一个内容存在。为了改善不良的状态或维持、增进健康的状态，身体的锻炼是必不可少的。体育在治疗方面发挥着重要的作用。

（一）康复体育的起源

作为残疾人体育运动竞赛，1880 年在伦敦就有截肢者挂拐进行走步比赛的照片和记载。

20 世纪，教育、医学、经济都得到了长足的发展。第二次世界大战后，出现了大量因战争、工伤和交通事故致残的残疾人。由于医学的进步，人类的寿命大大延长，残疾的现患率大大增加，引起了社会对残疾人问题的重视，人们对残疾人的认识也开始转变。残疾人的康复事业受到重视，康复医学技术迅速发展，残疾人回归社会的概念开始建立，残疾人的权利被广泛认可。与此同时，残疾人体育事业也开始发展，因为残疾人体育在残疾人的康复治疗、回归社会和享受与健康人平等的权利方面都能够起到独特的作用。

第二次世界大战期间，由于战争造成了许多军人脊髓损伤。英国伦敦市郊的英国国立脊髓损伤中心 stokemandevill 医院住着许多这样的军人。神经外科专家 Ludwig Guttmann 清楚地认识到，要根治脊髓损伤是非常困难的，所以他采用了强化残存功能的训练手段，把体育引入康复训练之中。训练效果令人满意，85％的患者从受伤至出院回归社会仅用了半年，大大缩短了脊髓损伤患者的住院时间。

1948 年 7 月 28 日，第八届奥运会在伦敦召开。同一天，在 Guttmann 的指导下医院举办了世界首次轮椅比赛，共有 16 名患者运动员参加（男 14 人、女 2 人）。1952 年，由于荷兰队的参加，从此演变为国际性的轮椅运动会。Guttmann 的功绩在于他利用体育训练使残疾人在身体康复中得到了巨大的收益，并且向社会显示了残疾人重返社会的可能性。由此带动了残疾人体育运动的发展，各种国际残疾人体育组织相继成立。

同一时期，德国，在一些残疾人士的努力下，残疾人体育在医师的监督下可作为医疗手段的提议得到认可，为国家法律所承认。1958 年奥地利、法国等国家相继成立了残疾人体育协会。1957 年国际残疾人福利协会世界大会召开，在会上 Guttmann 先生作了《体育运动在残疾人康复中的重要性》的讲演，其中有几句名言，如"体育运动是残疾人取得胜利最合适的手段"，"下肢不行可以用上肢行走"，"不要为失去的部分叹息，重要的是发挥剩下部分的功能"。1958 年国际残疾人康复会议上"为残疾人的体育运动"作为其中一个主题进行讨论。

此后,许多国家将体育运动应用于康复训练之中。在规模较大的康复设施中设有康复体育训练专用训练场馆和适合残疾人体育训练的器材,还有专门为残疾人进行训练的康复体育中心,康复体育受到重视。

(二) 国际残疾人体育组织

1. 国际斯托克·曼德维尔轮椅运动联盟 (International Stoke Mandeville Wheelchair Sports Federation, ISMWSF) 成立于1948年,总部设在英国,每年7月的最后一个星期举行运动会,参加者为乘轮椅的残疾人运动员,其中大部分为脊髓损伤者。

2. 国际身体残疾人体育组织 (International Sports Organization for the Disabled, ISOD) 成立于1959年,总部设在瑞典。参加者为各种身体残疾者,每隔四年举办一次运动会。

3. 国际脑性瘫痪者体育娱乐协会 (Cerebral Palsy International Sports and Recreation Association, CP-ISRA) 成立于1978年,总部设在荷兰。参加者为脑瘫、偏瘫和其他脑性疾病的残疾人。

4. 特殊奥林匹克运动组织 (Special Olympiad) 成立于1968年,总部设在美国。每四年举办一次运动会,参加者为智力残疾人。

5. 远东及南太平洋身体残疾者体育联盟 (Far East and South Pacific Federation for the Disabled, FESPIC) 成立于1974年,总部设在日本的大分县。每四年举办一次运动会。

6. 国际聋哑人体育联合会 (International Committee of Silent-Sports, ICSS) 成立于1924年,总部设在法国的巴黎。

7. 国际盲人体育协会 (International Blind Sports Association, IBSA) 成立于1983年,总部设在挪威。

8. 国际残疾人奥林匹克委员会 (International Paralypic Committee, IPC) 成立于1989年,每四年一次的奥林匹克运动会结束之后一周左右,在举办奥运会相同的地点进行残疾人奥林匹克运动会。

(三) 我国残疾人体育状况

我国是以上各个国际残疾人体育组织的成员。

1957年在北京举办了全国首届聋哑人田径、乒乓球、游泳比赛。同年在上海举办了首届全国青年盲人田径运动会。

1959年举办了首届聋哑人篮球比赛。

1983年在天津成立了中国残疾人体育协会,分别于1984、1987、1992、1996、2000和2003年在合肥、唐山、广州、大连、上海和南京举办了6届全国残疾人运动会,2007年第7届全国残疾人运动会在昆明举行,2011年第8届全国残疾人运动会在杭州举行。我国曾于1994年在北京成功地举办了第六届FESPIC运动会,2008年在北京举办了残疾人奥运会。承办国际残疾人体育运动会极大地推动了我国残疾人体育事业的发展,并且使我国人民对于残疾人体育有了更深刻的理解与认识。我国残疾人运动员在国际残疾人体育比赛和残疾人奥运会上取得优秀成绩,获得许多奖牌,为祖国争了光,也充分体现了他们残而不废,自强不息的精神,赢得了社会的理解和尊重。

(四) 残疾人体育运动的构成

残疾人体育运动的构成有多个层次，如：
1. 最高级别的体育运动（残疾人奥运会、国内残疾人运动会）。
2. 竞技体育（国际、国内体育组织）。
3. 娱乐性竞技（国际、国内体育组织）。
4. 娱乐体育运动（国内俱乐部）。
5. 康复体育运动（康复中心）。康复体育运动是残疾人体育运动的基础。

四、娱乐的起源和发展

Recreation（娱乐），可以追源到拉丁语的 recreare，这个词是再修复的意思，对于人来说，是使疾病治愈，进一步引申为消除疲劳恢复到原来的精神状态。

1657 年捷克哲学家库曼斯基首先在教育方面采用了 recreation（娱乐）这个词。他在他编写的《大教授学》一书中明确了娱乐在学校中的效用和地位，认为学校的课程设置中，在一段紧张的脑力学习后，安排一些使精神放松的游戏活动是非常必要的。

19 世纪末，美国由于都市化快速发展，产生了贫困、卫生差、暴力、道德丧失、青少年不良倾向等社会问题。1885 年，妇女们为使孩子们免受不良影响，开展了"开设游乐场"的运动，不久就普及全美国，娱乐首次作为明确的社会运动的形式出现。

在这个社会娱乐运动的背景下，德国教育家普列贝尔编著了《游戏论》。他强调幼儿期是发育的高峰期，在这个阶段进行游戏是非常重要的。游戏是善良的源泉，人的价值可从游戏中产生。普列贝尔根据城市中游乐场的功用将其应用到教育之中。津达卡特以此理论为基础创建了幼儿园，这样的设施从此在世界上普及开来。

1906 年，美国各地的社会娱乐活动家成立了"全美游乐场协会"，游乐场被美国的行政部门接受。从此之后，游乐场的服务对象从幼儿、少年逐渐扩大到青年和成年人。这样，娱乐从游戏、玩耍发展为体育、文化和学习等内容，包括着很广的范围。由于对象和内容的变化，"全美游乐场协会"更名为"全美娱乐协会"。这个时期由于世界经济危机，生产停顿、失业率高，社会不安因素很多，美国实施了扩大公共事业政策以刺激当时的经济，包括动员青年整修公园和野营场所等，这样不仅解决了青年失业的问题，而且起到了使青年热爱生活、陶冶他们的情操的作用。美国的娱乐事业进一步发展壮大。

1929 年世界性的经济危机给各国经济造成严重打击，欧洲各国也出现了许多失业者，导致犯罪率上升。为此，欧洲各国政府提倡利用空闲时间进行健康的生活。德国提出了"欢乐运动"的口号，主张通过体育娱乐活动获得民族的活力，政府提供价格低廉的娱乐活动，推进大众体育和旅行事业。意大利也大力开展工作后文化、体育活动。

1936 年，法国在劳动法中规定每年有 2 周的带薪休假，给劳动者闲暇时间以享受娱乐活动，并且成立了"体育、闲暇利用部"。

1932 年在美国洛杉矶举办了奥运会，全美娱乐协会倡议召开了世界娱乐大会，在会议上提出了"国民与游戏相结合"的口号，签订了振兴世界娱乐运动的协议。

1948 年日本成立了"日本娱乐协会"。

五、娱乐活动内容

随着社会的发展,娱乐活动的意义逐渐转化为通过娱乐活动,消除紧张的情绪、愉悦身心、充实生活、增加人际之间的交流。

娱乐活动项目参照文体疗法的娱乐活动内容。

(金 宁 赵瑞霞)

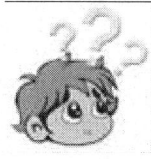

思考题

1. 文体疗法的定义是什么?
2. 文体疗法的内容包括哪些?
3. 简述康复体育的发展与现状。

第二章 文体疗法的作用、特点和基本原则

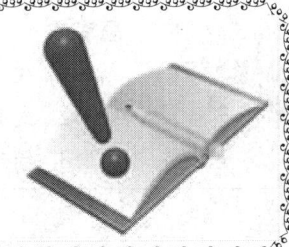

学习目标
1. 掌握文体疗法训练的基本原则。
2. 熟悉文体疗法的特点、文体疗法的作用。

本章主要介绍文体疗法对于身体、心理以及社会等方面的作用以及文体疗法治疗的基本原则。还将文体疗法与 PT、OT 疗法的不同点与相同点进行了比较。

第一节 文体疗法的作用

一、对疾病的治疗作用

根据不同的疾病和残疾情况,制定出运动处方进行训练可以使病情得到治愈或缓解,改善功能状态。如对肥胖症、高血压、心脏病、颈椎病等疾患的治疗和康复作用。

二、对残疾的改善作用

通过文体疗法可以使残疾患者的运动功能得到改善。进行各种医疗体操练习,如:偏瘫体操、轮椅体操、脑瘫体操和太极拳等项目的练习可以使患者的运动功能增强,关节活动范围扩大,平衡能力等得到提高。

三、增强对社会的适应能力

现在,社会上有相当多的人将残疾人视为需要帮助的人,是值得同情及永远依赖于他人的人。实际上,与以上观点相反,残疾人需要平等、自立、独立,有消费需求。

残疾人体育使人们能够应对目前社会及自然环境变化带来的挑战,改善身体功能与健康,提高个体适应性,使残疾人不但在生活上独立,而且能贡献于社会。

(一)为回归社会继续参加体育活动打基础

通过在医疗机构进行体育、娱乐训练,使患者掌握一些适合自己的运动项目,并且充分认识到体育活动给自己带来的益处,养成体育锻炼的习惯。这样可以为他们出院后继续进行体育锻炼,为他们回归社会打下良好的体育锻炼的基础。

（二）提高社会适应能力

通过体育、娱乐训练，使患者的操纵轮椅能力和行走移动能力得到加强，生活自理能力得到提高，为他们回归社会创造了条件。体育、娱乐训练可以激发出残疾患者身体内潜在的能力，使他们在生活中自理。如脊髓损伤患者的下肢丧失行走能力，需要依靠轮椅代步。在训练中采用强化上肢、躯干力量和练习各种轮椅技能，使他们能够灵活地操纵轮椅克服各种路况障碍，便于他们回归社会。

（三）提高人际交往能力

文体疗法是采用集体训练的形式，这样就为他们提供了一个相聚的场所。在训练时大家互相鼓励，互相帮助，体会到集体的温暖。在休息空闲之时，他们可以互相交流感情、信息，畅谈自己的感想。通过交流，他们开阔了眼界、丰富了知识、结交了朋友、增进了友谊。还可以通过集体训练培养他们的集体主义观念，使他们感觉到自己是集体中的一员。

当新来的患者加入到这个集体之后，可以很快地被周围同伴的良好情绪所感染，逐渐地融入到集体之中，他们孤独、悲观的情绪很快得到改善，人际交往能力得到提高。

通过康复体育、娱乐训练，在提高身体功能的同时，还可以使他们感受到自己虽然身体有残疾，但仍然可以像健全人一样参加体育运动，并且向自己身体的生理极限发起挑战，努力提高运动成绩。这样可以使他们树立对今后生活的信心，感觉到自己是残而不废的人，还可以为社会作贡献。在医院治疗期间，有了良好的心理状态，有利于住院期间的治疗训练，并为他们树立战胜疾病的决心、克服身体残疾所带来的困难和回归社会创造了良好的条件。

由于病残者身体残疾，生活中诸多不便，导致人际交往能力和回归社会能力下降。体育娱乐活动是集体性、竞争性和趣味性的活动，训练给残疾者提供了一个交流的环境，集体训练使患者可以很快地改变自己孤独的境况，积极地与他人进行交流、沟通，逐渐融入集体之中，使他们的人际交往能力提高。

四、对生理功能的积极影响

（一）对神经系统的积极影响

神经系统特别是中枢神经系统，对全身器官、脏器起主要的调节作用。对于中枢神经系统来说，它又需要不断地接受来自外周器官的刺激而保持其紧张度和兴奋性，从而维护其正常功能。

运动就是重要的生理刺激。缺乏体力活动可降低大脑皮质的紧张度，引起相应调节能力的减弱，形成内在的平衡失调，甚至导致某些疾病；又可直接影响神经系统和某些脏器的功能，形成恶性循环。经常参加体育活动，增进了大脑皮质的暂时性联系和更多条件反射的形成，神经活动的兴奋性、灵活性和反应能力都大大提高。在运动时要求迅速做出判断和分析，各部肌肉要及时完成非常精细的动作，也要求心脏、血管、汗腺和呼吸器官发挥出最高能力，从而强化了对全身各器官功能的调节。

（二）对运动系统的积极影响

经常从事体育活动，新陈代谢可以得到加强，骨的血液供给得到改善。骨的形态结构和性能都发生良好的变化，骨密质增厚，骨变得粗壮和坚固。经观察，胸段脊髓损伤的患者通过轮椅体育运动可使损伤平面以下脊椎的骨密度得到改善。

体育活动可以加快血液循环，扩张血管，增加关节滑液分泌，改善软骨营养，维持和改善关节功能，促进形态的恢复；使关节周围肌肉力量增强，关节囊和韧带增厚，增加关节的稳定性；还可以使关节囊和韧带、关节周围肌肉的伸展性加大，提高关节的灵活性。

肌肉组织的化学成分可发生变化。如肌肉中的肌糖元、肌球蛋白、肌动蛋白和肌红蛋白等含量增加，使肌肉收缩能力和持续工作的能力得到提高。安静时肌肉每平方毫米开放的毛细血管在80条左右，激烈运动时，肌肉每平方毫米开放的毛细血管可达到2000~3000条。肌肉在运动时消耗大量营养物质，运动结束后，经过适当休息，肌肉内的营养物质又很快地得到补充，并且补充的数量要比消耗的多，这种现象在生理学上叫"超量恢复"。另外，体育活动时必须有更多的肌纤维参加工作，所以肌肉就会变得粗壮有力。

（三）对循环系统的积极影响

运动使肌肉的活动加强，开放的毛细血管增多，需要的血液量也加大。心脏为了保证供应充分的血液，就必须增加每搏输出量。为了适应这种需求，心肌的收缩力和舒张力不断地加强，使心脏收缩有力，心排血量增加，冠状循环改善，心率减慢。

依赖轮椅群体心血管疾病、肥胖、糖尿病和骨质疏松症的患病率在增加。脊髓损伤患者心血管疾病的发病率很高。有充足的证据表明耐力训练可促进轮椅依赖群体心血管健康，增加其对运动的兴趣。

轮椅依赖者必须依靠上身肌肉进行运动，这样对轮椅使用者不利，因为上身肌群（相比腿部）较小而使活动受限。脊髓损伤（四肢瘫痪）更是减少了可操作轮椅的上身运动骨骼肌数量，并且脊髓损伤可损害自主神经系统，自主神经系统对于控制运动时的心血管反应、改变皮肤血流量进行体热散失及体温调节性出汗均有重要功能。因此，轮椅依赖者往往必须使用相对较小的上身骨骼肌群和受损的心血管和体温调节系统推动自身和轮椅前进。

经过上身肌群训练的轮椅依赖者，发展的上肢运动相当于腿部蹬车运动最大吸氧量的90%。而久坐不活动者只能达到近60%。

（四）对呼吸系统的积极影响

站立位平静呼吸时，横膈活动大约1.5 cm，胸廓活动1 cm。当运动及深呼吸时横膈活动可增加至10 cm，胸廓活动增加至8 cm。因此体育活动可以使肺通气量明显增加，呼吸肌增强，肺活量增大，呼吸加深。一般人每分钟大约呼吸12~18次，而经常进行体育活动的人可减至8~12次。由于呼吸器官功能的提高，使肺内的气体交换得更加充分。

（五）对消化系统的积极影响

缺乏运动和长期卧床会导致食欲减退、胃肠黏膜及腺体萎缩，吸收变差，厌食富含蛋白质的食物，从而导致营养性低蛋白血症，并有便秘症状。体育活动后，由于需要，反射性加强消化功能，加强消化道的蠕动，改善肠胃的血液循环。另外，由于运动，横膈膜上下移动和腹肌的活动可对胃肠起到按摩的作用，所以体育活动对胃肠的消化功能起到良好的促进作用，还可预防便秘。

（六）对泌尿系统的积极影响

体育活动后，肾脏排泄代谢废物增多，以保持身体内环境的稳定。

体育活动还可以增加肾脏重吸收的能力。运动时排汗增加，身体内水分就会减少。为了保持体内水分，肾脏便增加对水分的重吸收，排尿减少。排汗时也大量丢失盐分，肾脏也增加对盐分的重新吸收，以减轻体内缺盐。

体育运动时血液循环加快，使血液得到净化。大量排汗，可把体内致癌物质，如亚硝酸、丙酮、氯仿、铝、锶、铍、砷等排出体外（人体汗液排出的有害毒素有100种以上）。

（七）对免疫系统的积极影响

体育运动给予机体免疫细胞的活力，只有在"适量"时才能实现。据报道，在运动量过大时，T淋巴细胞接受儿茶酚胺、促肾上腺皮质激素和可的松的受体在与这些分子相结合时处于饱和状态，其增殖与分泌功能受到阻碍，免疫功能随之减退。这就是为什么在过大的运动量之后容易患上感冒以及已有疾病加重的重要原因之一。

可以看到，经常参加体育锻炼的人比不进行体育锻炼的人少患疾病。体育运动能增强人体的免疫力，减少感冒和因感冒继发的扁桃体炎、咽炎、气管炎、肺炎等疾病，以及因气管炎引起的肺气肿、肺心病等。

五、体育、娱乐活动对心理的良好影响

（一）负性情绪的不良影响

负性情绪是焦虑、烦躁、怨恨、悲愤、伤心和恐惧的统称。如果负性情绪超出健康人体调节的临界点，就会引发各种疾病。经常出现负性情绪的人，如果负性情绪无法排解，会使人体交感神经亢奋，并释发出大量导致疾病的活性物质，如焦虑、烦躁可产生大量肾上腺素，精神过度紧张可产生大量去甲肾上腺素。这些物质使人体代谢旺盛，心肌耗氧量增加，心脏负担加重，冠状动脉痉挛，于是便会引起心肌的缺血、缺氧，从而导致心律不齐、心绞痛、心肌梗死等心血管疾病。

大量流行病学调查结果表明，易于急躁、发怒、焦虑，有攻击性情绪的人，易患高血压。长期情绪紧张是高血压的重要发病因素。实验研究证明，人在焦虑、恐惧时收缩压和舒张压均升高，而在愤怒时尤以舒张压升高明显。高血压者对于情绪的变化也更敏感，任何情绪的波动均可以导致血压的波动。

美国威克福雷斯特大学老年病学家布伦达·彭宁斯对2847名年逾55岁的人，其中一部分是心脏病患者，追踪研究了4年，探讨抑郁对心脏的影响。结论是：严重抑郁者死于心脏病的概率是普通人的三倍以上；即使只是轻微抑郁，死于心脏病的概率也比正常人高出50%。彭宁斯认为抑郁能导致精神压力增大，而精神压力增大会使皮质醇的分泌增加，引起心搏率增加和血压上升。其他原因可能是：抑郁的人往往运动少，饮食也不正常。

有人分析过227名心肌梗死患者的病史，发现65%的人在发病前曾极度悲伤，大多数人性情暴躁，易于激怒。有人还观察到，情绪波动大者比遇事冷静者心脏病的发生率要高6倍，长期沉浸于负性情绪的人，血液中胆固醇的值也远比正常人为高。

人的负性情绪与癌症等肿瘤的发生更有密切的关系。美国霍普金斯医院对35名已有转移的乳腺癌患者进行观察，发现心中的苦闷能发泄出来，能正确对待疾病的患者平均生存期为22.8月；而苦恼、压抑、克制，整天闷闷不乐，不能正确对待疾病的患者，平均生存期仅仅有8.6月。

紧张会造成免疫力低下，诱发内分泌失调；抑郁、消极的情绪可使催乳素分泌过剩而导致乳腺癌；紧张、恐惧和焦虑会影响巨噬细胞、淋巴细胞和免疫抗体的生成，造成免疫力缺损而引起肿瘤，甚至普通的感冒也与情绪有关。

纽约的一位心理学家花了3年的时间探求这个问题。他研究了10名患者。这些人一年里要患2次以上的感冒，总的感冒次数为25次，除1例外，其他人感冒前都有过情绪抑郁的情况。老年病中常见的致死疾病是心脏病、脑血管意外、恶性肿瘤，而这些均与负性情绪有关。

近年来心理神经免疫学研究发现，心理、神经和免疫是相互联系、相互影响的。心理状态的情绪可以影响中枢神经系统，使之发生生物化学变化，进而作用于内分泌和免疫系统。

(二) 体育、娱乐活动对负性心理的调整

适度运动之可以使人欣快、振奋，使人获得良好的情绪。这是因为运动促使大脑分泌一种心理"愉快素"——β-内啡肽，是大脑分泌的30余种肽类物质中生物活性最强的一种。它能调节心血管的收缩和舒张，使血管有弹性，还具有止痛作用，有利于人体的发育。近来又发现它还具有充当心理-免疫之间的传递介质的作用。它可以与脑循环中心细胞相结合，使免疫细胞因心理活动而获得一种特殊信息，进而获得更大的免疫活性，同时能使这些免疫细胞聚集在体内某一局部。在把心理效应转化为免疫"能"的过程中，β-内啡肽的作用更加令人瞩目。

通过研究观察发现，有氧运动可有效地降低心情的焦虑程度。如果练习者性情急躁，可进行动作缓慢、运动持续长久的项目，比如下棋、射击、射箭、太极拳、散步、慢跑和游泳等。如果练习者不善于与人交往，可进行一些集体性的运动，比如集体性的球类活动、健身操、交谊舞等。对于一些容易紧张的人，则可进行一些激烈、对抗性的运动项目，比如足球、篮球、乒乓球、羽毛球等，这样可培养他们对待事物沉着冷静的心理素质。所以，进行体育活动对于改善心理状态有很大的作用。

美国研究人员证实，短暂的剧烈运动能减轻忧愁情绪，增强活力。一项针对抑郁患者所做的研究发现，短暂而剧烈的运动，那怕只有8分钟，就能改善身心状态，减轻忧虑。研究人员以前的数项研究曾显示，持续运动可减轻正常人的抑郁症状。这项针对临床上的抑郁患者的研究同样显示剧烈运动对他们具有奇特的功效。研究人员针对55名年过50岁的受试者的研究发现，在跑步机上尽全力走动14分钟，就能减轻抑郁、压力、愤怒和思路不清的程度达82%，而且不论一开始症状有多么严重，都有明显的效果。这一发现对那些既想控制身体的多种毛病，又想限制药物的老年人具有特别的指导意义。

残疾人由于伤病造成了肢体的残疾，他们的各种行动受到限制，就会引起一系列的负性情绪，认为自己这一生没有前途，继续活着只能给自己和家属增加麻烦和痛苦，对于社会是累赘。这些不良的情绪还会逐步转化为孤独感、悲观和绝望的情绪。这些负性情绪常常会进一步削弱机体的健康，导致精神压力增大、人际关系困难、社会交往能力下降等。对于残疾患者来说，体育、娱乐活动可消除孤独，提高适应能力，激发活力，完美形体，是改善他们负性心理状态的一副良药。

中国残疾人联合会主席邓朴方于2000年2月在上海第五届全国残疾人运动会的筹备

会上说:"对于残疾人来说,参加体育运动不是一件容易的事,对他自身来说是一个突破。比如说一个残疾人,他在家里,不出门,人们常说他残了,废了。但是一天,人们告诉他,你残了但是不废;虽然盲了,聋了,肢体残疾了,但是只要克服困难不是不能。这样他就参加了运动会。他虽然没腿,但是他能跳;他虽然看不见,但是他能跑。在他面前是一个新的天地,对他来说,是克服了一个极大的心理障碍,这对他的人生来说,是一次重大的突破,给他的人生展示了一个新的天地"。

"同样,他参加了体育运动,同时他又参加了运动会,在参加运动会的时候,他和许许多多的残疾人交往、共同竞技。在运动会上,他开始了社交,开始展现了除家庭以外、单位以外更广阔的天地,增进了感情的交流。在运动会上有许许多多的人关心他,爱护他,他感受到温暖,感受到社会的温暖,同时他也感受到自己的光明前途。在运动会上,所有的运动员都自尊、自信、自强、自立,用最大的努力突破生命的极限,用最大的努力做到以前不能做到的事情,体现了一种自强不息的精神,这就是残疾人用自己的这种精神,用自己参与运动的形式,向社会表述自己的心声,同时向社会展现出一种新的面貌。我想这些都是残疾人群体和社会之间的充分交流,在这种交流的机会当中,他是用肢体的语言,用意志的语言,用精神的语言和大家交流:我是自尊、自信、自强、自立的残疾人。"

残疾患者进行康复体育、娱乐治疗时,由于训练内容充满了竞争性和趣味性,他们在训练时兴奋、活跃,竞赛中你争我夺,欢笑声、呼喊声交织在一起,形成热烈而又愉快的氛围。在这样的环境下他们会忘掉烦恼,调整了情绪。

体育运动是从游戏发展而来,游戏的特征是发自内心的、表现自我的活动。在体育运动时可消除紧张、不安和压抑,可将不良的情绪释放出去。

(三)音乐的作用

我国有关音乐、歌咏对人体影响的记载很早。《吕氏春秋》有多篇关于音乐的论述。《侈乐》篇说:"乐之有情,辟之若肌肤形体之有情性也。有情性则必有性养矣。"《适音》篇说:"故乐之为务,在于和心。"那时古人就已经意识到音乐具有感化人情性的功效。医生将音乐引入医学领域,探讨对于人的防病治病和养生益寿可从医书《内经》中得到发现。宋朝欧阳修曾描写过他用学琴以治疗忧郁之疾的体验。元朝刘郁《西使记》中也有以琵琶新曲治异国首领顽固性头疼的记载。

现代音乐治疗的确立并为全世界所承认,是在第二次世界大战之后。美国的一些医生和音乐家在临床应用中取得了成果,1944年在密执安州组织了一个音乐疗法的协会,1950年成立了全美的音乐疗法协会,1958年英国成立了英国音乐疗法协会,1959年澳大利亚建立了音乐疗法机构,1969~1971年间,德、法、丹麦、挪威先后成立了音乐疗法机构。1979年以来已经多次召开世界范围的音乐治疗学术会议。我国于1984年开始在临床上应用这种疗法。

科学家研究发现,音乐对于人体生理的作用过程与药物有相似之处,不过音乐的影响是多方面的,它可以调整脑电流、心率、血压和呼吸频率,从而调整机体生理和精神状态。音乐可通过一系列激素物质来调节人体:多巴胺可使人欣快感上升,痛苦感降低;肾上腺激素可使心率加快、呼吸加速、肌肉紧张,在听节奏激烈的音乐后,人体的肾上腺激素水平会大大升高。舒缓的音乐能降低患者的焦虑水平，并可降低血压及肌电水平，引起人体的松弛反应。

众所周知，人体的某些肌肉是可以通过体育锻炼来增强的，而内脏的平滑肌却不能靠一般的锻炼方法改善功能，唯有声音可以到达这些肌肉。喉也是一种特别的器官，人在听别人说话或唱歌时，喉部的肌肉会不由自主地随之运动。通过练习唱歌可以改善体质。声音相当于健康恢复剂，因为声音能引起振动，而振动可以净化身体。

聆听各种类型的音乐可以对神经系统起兴奋或抑制作用，对于调节精神状态有很好的效果。残疾人的心理状态非常不稳定，选择不同的音乐可以对他们的负性心理状态起到调节作用。还可以组织患者进行卡拉OK演唱和集体演奏乐器，营造一种欢快的氛围，排解他们心中的忧虑和烦恼，同样可以起到对心理的治疗作用。

研究证明，音乐对大脑边缘系统和脑干网状结构的神经结构有直接影响。因乐曲的旋律、速度、音调的不同，可以表现出镇静作用、兴奋作用、镇痛作用、情绪调整作用、降压作用等不同效果。

在运动中，音乐能够帮助训练者建立良好的音响韵律，促进练习者身心健康，使身体更加放松、协调，能准确地完成动作。

音乐对于消除疲劳也同样具有重要的作用。欣赏音乐不仅使人心旷神怡，还能提高神经系统的灵活性。分析能力集中在左脑，而感情和直觉则属于右脑功能。人们工作时需要思考，这主要依靠左脑；而欣赏音乐主要依靠右脑，因而左脑就获得了间歇和休息的机会。听音乐对于大脑其实是一种积极性休息。在训练后用音乐来消除疲劳也是可取的，一般应挑选优美轻柔的音乐，当然也可以选择自己所喜欢的曲子。

六、提高残疾人的生活质量

残疾人在生活中有乐趣、社会交往、发挥个人创造力和获得成就感的需要，体育、娱乐活动正是满足了这些需求。体育、娱乐活动等闲暇活动是一种享受和个人实现社会价值的活动，也是生活质量较高的一种表现。

现在康复的目标已经不仅仅是针对患者的身体残疾了，残疾人需要与正常人一样在各个方面平等参与。体育、娱乐活动是现代人日常生活中不可缺少的一个内容，残疾人与正常人相比更需要这样的活动。他们通过参加自己喜欢的体育、娱乐活动，使生活更加充实，生存质量得到改善。

我国经济的腾飞使我国在各个领域均有很大的发展，残疾人的康复也必然上一个新的台阶，文体疗法在这方面起着重要的作用。

第二节 文体疗法的特点

一、主动性、竞争性、趣味性

体育、娱乐活动的特点在于主动性、竞争性和趣味性。人都是喜欢胜利的，而且喜欢有趣的活动。所以患者在进行体育、娱乐活动时就会表现得兴高采烈、跃跃欲试，训练时的兴奋性和注意力随之提高。因此，他们在训练时不会感到枯燥，即使运动量较大也不会感到疲劳。在这样的条件下训练，患者的体力增强，身体活动范围扩大，因伤病造成的运动功能障碍得到改善，负性情绪得到转化。

二、全身性、综合性、应用性

患者在急性期后经过PT、OT的一些基本治疗之后就可以进行体育、娱乐训练。因为体育活动是全身性、综合性的一种运动形式，在患者能够完成一些基本动作的基础上进行体育训练可以使其运动能力进一步得到提高。在训练中经常有对抗的、反复持续的运动，使身体的有氧代谢能力、呼吸系统和血液循环系统功能得到明显的提高。在各种球类活动练习时可以使反应能力、灵活性和判断能力得到提高。体操、太极拳等训练可以提高身体的协调性。体育运动中的许多动作往往超出日常生活动作的难度，所以经过体育训练的人都能比较轻松地完成各种日常生活动作。

三、集体训练

文体疗法不同于其他的训练治疗，治疗方式经常采用集体训练，如球类活动，体操、田径练习以及娱乐活动等。许多患者聚集在一起训练会形成一种欢快的气氛，这种气氛在训练时是非常重要的。要利用集体训练所形成的良好氛围，提高患者训练的积极性，才会取得良好的训练效果。另外，在集体训练时，患者不仅是自己活动，还要对同伴及对手的情况做出相应的反应和配合，发挥集体主义精神才能互相协调配合好，对于人际交往大有益处。

四、文体疗法与PT、OT疗法的相同点和不同点

见表2-1。

表2-1 文体疗法与PT、OT疗法的相同点和不同点

	文体疗法	PT、OT疗法
相同点	康复医学基础；身体功能的恢复、保持和提高；进行身体活动的训练；增强体力、促进健康	
不同点	全身的 综合的 应用的 主动的 相对集体的 体育学	部分的 局部的 基本的 部分被动的 相对个体的 PT、OT学

第三节 文体疗法训练的基本原则

一、超负荷原则

如前所述，在体育训练中，使练习者既有一定程度的疲劳，又有一定的负荷耐受力，此时机体即产生超量恢复，这种状态下的运动训练有利于掌握体育技能，并能有效地增强体质。但机体适应某个运动量后，如长期按原来的运动量进行训练，身体的反应会越来越小，工作能力（体力）也只能保持在原有的水平上。因此，为了不断增强体力，就要经过一定时间不断提高运动量，这就是超负荷原则。

二、按需训练原则

根据患者病情及运动障碍找出主要问题，突出训练内容。比如：截瘫患者要改善坐位平衡能力、强化上肢和躯干的力量、提高身体耐久力和轮椅技能。下肢装假肢的患者练习应以立位平衡能力、步行能力和各种方向移动的灵活性为主。

三、循序渐进原则

人体内脏器官系统的功能活动较肢体运动有一定的惰性，因此在身体训练及学习技能时，运动量要由小渐大，技术要求由简单到复杂逐步增加，从而使机体从相对安静状态进入工作状态。机体对外界环境的适应能力和工作能力的提高，需要有一个逐渐变化的过程，即机体随运动量的不断增加总是处在"不适应—适应—不适应—再适应"的过程中，使身体功能及物质基础发生量与质的变化。如果运动量提高得过快，超过机体的适应速度，非但不能提高功能，反而会引起运动性疾病或损伤的发生。

开始时，由于患者进行身体训练的时间短，身体各项生理功能水平低，所以运动量和强度要由小渐大，使身体有适应的过程。技术动作要由简单至复杂。如果操之过急，不仅欲速不达，还会使患者产生畏难情绪，失去自信心。

四、区别对待原则

文体疗法训练以集体训练为主。但要根据患者的疾病情况将他们划分为不同的小组，比如：四肢瘫组、截瘫组、截肢组等。

根据运动功能分组后，可以在一个组内训练同样的内容。但由于年龄、性别、身体状况以及理解能力等有差别，所以在训练时还需要区别对待才能使患者在训练中获得疗效。

五、全面训练原则

因为文体疗法具有治疗性、代偿性和健身性的作用，所以在训练时要以解决主要问题为主，但也要考虑到其他方面。不但要训练有运动障碍的部位，还要提高残存功能和全身身体健康水平。

六、系统训练原则

文体治疗的训练不可能在短时间内取得明显的效果,要在治疗师制定的计划下逐步进行。

1. 在刚开始训练时,找出对于患者合适的运动量,使其身体逐步适应,在技术动作上以基本动作练习为主。
2. 在前一段时间训练的基础上,使患者的身体功能和动作能力进一步提高。
3. 出院前为患者提供运动处方,使其回家后继续进行体育、娱乐活动。

七、自觉性原则

进行体育治疗的前提是练习者有训练的欲望,否则再好的训练方法也无法得到实施,所以首先要使患者对训练积极配合。自觉性原则体现在以下三点:

1. 提高认识,使其了解体育、娱乐训练给他们带来的益处和重要性。
2. 掌握一定的体育、娱乐知识和技能,培养和形成对训练的兴趣。
3. 使患者经常看到通过体育、娱乐训练后的进步和疗效。

(金 宁 张 红)

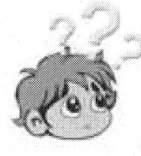

思考题
1. 文体疗法训练的基本原则是什么?
2. 文体疗法的特点是什么?
3. 文体疗法的作用是什么?

第三章 运动训练方法

学习目标

1. 掌握重复训练法、持续训练法、间歇训练法、变换训练法、循环训练法的定义和主要特点、作用。
2. 熟悉其他几种训练方法的定义和主要特点、作用，各种训练方法的注意事项。
3. 了解运动训练方法的分类。

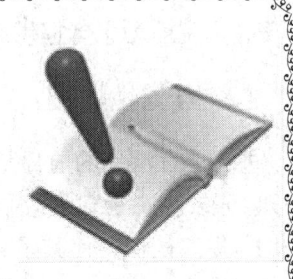

为了发展练习者的某一种运动素质，要运用重复、持续、间歇等训练方法来对其进行训练。如要掌握运动的技能，则要使用讲解、示范等方法才可以完成训练任务，本章对各种训练方法做了详细的介绍。

第一节 运动训练方法概述

所谓方法，是指研究和认识客观事物的途径，也是指达到预定目的所采用的办法。

运动训练方法是指练习者为了完成训练任务，达到提高运动成绩的目的而采用的途径和办法。

运动训练过程要求完成身体、技术等方面的任务，从而达到提高运动成绩的目的，这就需要采用各种具体的途径和办法。如为使练习者学习、掌握运动的某一技术动作，就要运用讲解、示范等方法。为发展某一运动素质，就要采用重复、间歇、变换等练习方法。

在训练实践过程中，运动训练方法的运用往往是与所选用的训练的具体练习内容紧密结合进行的，这就是训练手段。训练手段包含有练习的内容和训练方法两个方面。训练手段的概念可以作如下定义：为解决练习者在运动素质和技术动作等方面存在的问题，而采用的有针对性的专门练习内容和方法。

第二节 运动训练方法的分类

运动训练方法多种多样，为在训练过程中正确地、有针对性地选择和运用训练方法，往往根据一定的标准把常用的训练方法分成不同的类别。

一、常用的运动训练方法分类

在训练理论和实践中,以提高练习者的功能和素质,掌握技术动作的来源为标准,将常用的运动训练方法分成三类,每类又包括一些不同的具体方法,见表3-1。

表3-1 常用运动训练方法分类

分类标准	类 别	具体方法
练习者提高功能和运动素质,学习掌握技术,以及获得知识来源	语言法	讲解、口令、指示、讲评等
	直观法	示范、图表、幻灯演示、电影、录像等
	练习法	分解、完整、持续、重复、间歇、变换、游戏、比赛等

表3-1中所列三类方法中的各种具体方法,在运动训练过程中可适用于身体、技术动作等训练,如为使练习者学习掌握某一技术,即要运用语言法中的讲解、讲评等方法,又要运用直观法中的示范、录像等方法,还要运用练习法中的重复练习法,才能使练习者掌握技术动作。但是这些具体方法的运用都有其重点,例如语言法中的讲解法,直观法中的示范法,练习法中的分解法,重点运用于技术训练的开始阶段,使练习者形成技术动作的正确概念,理解动作要点,初步练习分解了的动作;而练习法中的重复训练法、持续训练法、间歇训练法是重点用于进一步巩固已掌握的动作及其熟练运用阶段。

也有根据对训练者机体功能所产生的影响,从运动生理学的角度,把身体训练的方法分成:有氧训练法,无氧训练法,有氧无氧混合训练法。在身体训练的力量素质训练方法中,根据肌肉工作的形式分成等长练习法(也称静力练习法),动力练习法,等动练习法,退让练习法等。

二、运动训练方法的其他分类

根据不同的分类标准将常用的运动训练方法分类,见表3-2。

表3-2 运动训练方法的其他分类

分类标准	具体方法
按负荷与间歇的关系	持续训练法,重复训练法,间歇训练法
按训练方法的组合	单一训练法,变换训练法,循环训练法,综合训练法
按训练方法运用组合形式	游戏法,比赛法

总之,运动训练方法在训练实践中多种多样,分类的方法也是各不相同的。无论以何种标准对训练方法进行分类,都是为了便于在训练过程中有针对性地加以选用。就某一个训练方法而言,都有其独特的作用,但这种作用往往又不是单一的,而且某一个训练方法并不能解决训练中的所有问题。所以,在训练过程中要根据所要解决的具体问题,练习者的训练水平和训练场地、器材设备条件,灵活地选择,综合地加以运用。

第三节 运动训练的基本方法

运动训练过程中最常用的基本方法包括：讲解法、示范法、完整法与分解法、持续训练法、重复训练法、间歇训练法、变换训练法、循环训练法、游戏和比赛训练法等。

一、讲解法与示范法

讲解法和示范法是帮助练习者建立正确的动作形象，启发积极思维、实施直观性教学原则的途径之一。在训练过程中，如果治疗师仅仅进行示范、不讲解，或语言表达能力差，或者只讲解不做示范，或示范动作不正确，都不利于训练的正常进行。训练质量的好坏，影响因素是多方面的，但与治疗师的讲解能力和示范的正确程度有密切的关系。治疗师语言运用得好、示范动作正确，就可以较好地完成训练工作，提高训练质量。

讲解法和示范法的生理机制，是建立在两个信号系统功能活动基础上的。动作示范是直接作用于人的感觉器官的具体刺激物，是第一信号。语言是人类特有的刺激信号，是第二信号。两种信号系统的神经兴奋和抑制过程，是可以互相传递和扩散的。在运动训练时，一切动作技术的形成，都是通过两种信号协同活动，从而引起人体一系列连锁性的运动条件反射的结果。因此，治疗师的讲解和示范的质量如何，对患者掌握动作的情况，训练治疗完成的好坏，都有直接的影响。所以讲解法和示范法是训练中的基本训练方法。

（一）讲解法

讲解法是治疗师在训练过程中运用语言表达的教学方法。表达形式有讲解、口令、指示等几种，讲解是其中的主要形式。治疗师在运用讲解法时，应注意如下几点：

1. 讲解目的明确　讲解的内容应根据训练的目的和练习者的接受能力来确定。训练时讲解要有计划性和针对性，根据训练的目的，有的放矢地选择讲解内容，从而使练习者明确练习动作的重点和难点，较好地了解动作的要领，并进一步激发练习者积极的思维活动。

2. 讲解语言简明、准确　要取得良好的讲解效果，治疗师要精通训练的内容，熟悉各个身体练习的动作要领。还可以将动作要领编成简明的口诀，使练习者便于理解和记忆。

3. 讲解语言形象、易懂　一些不容易理解的复杂技术，由于语言生动形象，练习者一听就懂。比喻恰当、语言生动形象、通俗易懂，能取得较好的训练效果。

4. 讲解的启发性　治疗师可以采用提问方式，启发练习者的思维活动。提问问题要深浅适度，富有启发性。要做到这一点，治疗师必须熟练掌握训练的内容和了解练习者的情况。

5. 讲解时机和效果　根据训练的实际和特点，采用不同的讲解方法，可以提高讲解质量，取得良好的训练效果。讲解新动作或技术复杂的练习时，对身体练习的要求、难点、关键之处，可以结合手势、高低变化的声调、适当的重复加以强化，引起练习者的注意。

（二）示范法

示范是治疗师以具体动作为范例，使练习者明确所学习的动作形象、技术结构、要领的一种方法。示范是直观教学中的主要形式。其他形式还有图片、幻灯、模型和录像等。

1. 示范要有明确的目的　治疗师每次示范前，应明确示范所要解决的问题，并且根据训练目的、要求和练习者的具体情况来考虑应示范什么，怎样示范，才能使练习者对示范的身体练习认识得更清晰、更深刻。例如，治疗师进行新内容的教学，为了使练习者建立完整的概念，一般可以先做一遍完整的示范。为了使练习者看清该练习的技术关键，示范的动作可以放慢，突出关键之处，然后再以正常的速度完整地示范。技术复杂和难度较大的练习，为了使练习者看清练习的技术结构的组成部分，以及技术关键和难点，治疗师可以连续示范几次。如果治疗师示范的目的不明确，盲目地示范，不仅缺乏教育意义，反而会分散练习者的注意力。

2. 示范动作要正确　正确的示范，不仅可以使练习者建立正确的身体练习形象，而且还可以提高练习者的训练兴趣，激发他们训练的积极性。所以示范正确，对训练效果有重要的作用。要求治疗师的示范力求达到准确、熟练，因此在训练前要熟练掌握示范的动作，使示范的质量得到保障。

3. 示范的位置和方向　示范的位置和方向正确与否，关系到示范的效果，示范的方向和位置是根据训练内容的性质、技术结构、练习者观察的练习部位以及安全等因素决定的。示范的位置要根据练习者所在的位置决定。

示范的方向要求注意示范面。示范面有正面、侧面、背面和镜面四种。显示身体练习的左右距离，则采用正面示范，如太极拳中的云手动作。体操练习可以采用镜面示范等。

确定示范的位置和方向以练习者能看得清所示范的身体练习为原则，同时还要注意卫生的要求，比如避免练习者面向太阳等。

（三）讲解法和示范法相结合

从生理上讲，运用多种感觉器官感知练习的内容，可以扩大直观练习效果。在实际的体育训练和娱乐活动中，讲解法和示范法经常结合进行。科学实验证明，运用两种感觉器官的教学效果，比运用一种的感官效果要好。其效果的顺序是：又听又看效果最好，只看不听效果次之，只听不看效果最差。因此在训练中，讲解和示范相结合运用，使直观与思维紧密结合，能取得较好的效果。

讲解和示范相结合的形式有：

1. 先讲解再示范　治疗师先讲解某一身体练习的作用和意义，后完整地示范；再以慢速示范，结合讲解技术要领指出关键的部分；最后让练习者独立地进行反复练习，治疗师在旁边进行指导。这种形式适用于新内容的训练。

2. 先示范再讲解　治疗师在做完整示范时结合讲解身体练习的技术要领。练习者边听、边看、边练。这种结合适用于复习还不太熟练的动作训练。

3. 边讲解边示范　治疗师边讲解边示范，患者边听边看边练。这种形式适用于各种医疗体操的练习。

二、完整法与分解法

（一）完整法

完整法是将一个身体练习从它的开始姿势直至结束姿势完整地教给患者的一种方法。它的优点是能保持训练结构的完整性，不割裂身体练习各个部分之间的内在联系，有利于患者完整地掌握身体练习。其缺点是不容易使患者很快地掌握身体练习中较困难的环节。因此，这种教法适用于身体练习的技术结构比较简单，或者比较复杂而无法分成几个部分的身体练习。

运用完整法应该注意以下几点：

1. 突出重点　一些复杂的难度较大的身体练习，可以突出重点。从技术结构的角度来说，可以先掌握技术的基础部分，然后再教会技术细节。

2. 降低要求　简化身体练习的要求，比如跑可以缩短距离或降低速度，投掷可以减轻器材的重量等。

3. 采用多种专门性或诱导性练习　为了较好地完成那些动作幅度大、技术复杂的身体练习，常在练习教学之前，广泛地采用专门性或诱导性的练习。在运用诱导性练习时，需注意以下一些教法上的要求：①发展相应的肌肉群和协调配合的能力，体会动作的技术关系。②诱导性练习对于掌握基本的训练内容不应有抑制作用。③采用诱导性练习之前，治疗师应有明确的目的，认识采用诱导性练习对基本内容的学习和掌握有什么益处，同时应规定足够的重复次数，防止流于形式。

（二）分解法

分解法是把一个完整的身体练习，合理地分为几个部分，按部分逐次进行练习，最后完整地掌握它的一种方法。分解法的运用可以简化教学过程，缩短教学过程，提高学习的信心，并使练习者较快地掌握完整的身体练习。它的缺点是容易使动作割裂，破坏身体练习的技术结构，因而影响身体练习技术的正确形成。

分解法一般用于身体练习中复杂的技术动作，需要熟练掌握方可以完成全部练习。身体练习的结构复杂，用完整法学习有困难而又可分解教学时，如体操、太极拳的练习时，即可以将动作分解开来进行练习。

运用分解法应注意以下几点：

1. 注意动作间的联系　划分身体练习的各个部分时，应注意他们之间有机的联系，防止动作结构的改变和破坏动作的完整性。

2. 分解法应与完整法结合运用　可以采用先完整、后分解、再完整的方式。还可采用先诱导性练习，后分解、完整、再分解、再完整的方式。

采用哪一种的结合形式，应根据教学内容的特点和需要而定。不论采用哪一种形式，应以完整地掌握身体练习为目的。

三、持续训练法

（一）持续训练法定义

持续训练法是指在相对较长的时间里，用较稳定的强度，无间歇地连续进行训练的方法。如较长时间按一定强度的连续跑和游泳等。

持续训练法常用于走、跑、自行车、游泳、划船等运动项目。这类项目的持续训练可以用一定的时间或一定的距离,用相对稳定的强度练习,也可以调整速度连续练习。

(二) 持续训练法的主要特点和作用

持续训练法的主要特点在于练习的时间相对较长,也就是一次练习的量较大,但练习的强度相对比较平稳。由于一次练习的时间较长,所以强度也不能太大,一般在最大强度的60%~70%上下波动。图3-1所示即持续训练法的练习强度特点。

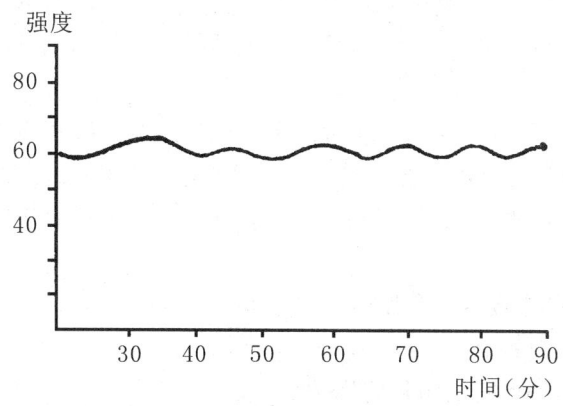

图3-1 持续训练法强度示意图

由于持续训练法具有这样的特点,因此用这种方法进行练习对机体所产生的影响比较缓和,有利于心血管和呼吸系统功能的稳步提高和调节大脑皮质兴奋和抑制过程的均衡性,其所获得的训练效应出现较慢,但比较稳定,消退也比较慢。

持续训练法用于发展练习者的一般耐力,在球类项目中也有应用,如乒乓球、排球的多球连续训练。在周期性耐力项目中,如以较固定的速率进行较大强度的持续练习,能发展专项耐力;在非周期性项目中应用持续训练法有助于掌握、巩固、提高动作技术。

(三) 运用持续训练法应注意的问题

1. 控制好负荷量和负荷强度 持续训练法负荷的控制,一是控制练习的时间、距离和次数;一是控制练习的强度。如提高练习的强度,则练习的时间、次数、距离就不能太长太多;相反如提高练习的时间、次数、距离,则练习的强度就不能太大。控制好负荷量和强度主要应从训练所要达到的目的考虑。如要发展练习者的一般耐力,并采用跑的手段,则跑的强度就要适当,主要是延长练习的时间和距离。如以心率控制强度,一般在持续训练练习中,无心肺疾病的中青年练习者心率应保持在140~160次/min。

2. 根据训练的时期决定训练强度 训练的时期不同,采用持续训练法的目的也不同。在训练初期,为发展和保持练习者的一般耐力水平,可以逐步提高练习的强度到中等水平。采用小强度可以作为积极性恢复手段,采用中等偏大的强度则可以保持必要的耐力水平。

3. 训练中保证动作的正确 持续训练法运用于非周期性项目的技术训练时,负荷量和负荷强度的增减应以在练习中保持正确的技术动作为准。当练习中不断出现错误时,就应减少量和强度。

4. 根据练习者的水平决定运动量　要考虑练习者的年龄和训练水平。如为发展周期性项目练习者的专项耐力，在提高持续训练练习的强度时，由于对心血管系统的功能要求较高，在训练水平差的练习者中使用时，量就不宜太大。

四、重复训练法

（一）重复训练法定义

重复训练法是指在相对固定的条件下，按一定的要求反复地进行某一练习，每次（组）练习之间的间歇要使机体基本恢复的一种方法。如以固定的速度和距离，按正确的技术要求，做一定次数和组数的练习，每重复一次或一组之间的间歇时间，都要使机体基本得到恢复。

构成重复训练法有四个因素：①重复练习的次数和组数。②每次重复练习的时间或距离。③每次练习的负荷强度。④每次（组）练习之间的间歇时间。

重复训练法适用于各种运动项目的练习，是身体、技术和战术训练的一种常用的基本训练方法。

（二）重复训练法的主要特点和作用

1. 重复训练法的主要特点

（1）每次重复某一练习的结构和负荷强度不变。

（2）每次重复某一练习的强度较大，通常采用接近最大的强度。

（3）每次（组）重复练习之间的间歇时间较充分，以使练习者机体达到基本恢复的水平。

2. 重复训练法的作用

重复训练法每次的练习负荷强度较大，并可以多次重复进行，因此对提高机体各器官系统的功能能力有较大的作用，能有效地促进身体发展；重复练习技术可以不断强化刺激的"痕迹"，有利于建立和巩固动作技术和熟练地运用技术。而且由于重复训练，疲劳不断加深，要求练习者克服较大的体力消耗，有利于培养练习者的意志品质，见图3-2。

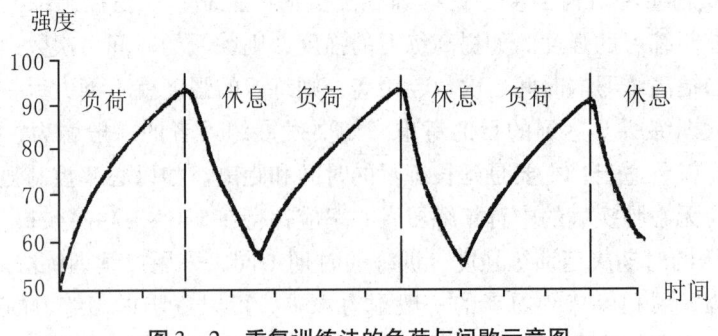

图3-2　重复训练法的负荷与间歇示意图

（三）运用重复训练法时应注意的问题

1. 每次（组）练习均要保持预先确定的强度，强度的确定以练习者本人所能承受的最大强度为限，一般应接近或达到最大的强度。通常在周期性项目中可以用最大强度的90%~100%。

2. 由于重复训练法每次（组）的练习强度较大，为保证每次（组）练习的质量，每次（组）练习之间的休息时间要充分，待机体已基本恢复时，再开始下一次的练习。休息时间一般为练习时间的 2~3 倍，如以心率衡量，一般在 110 次/min 以下，组间休息时间比次间休息时间要长些。

3. 重复次（组）数的确定，以练习者不能按预定的强度进行练习或技术动作出现错误为准。如此时再进行练习就失去了练习意义。

4. 重复训练法应用于技术训练时，若为学习和掌握技术，每次重复练习都应严格要求练习者技术规格练习，重复练习的强度不宜要求过高；若为巩固提高技术，不但严格要求练习者技术规格练习，而且要提高重复练习的次数和强度，直到练习者出现"技术动作变形"为止。

5. 重复训练法由于反复练习同一个动作，练习者容易感到单调乏味，影响练习的积极性，而且机体局部负担较重，易疲劳。因此在进行重复训练时要适当结合其他训练法，如游戏、比赛训练法，这样可以使重复训练达到更好的效果。

五、间歇训练法

（一）间歇训练法定义

间歇训练法是在一次（组）练习之后，严格控制间歇时间，在机体尚未完全恢复的情况下，就进行下一次练习的训练方法。

间歇训练法在形式上类似重复训练法，两者都是在经过一定时间的休息后再进行下一次的练习，但间歇训练法每次重复练习之间的间歇有严格的规定，要在练习者身体尚未完全恢复的状态下就进行下一次练习；而重复训练法则是在间歇的时间里使机体基本恢复的状态下才可进行下一次练习。间歇训练法每次重复练习的距离或负荷量还可以有一定的变化，但不能太大。而重复训练则相对固定。

间歇训练法由五个要素构成：①每次练习的时间和距离。②练习重复的次数和组数。③每次练习的负荷强度。④每次（组）练习的间歇时间。⑤间歇的休息方式。

（二）间歇训练法的主要特点和作用

1. 间歇训练法每次练习之间的间歇要使练习者身体在尚未完全恢复的状态下，就开始下一次练习，以心率评定，成年人一般是 120~140 次/min 以上；这是间歇训练法的最主要特点。之所以要求练习者机体在尚未完全恢复的状态下进行下一次练习，是因为当心率在负荷后恢复到 120~140 次/min 时，心脏每搏输出量达到最大值，耗氧量也达到最大值，紧接着就给予第二次负荷，对心血管系统施加新的强度刺激，对增大心脏容积，提高心脏功能起着较大作用。

2. 间歇训练法每次训练的时间不长，而每次练习的负荷强度可以根据训练的目的、所要解决的问题进行安排和调整，既可以是达到 100% 的强度的，也可以是较小强度的。大强度的负荷心率可以达到 180 次/min 以上；较小强度的负荷，心率可以达到 160~180 次/min。由于每次练习安排的负荷强度不同，也可以将间歇训练法分为两种不同的类型：

第一种，大强度间歇训练法，负荷可达本人最大强度的 90% 以上，每次负荷的练习时间较短，对于发展无氧供能能力、发展速度和速度耐力有很大的作用。

第二种，小强度间歇训练法，负荷可达本人最大强度的80%或略小一些，每次负荷的练习时间可比大强度间歇训练法稍长一些，对于发展速度耐力和有氧、无氧乳酸混合供能的能力有较明显的作用。

3. 间歇训练法在每次（组）之间的间歇时间里，一般采用积极性休息方式，做些轻微的活动，如慢跑或走，这可以加速负荷后乳酸的排除，增多练习的次数，提高心血管系统和呼吸系统功能。这种间歇的方式也是间歇训练法的一个特点。

由于间歇训练法对机体的能力要求较高，通过训练还可以起到增强练习者意志品质的作用。

（三）运用间歇训练法应注意的问题

1. 应根据训练的具体任务，确定构成间歇训练法的五个要素的参数。如发展练习者的无氧乳酸供能能力，练习的时间、距离不要长，负荷在本人最大负荷强度的80%～90%，间歇时间以练习后心率降到120次/min以下为准，重复的次、组数不宜过多。如为发展练习者的力量耐力，采用负重练习手段的重量可较轻，可在本人最大负荷的40%～60%之间，练习的次、组数可以较多，甚至练习到力尽为止。

2. 根据训练的具体任务调节间歇训练法各要素的参数时，应充分考虑其相互之间的影响和制约关系。如练习的次（组）数与每次练习的强度和间歇时间紧密相关，每次练习的强度不太大，练习的次（组）数可以多一些，间歇的时间就可以相对短一些。这样，通过每次（组）练习负荷的积累，提高练习者机体抗疲劳的能力，对发展一般耐力和速度、力量耐力起较大的作用。

3. 每种间歇训练的方案确定后，要逐步使练习者有一定的适应时间，再通过变化各要素确定新的方案，并且注意每一方案的训练效果，以利总结经验，不要变化得过于频繁。

4. 由于间歇训练法对练习者机体造成的负荷较大，对机体各系统器官功能的要求也较高，因此使用这种训练方法要求练习者有一定的训练基础。

无论是重复训练或间歇训练均有短暂的休息时间，因此对心血管器官具有相对的保护作用，对有心血管疾患的患者比持续训练法更为适用。

六、变换训练法

（一）变换训练法定义

变换训练法是指练习过程中在有目的地变换练习条件的情况下进行的训练。

所谓变换练习条件包括：练习的环境、练习的运动负荷（速度、负重量、距离和时间）、练习的动作组合等。例如在周期性项目中常用的变速跑、变速游等，是在练习过程中变换运动负荷的一种训练方法；在非周期性项目中，常常变换练习的动作组合，也属于变换训练法。

变换练习的各种条件是有目的的，而不是随意的，例如变速跑所确定的快跑段、全速跑段或慢跑段，跑的距离和速度都有一定的规定性，是为了提高练习者跑的节奏感，还是发展练习者的专项耐力，或是作为中长跑的战术训练。

（二）变换训练法的主要特点和作用

变换训练法的主要特点在于练习的条件可以根据训练的目的加以变换，因此比较灵活、机动，易于调节练习的负荷和控制练习的作用。

变换训练法可以广泛地运用于各种运动项目的身体、技术、战术训练中，其作用如下：

1. 提高练习者机体对训练的适应能力　如变换练习过程中负荷表面数据，可以提高练习者对不同负荷刺激的适应能力；变换动作的组合，可以适应训练、比赛中不同动作组合的需要。

2. 培养练习者的多种运动感觉　如时间感、空间感、速度感、节奏感等。例如在斜坡上进行下坡跑，可以培养练习者的速度感；练习动作的变换组合可以增强空间感觉；跳高、跳远、投标枪的助跑速率的变换可以发展节奏感。

3. 避免练习的单调乏味，提高练习者的练习兴趣和积极性　例如变换练习的环境，在不同的地形、地貌进行跑的练习就可以提高练习者的兴趣，消除常年在同一地点练习的单调、乏味感。

（三）运用变换训练法应注意的问题

1. 要根据训练的具体任务和练习者存在的主要问题，有目的地变换练习的各种条件。

在技术练习中，如为了学习掌握或改进技术，可以适当降低练习条件以减小练习的难度。如跳高可降低横杆的高度，举重可减轻举起的重量，投掷可以使用轻器械等。如为了巩固和熟练已掌握了技术，则可以加大练习的难度，比如乒乓球练习时采用多球训练，运用已经掌握了的技术动作进行较高难度的练习。

在身体训练中，如果要发展练习者的有氧或无氧练习代谢能力，可以通过跑速、距离、间歇时间的变换达到这一目的。

2. 在技术训练中，运用变换的训练达到目的后，应及时恢复到正常情况下的练习，以避免由于变换训练形成的动力定型与正式要求不适应。

3. 各种练习条件的变换，一般应在训练计划中预先确定，也可以根据练习时的具体情况加以临时变换。但无论在何种情况下，变换的目的一定要明确，不要随心所欲。

4. 由于变换了练习的环境和条件，练习者往往感觉新鲜、有趣，但不要为此而忽视了变换训练的目的，从而影响后果。因此治疗师在变换练习的环境和条件时，要讲明变换目的之所在，在练习过程中及时引导练习者把注意力集中到所要达到的训练目的上。

七、循环训练法

（一）循环训练法定义

循环训练法是指根据训练的具体任务，建立若干站（点），练习者按照既定的顺序、路线，依次完成每站（点）的练习，周而复始地进行训练的方法。

循环训练法每站都有预先确定的练习内容、要求和负荷参数，并可以结合其他训练方法形成不同的循环训练方案。

1. 持续循环训练　按持续训练的要求，要较长的时间，站与站和每一循环之间不安排间歇，连续进行练习。每站练习的负荷量可以较多，而强度不大。这种方案主要用以发展一般耐力和力量耐力。

2. **重复循环训练** 按重复训练法的要求，每站练习的负荷强度较大，站与站和每一循环之间的间歇时间较长，在机体完全恢复的状态下，再开始下一站和下一循环的练习。这种方案主要用于发展最大力量、速度和速度耐力。

3. **间歇循环训练** 按间歇训练的要求，每站之间和每一循环之间的间歇时间要严格控制，在机体未完全恢复的状态下就进行下一站或下一循环的练习，每站的负荷强度较大时，则每站的重复练习次数和循环的遍数可以视具体情况减少。

循环训练法可以用来发展力量耐力、速度耐力和速度力量。循环训练法主要用于身体训练，但也可以用于技术训练。循环训练法不是一种独立的训练方法，而是练习的组织形式，是其他训练方法的一种综合运用形式。

循环训练法的构成有如下几个因素：①每站的练习内容。②每站练习的负荷量和强度。③站与站和每遍循环之间的间歇时间。④站的数量和循环的遍数。

（二）循环训练法的特点和作用

1. 循环训练设立多少"站"，每站规定哪些练习内容，负荷如何确定，均可以根据训练的目的和对象水平灵活掌握。因此，这种方法既可以应用于身体训练，发展一般和专项素质运动，也可以用于技术训练，巩固提高技术水平。

2. 循环训练法练习过程生动、活泼、有趣，能提高练习者的练习情绪和积极性，适用于不同层次和水平的练习者。

3. 训练中全体练习者基本是一"站"接一"站"地按既定顺序进行，没有不必要的停顿现象，所以能加大训练的密度。

4. 循环训练每"站"的练习负荷、循环的遍数，不但可以预先确定，而且便于在练习过程中根据具体情况随时地因人而宜加以调整，做到区别对待。

5. 每"站"的练习内容，可以按不同部位或不同系统器官的活动交替安排，有利于克服局部负担过重，延缓疲劳的产生。

（三）运用循环训练法应注意的问题

1. 循环训练法各"站"内容的选择，要根据训练的具体任务确定。由于练习是连续进行的，因此练习的内容应是练习者已经基本掌握的，不宜选择练习者不熟悉的，或技术比较复杂的练习。内容的顺序应根据练习对于各器官系统和肌肉用力部位的不同要求而交替安排。

2. "站"数的多少，也要根据训练具体任务确定，一般以6个左右为宜，不要太多，也不要过少，还要考虑场地设备的现实可能。

3. 负荷的安排，要从每"站"练习的数量、强度、间歇时间、循环的遍数等全面考虑，也不能脱离训练的具体任务和对象的负荷能力。由于循环训练的负荷是逐"站"积累起来的，所以每"站"负荷的确定，不能太大，一般以练习者所能承担的最大负荷的50%~70%为宜。练习过程中对负荷的调节可以从构成循环训练的四个因素着手。

4. 采用连续、间歇，还是重复循环训练方案，要从训练所要达到的目的，也就是进行身体训练还是进行技术训练去考虑。一般来说，进行身体训练多用连续或间歇的循环训练，而进行技术训练多采用重复循环训练。重复循环训练方案也可以用于身体训练中发展最大力量。

5. 每"站"连续训练时，练习者往往容易注重完成规定的数量，忽视练习的质量。因此，在练习过程中，要加强质量方面的要求。如练习者不能按规定的质量完成时，可以要求练习者重复进行练习，直到达到规定的质量后再进入下一"站"。

6. 练习可以采用流水作业的形式，即按队伍的顺序一个接一个，一站接一站地进行，也可以采用分组轮换作业的方式进行，即每组先在一个"站"完成规定的练习，然后各组轮换。在采用分组轮换作业形式时，组数应与"站"数相等。

7. 为验证一套循环训练的效果，在使用的开始和结束时，应测定训练者完成全套练习的有关负荷数据，进行分析，不断加以调整，直至取得满意的效果。

八、游戏和比赛训练法

（一）游戏和比赛训练法定义

游戏和比赛训练法是指以游戏和比赛的形式进行训练的方法。游戏和比赛这两种形式联系密切，许多运动项目的正式比赛都是由最初的游戏发展而来的。

这里所指的比赛，不仅是那些严格规则限制的正式比赛，而且包括一些简化或附加了某些规则的，或改变了原有场地条件的非正式比赛。例如在缩小了的球场进行球类比赛，其规则也可以进行有目的的修改，或者可以要求只能运用其中的几项技术，以此达到训练的目的。

（二）游戏和比赛训练法的特点和作用

1. 游戏和比赛训练法最显著的一个特点就是具有竞争性。参加游戏和比赛的练习者只有充分发挥自身的竞技能力，战胜对手，才能真正体会胜利的喜悦，这对练习者训练的积极性和进取精神起着很大的作用。

2. 游戏和比赛是在不断变化的环境中进行的，除了规则规定的条件外，练习者可以视环境情况的变化，见机行动，发挥自己的主动性和创造性。这对于培养练习者的独立思考和判断能力有十分积极的作用。

3. 游戏和比赛均有相应的规则规定，在练习进行中，练习者只有共同维护和遵守规则，相互配合，并自觉控制自己的情绪，避免不符合规则的行为出现，才能使游戏和比赛顺利进行，并取得胜利。这对培养练习者的意志品质、良好的作风、集体主义精神都起着有效的教育作用。

4. 游戏和比赛的内容和形式可以多种多样，规则的确定也十分灵活，治疗师可以根据需要自行创造，既可以用于一般或专门身体训练，也可以用于技、战术训练，还可以作为恢复的措施和手段。例如在技术训练时，可以将所学的技术动作作为比赛的内容，并指定胜负的标准，以比赛的方式进行练习，像篮球的投篮比赛。也可以在训练结束前安排一两个轻松、愉快、有趣的游戏，以达到消除疲劳、放松恢复的积极效果。

由于游戏和比赛所具有的特点和作用，可以运用于不同的对象、不同的训练阶段、不同的训练内容。利用好游戏和比赛训练法可以取得良好的训练效果。

（三）运用游戏和比赛训练法应注意的问题

1. 游戏和比赛训练法的内容和形式虽然多种多样，但选择时应根据训练的需要，有明确的使用目的，并确定相应的规则要求，才能解决训练中所要解决的具体问题。例如在球类项目中，为了熟练运用某一战术配合，采用小场地的比赛方法，规则就要明确规定在何种条件下必须使用该战术配合，否则就算犯规判罚，这样才能解决该战术在实战情况下的熟练应用问题。

2. 游戏和比赛训练法，可以是个人对个人，也可以是集体的对抗，只有当对抗双方水平比较接近时，才能激发出游戏或比赛双方的情绪和兴趣，提高竞争的积极性。这就需要加强游戏和比赛的组织工作，做好恰当的力量分配，以维持公平、均衡的对抗。

3. 在游戏和比赛进行过程中，练习者往往情绪较高，竭力争取战胜对方，因此有时会出现违反规则的行为。治疗师要及时引导练习者发挥己方的特点和优势去争取胜利，严格按规则行事，并随时纠正不遵守规则的行为，秉公执法，不能有任何偏袒的现象。

4. 游戏和比赛进行过程中情况是经常变化的，练习者可以用多种多样的方法达到自己一方的目的，特别是当练习者情绪激奋，力争主动和胜利的时候，竞争对抗激烈，在体力和心理上要做出极大的努力，能量消耗也比较多，而且比较难控制和调节练习中的负荷。治疗师必须善于把握游戏和比赛的时间进程，提醒练习者注意自我控制，并适时结束练习。如果在游戏和比赛以后还有其他训练内容需要完成，则应更加注意，以免影响其他的训练进行。

5. 在游戏和比赛结束后，要有讲评，要小结在完成规定的要求上存在哪些优缺点，充分肯定在游戏和比赛中练习者表现出的积极进取精神和创造活力，以及优良的作风行为，以提高游戏和比赛训练法应用的效果和教育作用。

在训练实践中，上述基本的训练方法得到经常和广泛的使用。这些方法各有其特点和作用。但任何单一方法都不能全面解决训练过程中所碰到的各种各样的问题，往往要根据训练任务、对象水平、气候季节的不同，以及训练场地和设备条件，灵活地、创造性地加以选择和综合应用。如重复训练法和变换训练法，可以在技术训练中将两种方法综合起来运用，既重复练习又变换作业的条件，以纠正动作错误。

九、运动训练中对错误动作的预防和纠正

在体育训练和娱乐活动中，要正确地掌握身体练习的技术，必须注意防止和纠正可能产生的某些错误。因为错误的动作，若不及时纠正，就会形成错误的动力定型。这不仅会影响技术的掌握和提高，而且还容易发生伤害事故。

对于运动中易产生的错误动作，应注意以下几点：

（一）预防为主

应以预防为主，不论预防和纠正错误，首先应分析产生错误的原因。针对产生错误的主要原因，采用预防的措施，这样可以事半功倍。产生错误的原因主要有以下几个方面：

1. 身体训练的目的性不明确，积极性不高；或者由于思想上存在害怕或者怕累等顾虑，练习时容易产生动作上的错误。

2. 身体练习的概念及完成身体练习的技术要领不明确，或者由于错、旧动作的干扰。

3. 身体素质、一般身体训练水平以及技术基础比较差。

（二）分析原因，对症纠错

如果错误动作已经产生，应及时分析研究，找出错误的原因，抓住主要错误，对症下

药。针对上述的产生错误的原因，可以分别采取以下的预防和纠正错误的方法。

1. 由于目的性不明确而产生的错误，应加强练习目的性的教育，使练习者认识到训练治疗对于发展身体素质和掌握实用性动作对于回归社会的意义。如果患者有胆小、信心不足等思想上的原因，治疗师应一方面使练习者对训练正确理解，另一方面则要加强在训练时的保护和帮助，加强安全措施。

2. 对训练中的技术要领不明确而产生的错误动作，应充分利用各种直观形式，扩大直观效果。采用诱导性训练和正确训练动作的对比方法，帮助练习者领会动作要领、明确技术关键和难点。

3. 由于身体素质不好，影响正确地掌握技术动作者应提高练习者的身体素质和机体的反应能力，有助于纠正错误的动作。

4. 治疗师在进行预防和纠正错误时，要耐心细致、循循善诱、热情帮助，激发练习者的自觉性，积极开动脑筋，改正错误动作。

（金　宁）

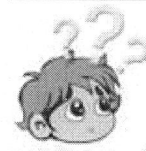

思考题

1. 运动训练的基本方法包括哪些？
2. 重复训练法、持续训练法、间歇训练法、变换训练法、循环训练法的定义和主要特点与作用是什么？

第四章　运动素质训练

学习目标

1. 掌握运动素质训练概述、各种运动素质的定义、力量素质包括的内容及主要训练手段。
2. 熟悉力量素质训练的基本要求及做功方式、耐力素质训练分类及基本要求、速度素质训练的分类。
3. 了解柔韧素质训练的基本方式方法、灵敏素质训练的基本要求。

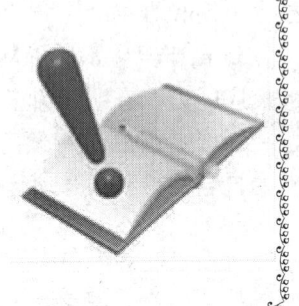

本章对于身体各项运动素质的定义、种类，以及针对各种运动素质的训练手段、基本要求与训练方法分别进行了讲解。

第一节　运动素质训练概述

人体在进行运动训练后，除可改变一定的身体形态、提高各脏器功能外，还可提高身体的各种基本运动素质。

运动素质是指在中枢神经系统的指令下，机体在运动时所表现出来的各种能力，通常包括力量、耐力、速度、柔韧和灵敏。这些能力是由机体的形态结构、功能水平、能量物质储备及其代谢水平等所决定的，并且是这些指标发展水平的综合表现。在运动训练中多以发展运动素质为训练内容。

第二节　力量素质的训练

一、定义及种类

力量是指人体或身体某部分肌肉在工作时克服阻力的能力。肌肉在工作时克服的阻力包括外部阻力和内部阻力两个方面。外部阻力如物体重量、摩擦力以及空气的阻力等，内部阻力是指肌肉的粘滞性、各肌肉间的对抗阻力等。

力量素质包括最大力量（也称绝对力量）、相对力量、速度力量和力量耐力。

最大力量是指排除体重因素，身体或身体某一部克服最大阻力的能力。随着练习者体重的增加，最大力量也得到提高。

相对力量是指练习者 1kg 体重所具有的最大力量。

相对力量 = 最大力量 ÷ 体重（kg）

如果一个练习者最大力量不变或是变化很小，而体重增加，那么相对力量就会变小。

速度力量是指快速克服阻力的能力。速度力量是力量与速度有机结合的一种特殊力量素质。因肌肉在克服阻力时，力量和速度处于相反的变化状态之中，所以速度力量一般克服的阻力较小。

在尽可能短的时间内发挥出尽可能大的力量称为"爆发力"。评定爆发力可采用爆发力指数。

爆发力指数 = 用尽可能大的力量 ÷ 用尽可能短的时间

力量耐力是指长时间克服阻力的能力。

二、主要手段及基本要求

（一）主要手段

1. 负重抗阻力练习　一般都运用杠铃、壶铃、哑铃等进行练习。这种练习可以作用于机体任何一个部位的肌肉，是力量训练最常见的训练手段。

2. 对抗练习　如两个人之间的顶、推、拉等。这种练习是依靠对抗的双方以短暂的静力作用发展力量素质。对抗练习不需要任何训练器械及设备，又可以引起练习者的兴趣。

3. 克服弹性物体的练习　如使用拉力器、拉胶皮带等。这是依靠弹性物体变形而产生的阻力发展力量素质。

4. 专门的力量训练器械练习　利用专门的力量训练器械可以使身体处于不同姿势（坐、卧、立）进行练习，这可以直接发展练习者所需要的肌肉力量，使训练更具针对性。使用专门的力量训练器械还可以减轻练习者的心理负担，避免伤害事故的发生。

5. 克服自身体重的练习　如引体向上、俯卧撑等练习。这种练习是由四肢的远端支撑完整的练习，迫使机体局部承受体重，使机体局部的力量得到发展。

6. 克服外部环境阻力的练习　如在沙地或草地上做各种跑、跳的练习等。做这种练习所用的力量往往在动作结束阶段时较大。练习者无须用全力，动作要轻。

7. 电刺激　是将电极置于肌肉的起止端，通过电流的刺激诱发肌收缩以发展肌肉力量。

（二）基本要求

1. 全面力量素质训练　一方面应使练习者主要肌肉群得到训练，如四肢肌肉、腰部肌肉、臀部肌肉等，这些肌肉可称为"力量区"，力量基本上是从这些大肌肉群发出的。另一方面也要十分重视对小肌肉群和远端肌肉群的力量训练。当成绩提高到一定水平时，要想再提高，就需要小肌肉群发挥作用，如轮椅竞速成绩的提高除了肱二头肌、胸大肌、三角肌等力量之外，还需要手掌肌等小肌肉群的力量。因此在完成技术动作时，所需力量虽然基本来源于大肌肉群，可是完成技术动作的作用点却在肢体的远端，所以远端肌肉力量对运动成绩的提高至关重要。一般地讲，着重发展小肌肉群的力量，宜用慢中速度完成动作。若着重改善小肌肉群的协调性，宜用快速度分组完成练习。

2. **正确选择训练手段** 选用手段总的要求是针对训练的肌肉群，如发展练习者的股四头肌，可选用负重半蹲起的练习，同时还应要求练习者的双脚平行或稍内扣，否则就有可能把臀部肌肉练习得粗大，达不到发展股四头肌力量的目的。

3. **合理安排各种力量训练的顺序** 各种力量训练对机体的影响是不同的，小负荷多次数的力量耐力训练主要是影响肌肉结构的变化，使肌肉纤维变粗，肌肉横断面面积增大。而大负荷少次数的力量训练主要使肌肉内协调功能得到改善。力量训练应先使肌肉结构得到改变，然后再提高肌肉内协调的功能。

4. **处理好负荷与恢复的关系** 有人观察到以高强度力量隔日进行训练，力量增长77.6%，而每日进行训练，力量增长只有47%。在实验中，多采用机体不同部位的交替力量练习，这有利于肌肉疲劳的消除。在一个阶段训练中，负荷要有节奏，要做到大、中、小合理的调整，逐渐提高。

5. **练习放松能力** 力量练习后，要特别注意使肌肉放松，并培养练习者肌肉放松的能力。力量训练后，肌肉会产生酸胀感，对这种酸胀感如不采用积极措施予以消除，就会使肌肉感受系统持续兴奋，导致肌肉在不用力的时候依然在收缩，其结果不仅使能量物质白白消耗，肌肉疲劳也得不到恢复。此外，由于肌肉紧张得不到消除，会使血管继续受压，血流受阻，对肌肉恢复不利。肌肉放松还有助于提高神经调节功能，对于速度力量的发展尤为重要。

6. **力量练习要经常性** 力量训练要保持经常性，做到循序渐进。有人实验，训练20周，每天训练，肌力明显提高，以后完全不训练，这样在40周以后，训练的效果完全消失。另一组试验是训练45周，每周只进行一次力量训练，肌力有所增长，可是训练停止以后70周，已经获得的力量效果尚未完全消失。

上述试验表明，力量训练增长得快，停止训练后消退得也快，增长得慢，停止训练后消退得也慢。一些学者认为，力量增长后，若每周进行一次训练，力量就能基本保持。

三、各种力量素质的训练

之所以力量素质能够通过训练得到提高，主要是肌肉功能得到改善的结果。表现为白肌中的ATP（三磷酸腺苷）、CP（磷酸肌酸）、酶的活性得到提高，从而使肌肉收缩速度加快，力量增大；肌纤维增粗，使肌肉横断面面积增大；肌肉弹性提高，使肌肉相对的活动范围加大；使肌肉内协调能力得到提高。肌肉内协调能力是指在神经系统的指挥下，能动员较多的运动单位参加工作，肌纤维同步进行收缩，各肌肉群（主动肌、协同肌、对抗肌）工作协调一致等。

（一）最大力量的训练

最大力量的增长主要有两个途径，一是靠肌肉内协调能力的改善，即提高神经系统的指挥能力，以动员更多运动单位参加工作，提高肌纤维收缩同步化的程度，提高肌肉群之间的协调性。另一个途径是通过超量恢复原理，增大肌肉的体积，增大肌肉收缩力量。

发展最大力量最常使用的手段是负重抗阻练习，使用负重抗阻练习的基本要求是：

1. **强度** 负荷强度以负荷的重量为指标。通常采用本人极限负重量的三分之二（即

60%~80%）以上的负荷，一般情况下不采用极限负荷强度，这可以减轻练习者的心理负担，防止外伤，保证练习的重复次数和时间。但也不能采用低于本人极限负重量40%以下的负荷强度，因负荷强度小，参加工作的运动单位就少，并交替轮流工作，不利于刺激更多的运动单位同时工作。此外，由于负荷强度小，肌肉中的红纤维参加工作的成分增加，不利于最大力量的增长。

在使用60%~80%的强度训练时要注意两点：

第一，必须有一个准备过程，应先从40%左右的负荷强度开始，然后逐步加大。这样可以使练习者坚持完成较多的重复次数和时间，使肌纤维增粗，增大肌肉的体积。

第二，在使用60%~80%负荷强度的同时，每周应穿插一些90%~100%负荷强度的训练，这可以使中枢神经系统发出强烈的神经冲动，动员更多的运动单位参加工作，提高肌纤维工作同步化的程度，并有利于提高练习者的心理适应能力。

2. 重复的次数与组数　练习重复次数与负荷强度有很大关系，负荷强度大，练习的重复次数就少，反之就多。一般地讲，承受50%的负荷强度，练习可重复10次左右，负荷强度每增加5%，练习的重复次数就要减少1次。

练习的重复次数不同，对机体所产生的训练效应是不同的，见表4-1。

表4-1　负荷强度、重复次数及作用

强度（%）	重复次数	主要作用
95以上	1	发展肌肉内协调能力
85~95	2~3	发展肌肉内协调能力
65~85	4~7	促进肌肉肥大
40~65	8~12	提高速度力量
40以下	13次以上	提高速度耐力

由此可见，要想通过发展肌肉内协调功能来发展最大力量，重复次数以1~3次为宜，要想通过增大肌肉横断面发展最大力量，重复次数以4~7次为宜。在大多数情况下采用8~12次的重复次数，这样可以使肌肉得到较长时间的刺激，有利于肌肉体积的增大。为保持适宜的负荷强度，在训练实践中常用"负荷到8，训练到12"的方法确定负荷强度与重复次数。这是指负荷强度的安排以连续8次为准，随着练习者力量的增长，同样的强度练习的重复次数就必定要增多，当重复次数达到12次时，就要增加负荷的重量，并仍以练习者能连续重复做8次为准。

为了更有效地发展最大力量，可以采用逐次增加强度，减少重复次数的金字塔式的安排方法，见图4-1。这样安排，第一，可以把增大肌肉体积的练习与改善肌肉内协调功能的练习结合起来训练；第二，先通过小负荷强度的练习，可使有机体有一个适应过程；第三，可以防止外伤事故的发生。练习组数也是影响训练效果的一个因素，组数大多用于调整训练的总负荷。

练习组数的确定要因人而异，即使是相同训练水平的练习者，在相同负荷强度训练中，练习的组数也会因抗疲劳能力和恢复能力的不同而有所不同。组数的确定应以不降低每组练习的重复次数为原则，要尽量保证最后一组能完成所规定的重复次数。一般地讲，每一次力量训练可安排10~15组的训练。

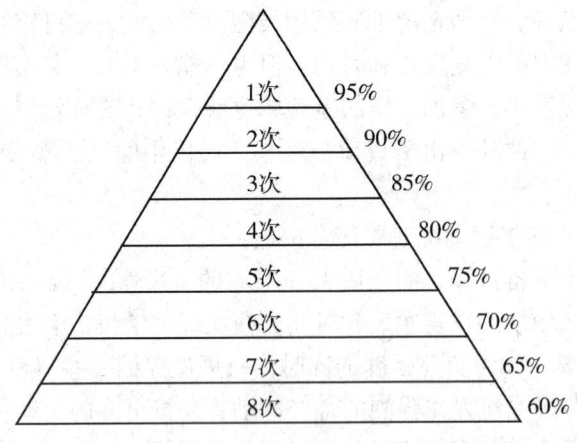

图 4-1 金字塔式安排方法

3. 练习的持续时间　要通过增大肌肉体积发展最大力量，动作的速度应适当地放慢一些，每个动作可以保持在 4~6 s 完成，假如练习重复次数为 8~12 次的话，一组练习的时间则为 30~60 s。这可保证有更多的肌纤维参与工作，使肌纤维变粗，肌肉体积增大。欲通过改善肌肉内协调功能发展最大力量，动作速度应加快一些，每个动作可控制在 1.5~2.5 s 完成。但总的来说，动作速度要适当地控制，不可太快。因为动作速度超过一定限度，练习者便可以利用惯性力量去克服阻力，这样就会降低训练的效果。动作速度太快，还会使练习者把注意力集中到完成的动作上去，从而降低神经系统支配肌肉的协调能力，不利于最大力量的发展。

4. 组间间歇时间　要通过提高肌肉内协调功能发展最大力量，应每组间歇 3 min 或者更长些。这样可以使练习者在承受大强度负荷之后得到较长的休息时间，便于恢复。通过增大肌肉体积发展最大力量，组间的间歇时间可相对地缩短一些。但也应使练习者在上一组练习所产生的疲劳得到基本消除之后再进行下一组练习。

组间间歇时间还应视参与工作的肌肉数量的多少而定。如是肌肉局部参与工作，就应短一些，反之就长一些。组间休息时可让练习者做一些轻微的活动或放松练习，有助于疲劳的消除。

5. 肌肉做功方式　发展肌肉最大力量，肌肉做功的几种方式都可运用。

(1) 动力性向心克制性做功：肌肉在做向心做功时，肌肉长度逐渐缩短，产生的张力是随着关节角度的变化而改变的。因此，掌握好发挥最大肌肉力量时的关节角度，可使训练达到事半功倍的效果。

(2) 动力性离心做功：有些学者认为肌肉在做离心收缩时可以产生更大的张力。有实验证明，肌肉做离心收缩时所产生的张力比同一肌肉做向心收缩产生的张力大 40%。也有学者认为肌肉做离心收缩并不比做向心收缩所产生的张力大。尽管看法不一致，但离心收缩力量训练作为训练的一种补充肯定是有益的。

(3) 静力性等长做功：练习者在做静力性力量练习过程中，肌肉的张力发生变化，但其长度基本不变，肢体不产生活动。静力性练习比动力性练习能动员更多的肌纤维参与工作，可较迅速地发展练习者的最大力量，同时也可发展静力性耐力。静力练习一般多采用较大强度的负荷或坚持较长的练习时间，这样肌肉的感觉神经传至大脑皮质的神经细胞所产生的神经冲动就强，从而引起大脑皮质指挥肌肉活动的神经细胞产生强烈兴奋，动员更多的肌纤维同时进行收缩，产生更大的肌力，特别是对那些在动力性力量练习中不易得到锻炼和力量较弱的肌肉群，其效果会更好些。

练习者在做静力性力量练习时，特别是采用极限负荷或接近极限负荷练习时，必然会伴随憋气动作，在憋气状态下能表现出一个人的最大力量。但是憋气时间过长，会使胸内压过分增高，回心血量减少，可能导致脑缺血，有发生休克的危险。所以，在做静力性力量练习之前应先让练习者做深呼吸，在练习过程中，再进行一下中等程度的呼吸，这样就可以使体内储备较多的氧气。此外，更应注意控制憋气的时间，其长度与负荷强度有关，如负荷强度为100%时，憋气的时间可控制在 $2\sim3$ s；为 $80\%\sim90\%$ 时，可控制在 $4\sim6$ s；为 $60\%\sim70\%$ 时，可控制在 $6\sim10$ s。

在做静力性等长收缩力量练习时，还必须注意关节所处的角度，在练习中选取最佳的关节角度会提高训练的效果。如做卧推时，肘关节为90°角适宜。

静力性练习的时间不可过长，一次训练 $20\sim25$ min（包括休息时间在内）即可。静力性练习还应与动力性练习结合起来。

（4）等速性做功：这种练习是在特制的等速练习器上进行。即在动作速度基本不变的情况下，肌肉始终能发挥出较大的力量。从参加工作的肌肉活动方式看，练习者在做等速练习时，肌肉长度和张力都有变化，因此，等速力量练习的优点是集等长和动力性肌收缩之所长，又避免了二者的不足。由于等速力量练习使肌肉在各个关节角度上用力基本是均等的，并且都有足够的刺激，所以对肌肉在各个关节角度上的力量都会有所提高，使训练效果显著。

在等速力量训练器上练习的重复次数可以控制在 $8\sim12$ 次；动作幅度要尽量地大些，使肌肉充分地伸展；当肌肉到了不再收缩的位置时，应有一个短暂的停留时间，然后再放松；应隔日训练，特别是在大强度训练之后，要保证练习者有足够的时间进行休息，以便消除疲劳，促进恢复。具体训练方法有规定的专门程序备选择之用，也可另行设置。

（二）相对力量的训练

主要是使练习者的最大力量提高，而体重不增加或者增加很少，从而使相对力量得到提高。有人对举重练习者进行研究发现，通过训练肌肉重量增加了一倍，而力量将增加三倍。相对力量的提高主要是依靠提高肌肉内协调功能来实现的。训练的要点是：

1. 强度　负荷的强度必须大，通常都采用85%以上的强度，以动员肌肉中更多的运动单位参加工作，从而提高内协调功能水平。有的学者称这种训练方法为"强度训练法"。

2. 练习的次数与组数　由于负荷的强度大，一般每组重复 $1\sim3$ 次。由于每组练习的重复次数少，训练的总负荷就少，所产生的超量恢复也少，这就控制了体重的增长，使相对力量得到提高。

由于每组练习的次数少，练习的组数可以适当地增多，以弥补训练总次数与训练时间的不足，比如可以安排 $6\sim10$ 组的练习。

3. 组间的间歇时间　每组练习之后都应使训练者有足够的时间休息，以偿还氧债及能量物质的恢复，一般可以安排 $3\sim4$ min 的间歇时间。在休息过程中可以让练习者做一些轻微的活动，这样一方面有利于练习者机体加速恢复，另一方面也可以保持神经系统的兴奋性，以利于下一组的练习。

相对力量训练要求动作应是连贯的、爆发式的。发展相对力量的训练要小心谨慎，因这种训练要求练习者注意力高度集中、精神高度紧张，体力消耗也相当大，容易发生外伤。所以训练前要充分做好准备活动，训练后要采取有效的恢复手段。

（三）速度力量的训练

速度力量的发展受到力量和速度两个因素的影响。练习者完成某一个动作所用的力量大、速度快，所表现出来的速度力量就大。在力量和速度两个因素中，任何一个因素得到提高，都会使速度力量得到提高，当力量和速度两个因素同时得到提高时，速度力量会得到较大的提高。在实践中提高练习者的力量要比提高速度容易，所以，提高力量是提高速度力量的有效途径。速度力量训练的要点是：

1. **强度**　负荷强度要适宜，过大必然影响到动作的速度。从理论上讲，负荷重量为零时，才能获得最快的动作速度。但负荷过小，又难以用力量因素表现出速度力量。一般多用最大力量的 30%～50% 的负荷强度，这可以兼顾力量和速度两个因素。并要求练习者尽量去体会最大用力感和最大速度感。

2. **练习的次数和组数**　练习重复次数不可过多，必须保障练习者能以爆发式方式完成动作，如果练习者的动作速度下降，应停止练习。一般可安排 3～6 组。

3. **间歇时间**　发展速度力量，间歇时间相对地讲应较为充分，如 2～3 min。但不可过长，时间过长会使训练者的兴奋性下降，不利于下一组练习。

4. **动作要求**　发展速度力量练习，动作应尽可能协调、流畅。其工作方式多为以肌肉初长度加以牵拉延长 10%～20%。就是先让肌肉做牵张以拉长拟收缩肌肉的长度，例如深蹲后的跳跃。

实验证明，肌肉在做离心收缩以后，紧接着再做向心收缩所表现出来的力量远远超过单纯做向心收缩所表现出来的力量。这是因为肌肉在做离心收缩时以弹性能的形式暂时贮存起来的机械能在做向心收缩时释放出来了；并且肌肉在做离心收缩时被迅速地拉长，肌肉各个牵张感受器几乎是同步地受到刺激，产生的兴奋也是高度同步的，这样就能动员更多的运动单位同时参加工作，使肌肉产生短促而有力的收缩，表现出强大的爆发力。

采用上述练习，动作要求是爆发式的。其产生力的大小，主要取决于在离心收缩和向心收缩时肌肉被拉长的速度。肌肉被拉长的速度和拉长后做向心回收的速度越快，所表现出的力量就越大。如肌肉被拉长的长度很大，而肌肉拉长和回收的速度很慢，所表现出的力量就不会很大。所以在练习时，应及时用语言等信号刺激练习者，使其快速完成练习。同时要求练习者注意力集中，兴奋性要高，运动欲望要强。

在投掷等项目训练中，经常利用滑轮拉力器、小哑铃、投石块、投短棒等模仿击打、鞭打、投等动作，在采用这些练习时，必须注意完成动作之前的拉长动作以及具有足够引起鞭打性的肌肉紧张，并注意动作的一致。

5. **爆发力训练**　速度力量的一种主要表现形式就是爆发力，爆发力训练的基本方法可按照下面几点进行。

（1）**强度**：发展爆发力所采用的训练强度指标变化是相对大的。可以采用克服本身体重的方式（如纵跳等），也可要练习者克服最大（甚至100%）阻力。还可以采用小负荷重量。采用何种负荷重量与训练目的和途径有关,如为了提高练习者的动作速度,负荷重量则应小些。负荷重量的大小也与参加工作的肌肉多少有关,如是局部肌肉参加工作,负荷重量应小些;如是全身肌肉参加工作,负荷重量则应大些。

在爆发力训练中,如令练习者以较大的负荷(如70%以上)进行训练,其动作速度是十分重要的,练习中如果速度慢、动作变形,就应减轻重量或停止练习。

(2) 练习的次数与组数:练习的重复次数与组数应考虑到两个问题,即以不降低练习的动作速度和以不降低神经系统的兴奋性为原则,一般以重复 1~5 次为宜。

练习的组数可以控制在 3~5 组左右。

(3) 练习的持续时间:发展爆发力的训练,练习的时间不可过长,应使练习者以极限或者是接近极限的动作频率完成练习。若以发展力量为主的训练,则应用接近极限的频率完成练习;若以提高动作速度为主的练习,则应用极限的频率完成练习。

一次爆发力的训练时间可控制在 15~20 min 之间。每组的持续练习时间可控制在 5~10 s 之内。

(4) 组间的间歇时间:应以练习者工作能力恢复为原则,使氧债得到偿还,但不应过长。休息时间过长,就会使中枢神经系统的兴奋性明显下降,必然影响到下一组的练习。组间的间歇时间与练习者的恢复能力有关,一般可安排 1~3 min 的休息。如果前一组负荷量大,也可以安排 3~5 min 的休息。

在间歇时间里可以做一些轻微的活动,以促进恢复。

(5) 动作要求:发展爆发力的练习最重要的是动作要突发式的,并且是不遗余力地快速运动。特别是必须保证练习的起动速度,即以最短的时间用最大的力量去完成起动。

(四) 力量耐力的训练

决定力量耐力水平的主要因素有:①保证工作肌肉耗氧和输氧的血液循环和呼吸系统的功能能力。②工作着的肌肉有效利用氧的能力。③糖酵解机制产生能量的能力。④练习者克服疲劳的意志力等。因此,不能仅靠提高练习者的力量去发展力量耐力,而应通过对血液循环和呼吸系统功能的改善,和肌肉对血红蛋白所携带氧的利用能力去发展力量耐力。

根据肌肉的工作方式,力量耐力分为动力性力量耐力和静力性力量耐力。在做静力性力量耐力练习时,动脉血管会因肌肉压缩而缩小,从而限制了有氧物质的供应,肌肉高度紧张时甚至会阻断这种供应,因而耐力下降。在做动力性力量耐力练习时,肌肉随动作的变化将有节奏地放松和紧张交替,短时间随着血液的流通来供应氧气和营养物质,这样便于加速疲劳的消除,能坚持较长的练习时间。

发展力量耐力的要点:

1. 强度 发展力量耐力的训练强度不是主要的因素,即使采用极小的负荷强度进行训练,只要能坚持多次重复和长时间的练习,也会使力量耐力得到提高。但这样做会浪费很多的训练时间,也会使训练偏离专项运动训练目的的要求,所造成的疲劳还要花很多时间去消除。

2. 练习的重复次数和组数 只有做到足够的练习次数,才能改善血液循环和呼吸系统的功能,才能使用糖分解机制所产生的能量。因此,一般要达到极限的重复次数,坚持到再也不能做为止。具体练习的重复次数要因负荷重量（强度）的不同而不同，可以20～100次的重复次数为幅度。

练习的组数可视练习者而定。一般地说，组数不多，应在达到足够练习次数的前提下确定练习的组数。

3. 练习的持续时间　采用动力性练习的持续时间是由完成练习的重复次数所决定的，所以应尽量增加练习的重复次数，延长练习的持续时间。做静力性练习时，每个动作的持续时间一般是10～12 s到20～30 s，取决于负重量的大小和练习者的训练水平。力量耐力练习的持续时间不完全是练习者所具有的最大力量所决定的。因此，对练习次数和坚持时间的确定，不应以练习者所具有的最大力量为依据，而应主要考虑练习者血液循环和呼吸系统的功能水平。

4. 组间的间歇时间　组间间歇时间的长短由练习的持续时间和参加工作的肌肉多少而决定。如练习的持续时间短，如20～40 s，并完成几组练习之后，需要达到疲劳积累的目的，那就应在工作能力尚未完全恢复时就开始进行下一组的训练。如练习的持续时间长，则机体疲劳已达到相当的程度，那么组间的休息时间就应长些。

如用心率控制间歇时间的话，一般地讲，当心率恢复到110～120次/min时便可以进行下一组训练。

5. 肌肉工作方式　发展力量耐力的肌肉工作方式可采用动力性（克制性和退让性）工作，也可以采用少量的静力性工作。在采用动力性工作时，动作速度要求中速或慢速，不宜采用快速动作。动作要尽量做到位。在采用静力性练习时，不可憋气，以免影响血液循环和呼吸系统的正常运行。

第三节　耐力素质的训练

一、定义及种类

耐力素质是指机体长时间工作抗疲劳的能力。疲劳是训练后必然的结果，没有疲劳就没有训练。但由于疲劳又是训练的障碍，必须克服。练习者克服疲劳的能力，反映了其所具有的耐力素质水平。

耐力素质分为心血管耐力和肌肉耐力。心血管耐力又分为有氧耐力和无氧耐力。

有氧耐力通常又称一般耐力。它是指机体在氧气供应比较充足的情况下，坚持长时间工作的能力。有氧训练的目的在于提高练习者机体输送氧气的能力，促进机体的新陈代谢，为今后提高运动负荷提供条件。

无氧耐力通常称为速度耐力。它是指机体在氧气供应不足的状态下，能坚持较长时间工作的能力。无氧耐力工作是机体在长时间处于供氧不足的状态下进行工作，必然会产生"氧债"。机体所欠的"氧债"，到运动结束后要加以偿还，所以，无氧耐力训练的目的在于提高练习者机体承受氧债的能力。无氧耐力又可分为非乳酸供能无氧耐力和乳酸供能无氧耐力。

二、主要手段及基本要求

（一）主要手段

1. 各种形式的长时间跑，如持续跑、变速跑、变换环境跑、间歇跑等。
2. 长时间进行（除跑以外的）其他周期性运动，如游泳、滑冰、骑自行车和划船等。
3. 长时间做某一周期性运动。
4. 各种长时间的游戏。
5. 循环练习等。

（二）基本要求

1. 要十分注意呼吸问题　呼吸的作用在于摄取发展耐力所必需的氧气。在运动训练过程中，当练习者进行中等负荷的耐力训练时，就会出现每分钟耗氧量与氧的供给量之间的不平衡，在大负荷训练时这种不平衡就会更加明显。可见培养练习者的呼吸能力对耐力训练来说是十分重要的。机体增加摄取氧气是通过提高呼吸频率和加深呼吸深度两方面实现的，在训练中应培养练习者以加深呼吸的深度供氧的能力，并注意培养练习者用鼻呼吸的能力，同时还应加强呼吸节奏与动作协调一致的训练。呼吸节奏紊乱，必定会导致动作结构的破坏，使能量物质的消耗增加，不利于耐力素质的提高。

2. 无氧耐力训练应以有氧耐力为基础　无氧耐力的发展是在练习者有氧耐力提高基础之上的。这是因为，通过有氧耐力训练，使练习者增加每搏输出量，可以为无氧耐力的发展奠定坚实的基础。

决定有氧耐力还是无氧耐力的关键是负荷强度。负荷强度越大，机体无氧代谢的比例就越大，反之就越小。

3. 根据专项要求选用不同的训练方法　尽管每项运动所要求的耐力不同，但都是由该项运动的强度特点所决定的。所以可据此确定所需要的耐力，选择合适的训练方法。人们已对各种项目训练所需的三个供能系统的比例进行了大量的研究工作，见表4-3、4-4。

表4-3　不同运动项目发展不同能源系统所占比例（%）

项目	ATP-CP系统和乳酸能系统	乳酸能系统和有氧系统	有氧氧化系统
100、200 m	98	2	/
400 m	70	15	5
800 m	30	65	5
1500 m	20	55	25
3000 m	20	40	40
5000 m	10	20	70
10000 m	5	15	80
马拉松	/	5	95
田赛项目	90	10	/

表4-4 不同训练方法对增进各种能量系统的作用（%）

训练方法	ATP-CP系统和乳酸能系统	乳酸能系统和有氧系统	有氧氧化系统
加速跑	90	5	5
持续快跑	2	8	90
持续慢跑	2	5	93
间歇跑	20	10	70
间歇训练	0~80	0~80	0~80
慢跑	/	/	100
重复跑	10	50	40
速度游戏	20	40	40
疾跑训练	90	6	4

根据表4-3和表4-4所提供的各种能量系统供能情况，去安排某一专项的耐力训练，会使训练更有针对性。

4. 培养良好的意志品质　练习者的意志品质在耐力训练中起的作用是非常重要的，意志品质坚强者比意志薄弱者耐力表现好许多，所以在耐力训练中要十分重视对练习者的意志品质培养。

5. 保持适宜的体重　在耐力素质训练中，应对练习者的体重进行控制。练习者肌肉中脂肪过多，就会增大肌肉的内阻力。摄氧量的相对值也会因体重的增加而下降，体重过重，消耗能量也必然会增加，这都会影响耐力素质的发展。

三、各种耐力素质的训练

（一）有氧耐力训练

提高人体有氧耐力能力，主要采用连续训练法和间歇训练法两种训练方法。

1. 连续训练法　采用连续训练法发展有氧耐力的方法如下。

（1）强度：应以有氧供应系统为主，负荷强度相对要小。如以运动心率控制负荷强度的话，对一般练习者可控制在130~150次/min，对于训练有素的练习者可控制在145~170次/min之间。依照这个强度长时间运动，可使练习者体内有氧系统供能得到改善，心肺系统的功能水平、肌肉供血和直接吸收氧气的能力也会得到提高。此外，芬兰生物学家卡沃宁提出的进行有氧耐力训练的心率保持公式为：训练强度＝安静时心率＋（最大心率－安静心率）×60%。心率控制在这个水平上，可使心输出量增加，吸氧量可达最大值的80%左右。如负荷强度超过这个限度，使训练向无氧方向转化；如训练强度低于这个限度，在130次/min以下，心输出量就达不到最大值，就会减少对肌肉血液的供给，更不会使心腔扩大，而且机体吸进的氧气也会减少，达不到发展有氧耐力训练的目的。

进行有氧耐力训练，训练强度在保持心率为130~150次/min的同时，也要穿插一些无氧性质的练习，即在短时间里适当加大强度，如使心率达180次/min，这对发展有氧耐力的效果会更好些。因为在进行短时间加大强度的训练之后，会使机体的最大吸氧量和心输出量出现即刻增加的短时训练适应现象，形成一个较高的"波浪"。这个波浪对提高练习者的呼吸能力和改善循环系统的功能是一个良好的刺激，有利于提高练习者机体输送氧气的功能，对提高有氧耐力水平是极为有利的。

（2）负荷数量：负荷数量以连续练习的距离或练习的持续时间为指标。负荷数量要尽量地多，如连续跑可坚持 1 h，至少要坚持 20 min 以上。只有坚持较多的负荷数量，练习的时间长，才能使全身的血量和红细胞数增加，提高每搏输出量，达到发展有氧耐力的目的。

（3）练习方式

1）匀速连续跑：心率可控制在 150 次/min 左右，坚持运动时间应在 1 h 左右。

2）变速跑：负荷强度可由低到高，心率在 130～145 次/min 到 170～180 次/min，练习的持续时间在 30 min 以上。

2. 间歇训练法　采用间歇训练法发展有氧耐力的方法如下。

（1）强度：间歇训练法的强度要比连续训练法的强度大，对训练有素的练习者可使心率达到 170～180 次/min。只采用较大的强度才能使运动后 10 s 到 30 s 之间心搏量得到增加，从而有效地提高心脏功能，达到发展有氧耐力的目的。如训练强度过低，心率在 130 次/min 以下，就会使每分钟心输出量减少，达不到较高值，影响训练的效果。如果训练强度过高，心率在 180 次/min 以上，由于心室舒张期充盈不足，而使心输出量有所下降，也达不到训练的目的。

（2）负荷数量：负荷数量通常是以距离（m）和时间（min）两个指标来表示。以时间来表示负荷数量，其波动范围比较大，少则工作 0.5 min，多则可达 2 min。以距离表示负荷数量，波动范围可控制在 50～200 m 之间。基本要求是一次练习负荷的数量不要过多。练习的持续时间长，必然导致工作强度下降，不利于心脏功能的提高。

（3）间歇时间：间歇时间的基本要求是在练习者机体处于尚未完全恢复时再进行下一次的练习。一般地讲，当练习者心率恢复到 120～140 次/min 时再进行下一次练习，这样练习者在休息时可摄取大量的氧气，使整个练习，包括工作与休息时摄氧量都保持在一个较高的水平上，也使心搏量保持在一定水平上，从而实现对练习者呼吸和心血管系统不间断的刺激。

（4）休息方式：采用积极性休息。通过轻微的积极性活动，对肌肉中的毛细血管起到"按摩"作用，使血液尽快流回心脏，再重新分配到全身，使机体内所积累的酸性物质快速排除，以利下一次练习。

（5）练习的持续时间：每一次练习的时间不宜长，一般在 1～1.5 min，但整个练习的持续时间应尽可能地延长，要保持在 0.5 h 以上。这样可以提高机体大量利用组织中氧气的能力，提高心脏的潜在功能。同时也有利于意志品质的培养。

（6）练习的组合：采用间歇训练法发展有氧耐力，一般有两种组织方式。一种是分段练习，即以练习的次数与组数安排练习。如 50 m×7（次）×8（组）。另一种是以连续间歇的方式安排练习。

（二）乳酸供能无氧耐力训练

1. 强度　练习中必须使机体处于无氧糖酵解状态，产生乳酸，因此，强度要比有氧耐力训练大得多。一般应达到 80%～90% 的训练强度，心率可达 180～190 次/min。

2. 负荷数量　一次练习的持续时间可控制在 30 s～2 min 之间。若以跑为训练手段，跑的距离应控制在 200～600 m 之间；若以游泳为训练手段，其游程可控制在 50～200 m 之间。

3. 重复练习的次数与组数　练习的次数不可过多，一般安排 3～4 次。练习重复的次数过多，就不可能保持必要的训练强度，导致训练效应的改变。一组练习重复次数的确定与距离有关，距离长重复次数可少些，短则可多些。

练习的组数应视练习者的训练水平而定。训练水平低的练习者练习的组数应少些，如 2～4 组；对于训练有素的练习者可多些，如 4～6 组。确定练习组数的基本原则是，要使练习者在最后一组练习时也基本能保持所规定的负荷强度，而不可使负荷强度下降得过大。

4. 间歇时间　有两种安排方法：一种是每次间歇时间恒定不变，另一种是逐渐缩短每次间歇时间。采用逐渐缩短次间歇时间的安排方法可保持每次练习以后血乳酸含量达到较高值，这个值便可成为下一次练习时机体乳酸的起点值，并使下一次练习时乳酸达到更高的含量，从而达到训练的目的。这种安排方法由于练习密度大，练习者疲劳加深，训练时要小心谨慎。

5. 练习的组合　可采用段落相等的练习，也可采用段落不等的练习。若采用段落不等的组合练习，其安排顺序应从短距离开始，逐渐加长距离，这样安排有利于血乳酸的堆积和训练效应的积累。

（三）非乳酸供能无氧耐力训练

1. 强度　采用大强度，可达到 95% 以上，这样才能保证机体动用 CP（磷酸肌酸）能源物质，发展非乳酸供能无氧耐力。

2. 练习的持续时间　练习的持续时间可为 5～15 s。

3. 练习重复次数和组数　重复次数以多为好，但必须以不降低训练的强度为原则，如 4～5 次。

练习组数应视练习者情况而定，对训练水平高的练习者组数可多些，对训练水平低的练习者练习组数应少些。

4. 间歇时间　具体有两种做法。

第一，短段落间歇的安排。如距离为 30～60 m，间歇时间为 1 min 或短于 1 min。这样做的目的在于保证机体动用 CP 为能源。

第二，较长段落较长间歇的安排。如距离为 100～150 m，间歇时间为 2 min 以上。这样做的目的在于保证机体 CP 能量物质通过休息得到恢复。

训练的组间间歇时间则应长些，如休息 5～7 min，这样可使 CP 得到恢复，以便迎接下一组的练习。

在组间间歇时间里可做一些积极性的活动。

第四节 速度素质的训练

一、定义及种类

速度是指人体快速运动的能力。

速度素质分为反应速度、动作速度和移动速度。

动作速度是指人体快速完成某一动作的能力。移动速度是指在周期运动中，在单位时间内快速位移的能力。在体育运动中，常常是以人体通过固定距离所用的时间来表示。如男子 100 m 跑 10 s，100 m 自由泳 50 s 等。

二、主要手段及基本要求

（一）主要手段

1. 利用突然发出的信号，令练习者快速做出应答反应。目的在于提高练习者的反应能力。
2. 利用外界助力、阻力、信号刺激提高练习者的动作速度。
3. 逐步缩小完成动作的空间和缩短完成动作的时间，以提高动作速度。
4. 短距离跑的练习。
5. 各种爆发力练习。
6. 利用特定的场地器材进行加速练习，如利用斜坡跑。

（二）基本要求

1. 根据目的练习　速度素质训练应结合练习者所需要的目的进行练习，如对短跑练习者的反应速度训练，应着重提高他们听觉的反应能力，对篮球练习者应着重提高视觉的反应能力。人的视、听、触觉反应能力，一般是触觉最快、听觉次之、视觉反应较慢。如 18~25 岁的男子对声的反应需要 0.14~0.31 s，对光的反应需要 0.20~0.35 s，可是触觉反应只需要 0.09~0.18 s。
2. 速度素质训练应在练习者兴奋性高、情绪饱满、运动欲望强的情况下进行。
3. 速度素质训练是大强度无氧代谢为主的活动，需以有氧代谢为基础。

三、各种速度素质的训练

（一）反应速度训练

反应速度受遗传因素影响很大，训练在很大程度上是使练习者遗传潜在的反应速度表现出来与稳定下来。

1. 反应速度训练方法　反应速度训练常用以下的方法进行练习。

（1）利用突然发出的信号：提高练习者对简单信号的反应能力。如发出信号，让练习者去做某一个相应的动作。

（2）运用运动感觉法：运动感觉法的运用一般要经过三个阶段，第一阶段是让练习者以最快的速度对某一信号做出应答反应，然后把所用时间告诉练习者；第二阶段让练习者自己回答，做出应答及反应所用时间，然后把练习者实际所用时间告诉他。让其进行比较，目的在于提高练习者对时间感觉的准确性；第三阶段是要求练习者按事先所规定的时间去完成某一反应练习。这种练习可以提高练习者对时间判断的能力，促进反应速度提高。

（3）移动目标的练习：练习者对移动目标能迅速地做出应答反应，一般要经过看（听）到目标移动所发生的信号，判断目标移动的方位及速度，选择自己的行动（应答）方案和实现行动方案四个步骤。其中第二步的反应潜伏期较长，判断目标的移动方位及速度的准确与否，在很大程度上会决定所选择行动方案的正误。因此，第二步是训练的重点。随着训练水平的提高，在目标移动的设计上可逐渐加大难度，如提高目标移动的速度，缩短目标与练习者之间的距离等。

（4）选择性练习：让练习者随着各种信号复杂程度的变化，做出相应的应答动作。如在喊蹲下时，则要求练习者站立不动；喊向右转，练习者应向左转。

2. 反应速度训练的基本要求　在训练中要注意以下几个方面。

（1）要求练习者注意力集中：练习者注意力集中，可使神经系统处于适宜的兴奋状态，使肌肉处于紧张待发状态。据研究证明，肌肉处于紧张待发状态，要比肌肉处于松弛状态的反应速度提高60%左右。紧张待发状态适宜的时间为 1.5 s 左右，最多不能超过 8 s。

（2）反应速度的提高：主要取决于练习者对信号应答动作的熟练程度。动作熟练，信号一出现，就会立即做出相应的反应动作。这是因为，感受器受到信号刺激后，中枢神经无需再花较长时间去沟通与运动器官的反射联系。所以，进行反应速度的训练，要反复多练习。但是，反复练习中要经常不断地改变练习刺激的强弱和时间等因素，否则也会形成动力定型，出现"障碍"。

（3）反应速度训练应结合专项需求：如短跑练习需要听－动觉的反应速度，可用声音刺激提高这种能力。球类运动项目动作复杂多变，要求练习者能在瞬间对各种复杂多变的情况做出应答的反应，这就是模拟比赛的情况，因对方所产生的动作变化只有在比赛中才能充分暴露出来，而自己所选择的动作是否有效，也只有在比赛中才能得到检验。另外可采用"移动目标"的训练方法。在使用移动目标训练方法时要特别注意培养练习者能在视野中辨别和确定运动中的物体的能力，具体可采用以下两种方法：一是培养练习者预先观察到和盯住运动中的物体（如球），以及能先预定物体可能移动方位的能力，教会练习者善于通过对手的表情、准备动作、身体姿势等去"预测"对手可能要采取的行动，以便自己迅速地做出反应。二是在训练中有意识地增加外部刺激因素，如增加球的数量，采用多球练习和多球游戏等，或采用缩小场地的练习和安排一对一的练习等。

（4）应使练习者掌握多种技能，增加可供选择的应答动作数量的"储备"。只有这样才能在瞬息万变的复杂情况下迅速做出相应的应答动作。

（二）动作速度训练

动作速度寓于某一个动作之中，如投掷动作的速度、游泳转身的速度等。动作速度不仅与动作技术紧密地联系在一起，而且与力量、耐力、协调等其他能力有关。所以，动作速度训练与其他运动素质训练和技术训练有密切的联系。培养动作速度，必须通过技术的提高与其他能力的发展才能实现。在非周期性运动项目中，动作速度与动作技术很密切，在周期性运动项目中，动作速度与其他各种能力的关系更加密切些。

1. 动作速度训练方法　在动作速度训练时经常采用以下的训练手段。

（1）利用外界助力帮助练习者提高完成动作的速度：最好与此同时能用语言加以刺激，让练习者很好地体会和感觉助力，以便及早地、独立地达到动作迅速的要求。

（2）减少外界自然条件阻力的练习：如在赛跑训练和自行车训练中利用风力进行顺风跑训练等，目的在于利用风力提高练习者高速运动的感觉能力。

（3）利用动作加速及器械重量变化而获得的后效作用提高动作速度：在跑的训练中，利用下坡跑可获得加速的后效作用；在推标准铅球之前可先用加重的铅球做练习而获得后效作用。这是由于在第一次动作完成后，留下的"惯性"作用，提高下一个动作的速度。此外，由于在第一次动作完成后，神经中枢的"剩余兴奋"在一定时间里还可以保持着运动指令，这样可以大大地缩短动作时间，提高动作速度。

（4）借助信号刺激提高动作速度：如利用同步声音的伴奏，使练习者伴随着声音信号的节奏而做出协调一致的快速动作。

（5）缩小完成练习的空间、时间以提高动作速度：如球类项目可利用小场地练习，这是因快速动作的完成与持续练习的时间长短和完成动作的范围（空间）大小有关，通过小场地练习，可以限制活动时间和范围，从而提高练习者完成动作的速度。

2. 动作速度训练的基本要求　在训练时要按以下几个方面进行。

（1）在反复使用某一动作发展练习者的动作速度时，应合理地变换练习的速度。即把相对固定（有规格的）的速度与变化（无规格的）的速度结合起来，并且要力争使练习者超过平时的最高速度，也就是说，避免动作速度稳定在一个水平上。

（2）练习动作速度的持续时间一般不宜过长，这是因为动作速度训练强度较大，同时也要求练习者有较高的兴奋性，一般讲不应超过 20 s。

（3）进行动作速度训练所采用的练习，应是练习者已经熟练掌握的。这可使练习者在完成练习时不必把精力花在如何完成动作上，而是集中在完成动作的速度上。

（4）运用举重物做专门性动作速度练习时，重物的重量应比发展最大力量和速度力量时的重量要小。

（5）要严格掌握好练习的间歇时间和休息方式。

（三）移动速度训练

1. 移动速度训练的方法途径　提高移动速度有两个基本途径：第一是提高练习者的力量，另一个是重复跑的练习。重复跑是提高移动速度最主要的训练手段。

2. 移动速度训练的基本要求　在训练中要注意以下几个方面。

（1）移动速度提高到一定程度时，就会出现停滞和难以提高的现象，产生了"速度障碍"。为了避免速度障碍过早地出现，以及突破已经出现的速度障碍，在训练中应注意以下几点：

1）训练中可多采用一些发展速度力量的练习手段，培养练习者在短时间内用力的能力。

2）在采用"极限速度"练习时，应科学地规定运动负荷。在做"极限速度"练习后，肌肉应得到放松，这不仅是恢复的需要，也有利于肌纤维工作同步化和肌肉群工作的协调性。

3）对已经产生的速度障碍，则应采用有效的手段去突破。

（2）在以跑为手段进行移动速度训练时，应十分注意肌肉放松。肌肉放松对速度的提高之所以重要，是因为：肌肉放松能减少肌肉本身的内阻力，使血液循环旺盛。有研究发现，肌肉紧张度达到60%~80%，血液流动将完全中断；当肌肉放松时，肌肉中血液流动的情况可提高15~16倍。由于血液循环旺盛，就会给参加活动的肌肉输送大量的氧气，加快ATP再合成的速度；还可以节约能源物质，使机体储备的有限的ATP得到合理的利用，并可以增加肌肉收缩的初长度。

第五节　柔韧素质的训练

一、定义及种类

柔韧素质是指跨过关节的肌肉、肌腱、韧带组织的伸展能力，即指关节活动幅度的大小。

柔韧素质分为一般柔韧性和专门柔韧性两种。

一般柔韧性是指适应一般身体、技术、战术等训练所需的柔韧素质。由于各项运动、各个练习动作几乎对肩、膝、髋等主要关节活动范围都有不同程度的要求，所以，也有时将机体中那些最主要的关节活动能力视为一般柔韧性。

专门柔韧性是指专项运动所需要的特殊柔韧素质。如体操项目中对肩、肘关节的柔韧性的要求较高。专门柔韧性是掌握、提高专项运动技术不可缺少的重要条件。

二、主要手段及基本要求

（一）主要手段

发展肩部、腿部、臂部、脚部的柔韧性，主要训练手段有：压、搬、劈、摆、踢、崩、绕环等练习。

（二）基本要求

1. 控制好柔韧性的发展水平　任何运动项目对柔韧性都有一定的要求，其发展程度只要能满足专项运动的要求就基本可以了，没有必要使柔韧性的发展达到最大限度。过分发展柔韧性会导致关节和韧带的变形，影响关节结构的牢固性。

2. 主要部位柔韧性与有关联的其他部位柔韧性的训练　有时柔韧性的表现不仅仅反映在某一关节或身体部位上，而涉及两个或多个关节或身体部位。因此，在训练安排与要求上如发现某一关节柔韧性较差，就应立即采取措施使其得到改善。

3. 柔韧训练要持之以恒　柔韧性训练的目的是使关节周围组织的弹性延伸改变成塑

性延伸，既增大关节可动度，又保护关节，不使产生脱位。因此必须长期坚持练习。训练可使柔韧性提高很快，易见成效，可是，当训练停止以后，所获得的柔韧性消退得也快。因此，柔韧性训练必须经常坚持。

4. 要注意训练时的外界温度和训练时间　外界温度过高或过低，都会影响柔韧性的训练效果。当外界温度在 18 ℃ 时，有利于柔韧性的训练，因为肌肉在这个温度下伸展能力较好。在一天之内的任何时间里都可以进行柔韧性训练，但早晨柔韧性会明显地降低，从上午 10 时至下午 18 时的时间段内机体能够表现出良好的柔韧性。

三、柔韧素质的训练

训练对关节活动幅度的改变主要是提高跨过关节的韧带、肌肉、皮肤的伸展性。其伸展能力的提高是由于"力"拉的结果。

（一）基本方法与方式

1. 基本方法　柔韧素质训练的基本方法是动力拉伸法和静力拉伸法两种。

动力拉伸法是指有节奏地通过多次重复同一动作的练习，使软组织逐渐地被拉长。

静力拉伸法指有节奏地通过动力拉伸法缓慢的动作将肌肉等软组织拉长，当拉长到一定程度时就停止不动，使这些软组织得到持续被拉长的刺激。

2. 基本方式　在动力拉伸法与静力拉伸法使用过程中又都有主动训练和被动训练两种不同的训练方式。

主动训练是指练习者依靠自己的力量将肌肉等软组织拉长。被动训练是指在外力帮助下使软组织得到拉长，如帮助练习者压腿等。

练习者在被动训练时，都要超过主动训练的强度，被动训练与主动训练肌肉等软组织被拉长的程度相差越大，该练习者柔韧性的潜在能力就越大。

在训练中，通常是把动力拉伸法和静力拉伸法、主动训练和被动训练结合起来进行，即在做拉伸练习时有动有静，动静结合，有主动有被动，主动与被动相结合。

（二）训练的具体方法

1. 强度　柔韧素质训练强度一方面反映在用力大小，另一方面反映在负重的多少上。被动训练多是借助别人的帮助，用力逐渐加大，加大的程度以练习者的自我感受为依据。当练习者肌肉感到酸时可减少点力量，当肌肉感到胀痛时可以坚持一下，当肌肉感到麻时则应停止练习。如采用负重进行柔韧训练，负重量不能超过拉长肌肉力量的 50%。负重的确定也与练习的性质有关，在完成静力拉伸的慢动作时，其负重量可相对地大些。

强度的加大要逐渐进行，不可过大过猛。训练强度过大，练习者精神紧张、肌肉酸痛，紧张必然会影响伸展能力，还容易使肌纤维拉伤，导致不良的后果。从某种意义上来说肌纤维拉伤的积累比韧带断裂、骨骼折断更为严重。长时间中等强度拉力所产生的效果优越于短时间大强度的作用。

2. 练习的重复次数、组别及时间　不同关节为了达到最大活动范围，在发展柔韧性阶段中，练习的重复次数是不同的。在训练时，应根据不同的关节，确定发展柔韧性阶段和保持柔韧性阶段的练习重复次数，具体可参照表 4-5。

表 4-5　发展不同关节柔韧性的不同阶段练习重复次数

关节	阶段	
	发展阶段（次数）	保持阶段（次数）
脊柱关节	90~100	40~50
髋关节	60~70	30~40
肩关节	50~60	30~40
腕关节	30~35	20~25
膝关节	20~25	20~25
踝关节	20~25	10~15

练习的重复次数还取决于练习者的年龄和性别。少年练习重复次数应比成年少 1.5~2 倍，女子比男子重复次数少 10%~15%。每组练习的持续时间可保持在 6~12 s 之间，摆动动作可稍长一些。在采用静力拉伸练习关节伸展到最大限度时，停留固定的时间可控制在 30 s 左右。

3. 间歇时间　练习间歇时间确定的基本原则是，保证练习者在完全恢复的条件下去完成下一组练习。这可根据练习者的主观感觉去确定，当练习者感觉已准备好完成下次练习时就可开始。练习间歇时间长短还与练习影响机体的部位有关。例如多次完成提高脊柱活动的躯干弯曲度的动作，要比完成 15 s 的伸踝关节的强制性伸展练习的休息时间长得多。

在间歇时，可安排一些肌肉放松的练习，或进行一些按摩等。这可为下次练习加大关节活动幅度提供条件，使训练收到良好效果。

4. 练习动作要求　使用动力拉伸法时，一是要求逐渐增大斗争幅度，动作要到位，使肌肉尽量被拉长；二是充分利用肌肉退让性工作，使肌肉渐渐地被拉长。

在动作的速度上，一是可用缓慢的速度拉伸肌肉，二是可用突然急骤式的速度拉伸肌肉。后者会引起肌肉的牵张反射，使同一块肌肉产生收缩，从而影响柔韧素质训练的效果。而前者不会引起或很少引起牵张反射。所以在训练时可多采用缓慢的速度去拉伸肌肉。

第六节　灵敏素质的训练

一、定义及种类

灵敏素质是指在各种突然变换的条件下，练习者能迅速、准确、协调改变身体运动的能力。

灵敏素质对于那些要求练习者身体或身体某部分经常做出各种变换运动的项目来说是十分重要的。如球类项目在训练中经常要求练习者起动、急停、突然改变运动方向，这就要求练习者具有高度的灵活性，具有根据实际情况调整身体方位的能力。优良灵敏素质的表现是练习者在各种复杂的条件下能够准确、迅速、协调地做出某种相应的动作，这就要求练习者必须具有良好的观察力、判断力和反应速度，准确表现所做相应动作在空间、时间和用力等的特征，以及在相互配合上表现出高度的精确性。

协调还表现在同时或依次完成某一相应动作时，身体或身体某些部分在时间上、用力上、节奏上、空间变化上配合的合理性。

根据专项的关系，灵敏素质又可分为灵敏素质和专项灵敏素质。

二、主要手段及基本要求

（一）主要手段

1. 让练习者在跑、跳之中迅速、准确、协调地完成各种动作。如快速改变方向的各种跑、各种躲闪和突然起动的练习，各种快速急停和迅速转体的练习等。

2. 各种调整身体方向的训练。如利用体操器械做出各种较复杂的动作等。

3. 专门设计的各种复杂多变的练习。如用"之字跑"、"穿梭跑"等组合的综合性的练习。

4. 各种变换方向追逐性的游戏和对各种信号做出应答反应的游戏。

（二）基本要求

1. 训练手段应多种多样　采用多种多样的手段训练灵敏素质，可以提高练习者各种分析器的功能。因灵敏的发展与各种分析器的功能改善有密切的关系。练习者若在运动中能够表现出准确的定向、定时的能力和动作准确、变换迅速的能力，都依靠各种分析器功能的提高。而当练习者对某一动作技能熟练到自动化的程度时，用该动作去发展他的灵敏素质意义就不大了。所以灵敏训练的手段方法要经常变化，而不能只用某些手段方法。

2. 注意消除练习者紧张的心理状态　在进行灵敏素质训练时，应采用各种有效的手段，消除练习者恐惧和紧张的心理状态。练习者心理恐惧、紧张，肌肉等运动器官也必然紧张、反应迟钝，影响训练效果。

3. 训练的时间　灵敏素质的训练应安排在训练课的前半段，在练习者体力充沛、精神饱满、运动欲望强的状态下进行。当练习者机体疲劳，兴奋性下降时是不宜进行灵敏素质训练的。

（三）训练注意事项

1. 练习的时间要适当　灵敏素质训练的时间不宜过长，练习的重复次数不宜过多。因机体疲劳，力量就会下降，速度减慢，平衡能力减低，节奏被破坏等，这些基本能力的降低，不利于灵敏素质的训练。

2. 休息时间要充分　灵敏素质的训练应有足够的间歇时间，以保证氧债的偿还和肌肉中的ATP能量物质的合成。但休息时间又不宜过长，休息时间过长会使中枢神经系统的兴奋性大幅度下降，在下次训练中就会减弱对运动器官的指挥能力，影响训练的效果。练习时间与休息时间可控制在1∶3的比例。

（金　宁）

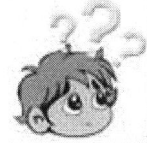
思考题

1. 运动素质的定义是什么？
2. 力量素质训练的主要手段是什么？
3. 有氧耐力训练的训练方法包括哪些？

第五章 文体疗法评价和运动处方

学习目标
1. 掌握文体疗法评价流程、肌肉最大力量测试方法、轮椅技能测试方法、运动处方内容。
2. 熟悉肌肉耐力和心肺功能的测试方法,坐位、立位平衡能力的测试方法,立位移动能力的测试方法。
3. 了解柔韧性的测试方法、反应能力的测试方法。

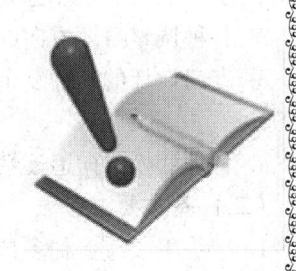

文体疗法的训练过程需要进行初期、中期、末期的评价,根据评价结果制定合理的训练计划。本章对于评价的内容与方法做了讲解,并对运动处方进行了详细的介绍。

第一节 文体疗法评价

一、评价流程

首先根据医师对患者疾病的诊断,由治疗师在训练场地对患者进行文体疗法的评价。根据评价的结果制定运动处方后,开始对患者进行文体治疗,经过一段时间的训练后,对患者进行第二次评价,在患者出院前进行末期评价。

(一) 初期评价

初期评价的目的是了解患者身体残疾、运动能力、体力和其他疾病的程度,根据测试出来的数据制定训练计划。

(二) 中期评价

中期评价的目的是了解患者经过一段时间的训练后,有了哪些提高和尚存的问题,以便对下一阶段的训练计划做出相应的调整。还可以使患者看到自己的训练效果,提高他们对于训练的兴趣和自信心。

(三) 末期评价

末期评价是患者在出院前的最后一次评价,目的是检查患者住院期间全部训练效果。还可为患者在出院后根据本人的爱好、身体条件和居住地等情况为他们提供运动处方,巩固及继续提高康复的效果。文体疗法的流程见图 5-1。

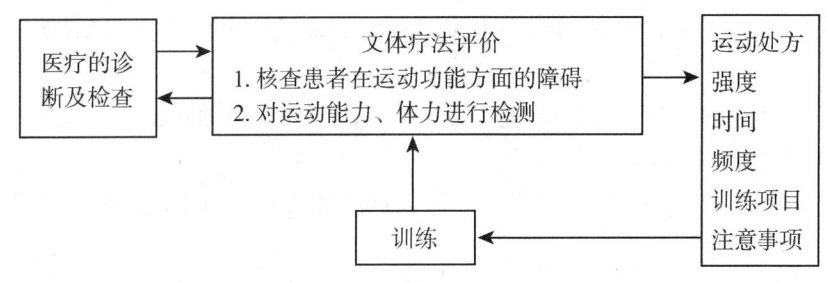

图 5-1 文体疗法的流程

二、评价内容

评价的内容尽量采用体育特征的项目，还要与社会生活紧密地结合起来。虽然测试的数字很重要，但也不要忽视没有数字的内容。因为是整体评价，所以要观察全身状况，还要同时考虑患者的年龄、性别、病情、运动功能障碍情况等，特别要注意患者的体力状况。

文体疗法评价可以根据以下几个方面进行。

（一）身体运动功能障碍和疾病的情况

首先对患者的运动功能障碍程度进行检查，脊髓损伤者躯干、肌肉残存的肌肉力量，偏瘫、脑瘫者患侧的运动功能障碍程度，截肢者的情况以及其他残疾和疾病的情况。

（二）肌肉最大力量

采用握力器、拉力器、哑铃、掷实心球以及短距离轮椅竞速等方法。

1. 握力器　主要测试前臂及手部肌肉的力量。

测试方法：将握力器指针调至"0"位，受试者手持握力器，转动握力器的调节柄，调至适宜的握距。测试时，受试者两脚自然分开，约一脚距离（或坐位进行测试），身体直立，两臂自然下垂，分别用左右手以最大的力量紧握握力器的手柄。每手测试两次，取最大值，记录以 kg 为单位，精确到 1 位小数。用力时禁止摆臂或接触身体。

2. 拉力器　测试主要是为了评价受试者背部肌肉的力量。

测试方法：根据受试者的力量选择用几根弹簧的拉力器。受试者取站位或坐位，身体不许依靠其他物体，测试时两臂向前伸直，两肩关节成屈曲 90°，两手握住拉力器的把手向后伸展将拉力器拉开，至两肩关节成屈曲、外展 90°姿势结束。

3. 投掷实心球　其目的是为了检查受试者上肢、腹背肌的力量。

场地器材：一块长 15 m、宽 5 m 的平坦场地，卷尺和 1 kg（女）、2 kg（男）的实心球，设投掷线一条，每隔 0.5 m 处划一条横线。

（1）测试方法：①受试者坐位或站位位于投掷线后，将球持在胸前，然后双臂同时用力将球向前推出。②受试者坐位或站位位于投掷线后，将球举于头上，身体面向投掷方向然后用力将球向前方掷出。

记录投掷线至球着地点后沿之间的距离，以 cm 为单位，测试两次，取其最好成绩。

4. 短距离轮椅竞速　这项测试是为了评价受试者的速度和速度耐力。

测试可以在训练专用的轮椅跑台上进行，也可以在田径场的跑道或平坦的柏油路上进行测试。

距离可采用 50 m 或 100 m，测试时用秒表计时，成绩取小数点后的两位数，第三位数四舍五入。

起跑时轮椅的前脚轮不可越过起跑线，达到终点时以轮椅的前轮触线为准。

（三）肌肉耐力和心肺功能

采用长距离跑，轮椅可以采用竞速（如 12 min 跑或 1000 m 以上距离跑等）和 5 min 以上连续传接球练习测试。

1. 12 min 跑　12 min 跑是一项有氧代谢的运动项目。它作为动态的心肺系统健康检测，有三项指标：时间、距离和脉搏数，具体办法是按照不同的年龄和性别进行分组，规定在 12 min 应跑出的距离，然后根据相应的健身标准评判出跑者的心肺功能属于哪个档次。评价分为优秀、良好、及格、不及格、差 5 个等级，见表 5-2。另外还有一个最重要的指标，即 12 min 内尽力跑或跑出最大距离以后 30 s 内的脉搏数，这个脉搏数应少于 (180 - 年龄数)。只有脉搏数合格，跑出的距离才有效。12 min 跑控制的脉搏数为我们科学地掌握训练的量、负荷的度提供了监控的内容，这样就不会发生训练过量的问题。

表 5-2　12 min 跑评价标准

年龄＼等级	差	不及格	及格	良好	优
			(km/12 min)		
40~49	<1.3	1.3~1.6	1.7~2.1	2.2~2.4	>2.5
>50	<1.2	1.2~1.5	1.6~1.9	2~2.4	>2.5

2. 快速步行的测试　男子快速步行 1500 m、女子快速步行 1000 m 距离所需要的时间，标准值见表 5-3。

表 5-3　快速步行标准值　　　　　　　　　　　　　　　（男性）

年龄	60 岁以上				50~59 岁			
时间	14'01″以上	13'30″~14'00″	13'00″~13'29″	12'50″~12'59″	12'40″~12'49″	12'30″~12'39″	12'20″~12'29″	12'10″~12'19″
得分	1	2	3	4	5	6	7	8
年龄	40~49 岁			30~39 岁			15~29 岁	
时间	12'00″~12'09″	11'40″~11'59″	11'30″~11'39″	11'20″~11'29″	11'00″~11'19″	10'00″~10'59″	9'59″以下	
得分	9	10	11	12	13	14	15	

（女性）

年龄	60 岁以上			50~59 岁			40~49 岁	
时间	9'50″以上	9'30″~9'49″	9'20″~9'29″	9'10″~9'19″	9'00″~9'09″	8'50″~8'59″	8'40″~8'49″	
得分	1	2	3	4	5	6	7	
年龄	30~39 岁			15~29 岁				
时间	8'30″~8'39″	8'20″~8'29″	8'10″~8'19″	8'00″~8'09″	7'30″~7'59″	7'10″~7'29″	7'00″~7'09″	6'59″以上
得分	8	9	10	11	12	13	14	15

3. 400~1000 m 或者 12 min 轮椅竞速　这项测试是为了评价受试者的肌肉耐力和心肺功能。测试可以在训练专用的轮椅跑台上进行，也可以在田径场的跑道或平坦的柏油路上进行。

可以根据受试者的身体情况选择跑的距离，但不要短于 400 m。计时与 100 m 竞速相同。残疾者的最大氧耗量依年龄、性别、生活方式、训练及脊髓损伤的类型和严重程度不同而显著不同。

（四）坐位、立位平衡能力

对于乘坐轮椅的患者进行坐位平衡能力的测试，可以观察患者身体的腰背部是否可离开轮椅的靠背完成坐位平衡。如果可不需靠背完成坐位平衡，可进一步观察其躯干水平面、矢状面和额状面的运动，还可采用各种坐姿的传接球进行测试。

坐位平衡能力分为坐位平衡差、可轻度维持坐位平衡、坐位平衡尚可、坐位平衡好 4 个级别，根据脊髓损伤患者损伤平面判断其是否达到应具有的平衡能力。

对于立位患者的平衡能力测试可以采用传接球、单腿站立和左右方向、前后方向跨越障碍物等方法进行测试。

（五）轮椅技能

轮椅技能可以用下面的内容进行测试。

1. 抬前轮技术　这是乘坐轮椅者必须掌握的一项技术，如未掌握则不能越过沟、坎、台等路面障碍。如受试者已经掌握抬前轮的技术，可以测试其抬前轮 S 型行走，如已经掌握再测试其能否抬前轮向左右连续旋转。

2. 上下台的技术　这项测试需要受试者在掌握了抬前轮技术的前提下方可进行。台的高度从 5 cm 开始。

3. 上下坡道的技术　这项测试是为了检验受试者是否掌握了上下坡道的技术要领。坡道的角度从 6°开始。

4. 2 柱 × 10 计时跑　这个测试是为了检验受试者操纵轮椅转弯的灵活性和起动的速度。

将两个木柱相隔 4 m（木柱外缘）成 ⬭⬭ 进行 10 个往返跑。

5. 绕障碍物计时跑　这个测试是为了检验受试者对于自己所使用的轮椅宽度和长度的熟悉程度和操作轮椅的灵活性。

将红、白两色的柱子（直径 5 cm）摆放成 8 个门，两柱内缘相距 80 cm，遇白色门为正向进门，遇红色门为背向进门。总长度 630 cm，进行一个往返跑，参照图 8-14。

6. 倒退接向前往返跑　这是检验受试者驱动轮椅向后倒退跑紧接向前跑时，身体重心是否能够及时地向前移动，轮椅不向后翻倒。

将两个木柱相隔 4 m（木柱内缘），▯←——▯ 进行 5 个往返跑。

7. 1.15 m 正方形范围内调整方向　这项测试是为了检验受试者能否在这个较小的范围内使自己操纵轮椅完成各种方向调整位置。

在正方形内进行 90°、180°、360°的调整方向练习，轮椅的 4 个轮子均不能超出范围。

轮椅技能的测试由于患者在残疾程度、年龄、性别、职业及轮椅性能的差异，所以成绩和能力会有较大差距。因此评价时，对比患者在轮椅技能训练前后的成绩。

（六）立位移动能力

立位移动能力的测试可以采用各种形式的走或跑测试（例如：侧向移动、交叉步的走或跑）。

侧向移动测试：在地面上划两条线，间距 1.5 m，受试者脚踩在线上与线平行站立。当听到开始的口令时，受试者进行侧向移动，当一只脚触到另一条线时，就可以马上侧向移动向另一条线，踩到线后再向另一条线侧向移动，如此反复进行。

测试时间为 30 s 或 1 min，看其在规定的时间内可以完成多少个往返。

（七）关节活动度

关节活动度的检查同物理疗法、作业疗法的关节活动度检查。

（八）柔韧性

可以通过静止状态下坐位体前屈的测试方法，评价腰椎、髋关节可能达到的活动幅度，以及这些部位的关节、韧带和肌肉（包括大腿后群肌肉）的伸展性。

测试方法：受试者坐在平地上（有垫物），两腿伸直，脚跟并拢，脚尖分开踩在测试计平板上。然后两手并拢，两臂和手指伸直，渐渐使上体前屈，用两手指尖轻轻推动标尺上的游标前滑（不得有突然前振的动作），直到不能继续前伸时为止。测试两次，记录最好成绩。测试计 0 点以前为负值，0 点以后为正值。

记录方法：以 cm 为单位，精确到小数点 1 位数。

测试时身体前屈两臂向前推动游标时膝关节不能弯曲，如发现在测试时有膝关节弯曲或两臂突然前振时应重新做。

（九）反应能力

通过简单反应时的测试评价受试者神经肌肉系统的反应能力。

测试方法：受试者坐在桌边，测试臂放松平放在桌子上，手指伸出桌面约 8~10 cm，大拇指与食指间距不超过 2.5 cm，大拇指与食指上缘呈同一水平，做好准备。测试人员捏住反应尺的上端，置尺下端于受试者拇指与食指之间（不要碰到手指），尺子的 0 点基线与拇指上缘呈同一水平。受试者两眼凝视反应尺的下端，不得看测试人员的手，听到"预备"口令后，视尺子下落时急速将尺子捏住，记录大拇指上缘尺子的刻度。测试 5 次，去掉最高值和最低值各一次，计算中间 3 次的平均值。记录以秒为单位，取两位小数，第三位小数四舍五入。

测试时要在能使受试者注意力集中的环境中进行。正式测试前要练习 3~4 次；几次测试，喊"预备"后到落尺的间隔时间要多变化，应保持在 1.5 s 至 2 s 左右；发现受试者有明显的预抓动作，该次无效。

（十）心理状况

心理状况分为 3 个水平：

1. 心理状况好　对事物乐观，愿意与他人交往，对今后生活有信心。

2. 心理状况差　忧郁、孤独、烦躁和对未来失望。

3. 心理状况一般　介于好与差之间。

心理状况的评价由治疗师与患者交谈和观察患者在训练时的精神状态给予记录。

(十一) 其他

对于一些比较难以用数字表示的内容如理解能力、学习掌握动作能力、判断能力、灵活性和协调性等，可以在训练中进行观察。

第二节　运动处方

运动处方是对从事体育锻炼者或病人，根据医学检查资料（包括运动试验及体力测试），按其健康、体力以及心血管功能状况，结合生活环境条件和运动爱好等个体条件特点，用运动处方的形式规定适当的种类、时间及频率，并指出运动中的注意事项，以便有计划地经常锻炼，达到健身或治疗疾病的目的。

在文体疗法评价后，要根据患者所患疾病、身体状况、性别和年龄等来制定运动处方。

运动处方中包括以下几个方面：运动的目的，练习项目，运动强度，运动持续时间，运动频度，训练中要注意的事项。

一、运动的目的

依据性别、年龄、职业、爱好和身体健康状况各有不同。运动的目的有防治疾病、强身健体、健美减肥、消遣娱乐以及提高运动成绩等。

二、运动项目的种类和选择

(一) 肢体残疾

肢体残疾者的文体疗法项目有：

1. 脊髓损伤　脊髓损伤的截瘫患者下肢丧失运动功能后需要乘坐轮椅进行移动，所以采用的训练项目以轮椅的运动项目为主。其中训练项目有：轮椅技能训练、轮椅竞速、越障碍赛、负重赛跑、接力比赛、投掷、抛接飞盘、轮椅体操、轮椅篮球、轮椅舞蹈、轮椅网球、乒乓球、羽毛球、台球、保龄球、沙狐球、卧推举重、射箭、射击、飞镖、游泳、划艇、滑雪、骑马、游戏、卡拉OK、聆听音乐等。

颈髓损伤者根据其上肢残存的运动功能，可以进行轮椅竞速、轮椅体操、投掷、轮椅篮球、沙狐球、乒乓球、游泳、拳击球、游戏、卡拉OK、聆听音乐等。

如果脊髓损伤程度较轻，能够立位行走，可以练习负重行走、乒乓球、羽毛球、自行车等项目。

2. 偏瘫　偏瘫患者文体疗法的项目有：垫上偏瘫体操、木棒体操、徒手体操、太极拳、障碍行走、飞镖、自行车、乒乓球、保龄球、套圈、拍球、打气球、投掷皮球、游泳、舞蹈、游戏、卡拉OK、聆听音乐等。

3. 截肢　截肢者如果双腿高位截肢就需要乘坐轮椅，其训练项目与脊髓损伤的截瘫患者训练项目相同。单侧大腿截肢、单侧或双侧小腿截肢的患者可以进行立位的器械力量练习、跑步、跳高、跳远、投掷、体操、舞蹈、游泳、滑雪、滑冰、射箭、射击、卧推举重、自行车、乒乓球、羽毛球以及坐地排球、游戏、卡拉OK、聆听音乐等。

4. 脑瘫　脑瘫患者根据病情的轻重可以进行的项目有：脑瘫体操、越障碍行走、跑步、骑三轮车、硬地滚球、游泳、沙包掷准、沙包掷高、蹬球比远、保龄球、套圈以及各种游戏游戏、卡拉OK、聆听音乐等。

（二）盲人

盲人可以进行的训练项目有徒手操、垫上运动、跳箱、平衡木、单双杠、跑步、跳高、跳远、投掷、双人自行车、轮滑、乒乓球、门球、排球、垒球、游泳、滑雪、五子棋、舞蹈、卡拉OK、聆听音乐等。

（三）智力残疾人

智力残疾人可以进行田径项目、体操项目、球类项目以及其他的各种体育活动、游戏、舞蹈和卡拉OK、聆听音乐等。

（四）精神病人

精神病人可以根据病情进行相应的体育项目、游戏、卡拉OK、聆听音乐、舞蹈、棋类等项目。

（五）内脏器官疾病患者

对于心血管疾病的患者在运动时以中小运动强度为宜，运动项目的动作不宜过大，以轻缓、柔和的项目为宜。比如太极拳、慢跑、散步、体操、舞蹈、门球、乒乓球等。而内分泌疾病，比如糖尿病、肥胖症等，要采用强度较小但运动时间较长的各种有氧运动。

三、运动的强度

运动强度是单位时间内的运动量。而运动量是运动强度和运动时间的乘积。运动强度是运动处方定量化与科学性的核心问题，而运动量也是取得锻炼效果和安全性的关键，二者的表示方法有多种，可根据需要分别使用。

运动强度＝运动量÷运动时间

运动量＝运动强度×运动时间

在训练时可根据不同的训练目的选择运动强度。心率、吸氧量、梅脱都可以代表运动的强度。运动强度越大，吸氧量也越大。测量吸氧量的方法经常在科研中使用，操作方法复杂，需要有专门的器材。梅脱是衡量人体利用O_2的能量消耗单位，通常在安静时1 kg体重，每分钟消耗3.5 mL的O_2，为1梅脱（Met）。活动或运动中必须消耗更多的氧，用其数字即几个梅脱来表示。任何人从事任何强度的运动时，都可以测出其吸氧量，折合为相应多少梅脱，表示该运动的强度。在训练中对运动强度最简易的方法是检测心率，检测方法是运动刚结束，用食指和中指轻轻按触在练习者桡动脉处测量30 s，将脉搏数乘以2就是每min的脉搏数。运动强度可以参照下表（表5-4）。

表5-4 按年龄预计运动适宜心率及相应摄氧量

运动强度	%最大摄氧值	梅脱	各年龄组心率（次/min）				
			20~29岁	30~39岁	40~49岁	50~59岁	60~69岁
较大	90	12	175	170	165	155	145
	80	10	165	160	150	145	135
	70	8	150	145	140	135	125
中等	60	6.5	135	135	130	125	120
	50	5.5	125	120	115	110	110
较小	40	4.5	110	110	105	100	100

为了获得最佳效果并能确保安全的运动心率，可以计算练习者的最大心率，然后取最大心率的60%~85%为运动的适宜心率（靶心率）。

最大心率=220-年龄（个人误差在±10次）

也可以采用此方法：运动适宜心率=180（或170）-年龄

四、运动持续的时间

由于运动时间和运动强度的乘积决定运动量，因此，即使等量的运动量，因运动的目的不同，而有运动强度和运动时间不同的处方。在训练治疗时的运动强度小而运动时间长的处方效果好（糖尿病、肥胖症等），对于脊髓损伤的患者来讲，如果要增强上肢的力量，以强度大、时间短、反复多次的处方为好。

五、运动的频度

运动的频度指每周的训练次数，对于住院的患者来说以每周训练5次为好。

六、注意事项及微调整

在对残疾患者制定运动处方时，了解其运动经历和所喜欢的体育、娱乐项目是很重要的，在选择训练项目时要进行参考。

还要注意以下的情况：

1. 指出禁忌的运动项目和某些容易发生危险的动作。
2. 提出自我观察指标及出现指标异常时停止的标准。
3. 每次训练前后要做准备活动和整理活动。

（金 宁）

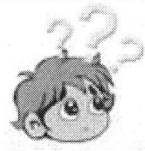

思考题

1. 文体疗法的评价内容是什么？
2. 文体疗法如何测试肌肉最大力量？
3. 轮椅技能训练包括哪些内容？
4. 什么是运动处方？

第六章　常见疾病损伤的文体治疗原则

学习目标

1. 掌握脊髓损伤的文体疗法训练项目、脑血管意外的文体疗法治疗原则及训练方法、脑瘫的文体疗法训练特点及训练项目。

2. 熟悉截肢的文体疗法，冠心病、高血压、糖尿病患者的运动处方，肥胖症分级及运动处方。

3. 了解脊髓灰质炎患者的训练方法，体育、娱乐活动抗癌的机制与作用，文体疗法对精神障碍治疗的机制与作用。

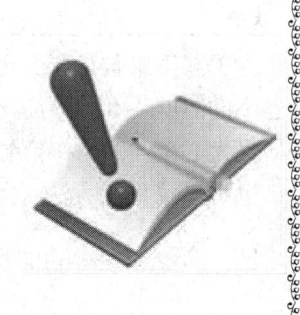

在进行文体疗法时，要针对不同种类的残疾和疾病，采用相适应的运动项目。本章对脊髓损伤、脑血管意外、脑瘫、截肢等残疾以及一些疾病的治疗原则、训练方法和注意事项等进行了讲解。

第一节　脊髓损伤的文体疗法

脊髓损伤是由于各种原因引起的脊髓结构、功能的损害，造成损伤水平以下脊髓功能的障碍。

文体疗法在脊髓损伤的康复中，要针对患者的损伤水平和他们所存在的功能进行训练。脊髓损伤水平位置的高低，直接影响到患者身体残存功能的多少和所完成各种动作的能力。在脊髓损伤的功能预后和生活自理大的方面可以表6-1作为参考。

表6-1　完全性脊髓损伤几个重要水平的功能估计

	C4	C5	C6	C7	C8~T2	T3~T12	L1~L2	L3~L5
完全不能自理生活，全靠他人帮助	*							
基本上不能自理生活，需大量帮助		*						
能部分自理生活，需中等量帮助			*					
基本上能自理生活，需少量帮助				*				
乘轮椅能自理生活，只能作治疗性站立					*			
乘轮椅能自理生活，只能作治疗性步行						*		
乘轮椅能自理生活，能作家庭性功能步行							*	
可以自理生活，能作社区性功能步行								*

从表 6-1 可知：从生活能否自理看，C7 是个关键水平，C7 以下基本能自理。从步行功能看，T3～T12、L1～L2、L3～L5 分别为治疗性步行、家庭性功能步行和社区性功能步行。

对于完全性 L3 以上水平的脊髓损伤患者来说回归社会后都需要借助轮椅外出进行社会活动。Guttmann 对于脊髓损伤的康复有其精确、独到的看法。"下肢不行可以用上肢'行走'"。"不要为失去的部分叹息，重要的是发挥剩下部分的功能"。他的名言直到现在（目前对脊髓损伤医疗的水平）在脊髓损伤的康复中依然起着重要的作用。

训练采用强化上肢、躯干的力量（代偿性的训练），并且训练他们的轮椅技能，帮助他们重返社会。

一、治疗原则和训练项目

（一）C5 完全性脊髓损伤的运动功能情况和训练项目

1. 运动功能情况　C5 损伤患者有膈肌的功能，但由于肋间肌和腹肌麻痹，导致呼吸功能差；躯干和下肢完全瘫痪，坐位平衡差；上肢肩部能完成外展、屈曲和伸展，肘关节能主动屈曲，没有伸肘、腕、手所有的功能。

2. 训练项目　C5 完全性脊髓损伤的患者可进行以下的练习。

（1）强化残存运动功能：增强患者肩部、屈肘的肌力，可采用在手腕部位绑沙袋进行各种肩部和屈肘的体操练习、头顶球、投沙包、击悬挂球练习。

（2）轮椅训练：肩部和屈肘的力量提高，可以为驱动经过改装操纵圈的轮椅打下基础，但 C5 损伤患者驱动轮椅只能局限在室内的平地上。外出时需要使用电动轮椅。

（3）坐位平衡：徒手体操练习，利用身体残存部分（头、颈、肩、上肢）的能力练习坐位的平衡能力。

（4）改善呼吸状况：C5 损伤患者肺活量一般在 1000 mL 以上，可以采用吹乒乓球和唱歌的方法改善呼吸功能。

（二）C6 完全性脊髓损伤的运动功能情况和训练项目

1. 运动功能情况　C6 损伤患者有很弱的伸肘功能；手腕有部分背屈能力，但不能掌屈，手功能丧失；其余上肢功能基本正常；躯干和下肢完全瘫痪，坐位平衡差；由于肋间肌和腹肌麻痹，导致呼吸功能差。

2. 训练项目　C6 完全性脊髓损伤的患者可进行以下项目的训练。

（1）强化残存运动功能：增强患者肩部、屈肘、伸肘的肌力，可采用在手腕部位绑沙袋进行各种肩部和屈、伸肘的体操练习，木棒体操练习，用头顶球，摇轮椅短距离竞速，绕障碍物行走，颈椎脊髓损伤轮椅篮球练习，击打羽毛球，投沙包、乒乓球，击悬挂球，投低篮练习等。

（2）轮椅训练：肩部和屈、伸肘的力量提高，可以为驱动经过改装操纵圈的轮椅打下基础。C6 损伤患者驱动轮椅只能局限在平坦的地面上，遇到路面障碍有困难。其中有一部分残存肌肉力量较强的患者可以掌握抬前轮技术，在室外行走能够克服一些小的路面障碍。

（3）坐位平衡：徒手体操练习，利用身体残存部分（头、颈、肩、上肢）的能力练习坐位的平衡能力。利用传接球练习也可以改善坐位平衡。

（4）改善呼吸状况：可以采用吹乒乓球、唱歌、长时间摇轮椅跑、游泳等方法改善呼吸功能。

（三）C7 完全性脊髓损伤的运动功能情况和训练项目

1. 运动功能情况　C7 损伤患者上肢运动功能基本正常，躯干和下肢完全瘫痪，坐位平衡差，手的抓握（握力很微弱）和手指的外展、内收运动功能障碍，呼吸功能较差。

2. 训练项目　C7 完全性脊髓损伤的患者可进行以下的训练。

（1）强化残存运动功能：除了同 C6 损伤的训练项目以外，还可以进行轮椅竞速、射箭、击剑、台球和投掷实心球等练习。

（2）轮椅训练：比 C6 损伤患者驱动轮椅能力大大提高，因为具有肱三头肌的功能，伸肘能力正常，可以驱动轮椅克服更大的路面障碍物。因手的抓握能力差，还需用改装的操纵圈。还可以进行越障碍赛。

（3）坐位平衡：对颈部脊髓损伤的患者特别有意义的是背阔肌，因为背阔肌的神经支配是 C6、C7、C8，但背阔肌的肌肉纤维一直向下分布到骨盆，它是将骨盆和下部脊柱的信号传向中枢的重要桥梁，故称"桥肌"，此外它也是撑起动作中下压和固定肩胛的重要肌肉，因此必须重点训练。可以采用将球举到头上方，向地面用力掷反弹球、扣击排球、双手撑在轮椅扶手上伸肘进行支撑的练习，还可利用重锤滑车式训练器材练习。

（4）改善呼吸状况：同 C6 的练习。

（四）C8～L2 完全性脊髓损伤的运动功能情况和训练项目

1. 运动功能情况　C8 损伤患者只有手指的外展、内收的运动功能障碍，上肢其他的运动功能都正常。C8～T5 的患者躯干和下肢完全瘫痪，腹肌无功能，坐位平衡功能丧失，呼吸功能较差。

T6～T10 损伤的患者上部腹肌肌力好，下部腹肌无功能，有轻度维持坐位平衡的能力，肋间肌功能正常，呼吸能力较好，耐力增加。

T11～L2 损伤的患者腹肌和脊柱伸肌肌力好，躯干稳定，坐位平衡好。

2. 训练项目　除了同 C7 损伤的训练项目以外，可在以下几个方面进行。

（1）强化残存运动功能：哑铃体操练习，各种姿势投掷实心球，轮椅负重竞速，长、短距离轮椅竞速，投铁饼，掷标枪，推铅球，网球，台球，保龄球，举重，滑雪和划船等。

（2）轮椅训练：根据患者力量和躯干功能的情况可上、下高度较大的台，上、下坡度较大的坡道，并且可以完成驱动轮椅各种方向跑和其他的技巧练习。

（3）坐位平衡：飞盘、传接垒球、乒乓球、羽毛球、轮椅篮球、骑马等。

（4）改善心肺功能：长时间、长距离运动量较大的轮椅竞速练习。

（五）L3 以下完全性脊髓损伤和不完全脊髓损伤的运动功能情况和训练项目

1. 运动功能情况　L3 以下完全性脊髓损伤患者上肢完全正常；躯干稳定，双下肢部分肌肉有瘫痪，可以使用手杖和高帮鞋达到实用性行走，但立位平衡能力较差。不完全脊髓损伤的情况比较复杂，其中有可以站立行走，但立位平衡较差的可以参照这个部分的训练方法。

2. 训练项目　L3 以下完全性脊髓脊髓损伤和不完全脊髓损伤可以站立行走的患者可进行以下的练习。

（1）立位平衡训练：飞盘、抛接垒球、传接篮球、乒乓球、羽毛球、网球练习和各种不同姿势的行走等。

（2）增强下肢肌肉力量，提高行走能力：负重行走、下肢负重的体操练习、自行车练习、登山、上楼梯等。

（3）改善心肺功能：长距离的自行车、快走、游泳和轮椅竞速等。

二、训练注意事项

（一）防止压疮

压疮是脊髓损伤患者容易出现的并发症，脊髓损伤患者在进行体育、娱乐训练治疗时要注意压疮的预防。轮椅的坐面不要过硬，也不要过长时间坐在轮椅上，要每隔 30 min 左右进行 1~2 min 的减压预防，可以避免压疮的发生。C7 以下脊髓损伤的患者可以采用双手扶在轮椅的扶手上，双肘伸直，臀部离开轮椅；C7 以上脊髓损伤的患者可以采用变换体位的方法进行减压。

C7 水平以上脊髓损伤的患者没有伸肘能力或伸肘能力差，可以采用变换体位的方式进行减压。可利用套索使躯干前倾，或利用肘勾住轮椅的手扶把，身体向同侧倾斜，使对侧臀部减压，然后对另一侧进行同样的方法减压。

（二）预防直立性低血压

刚离开病床不久的患者，容易出现直立性低血压的情况。如在训练中发生头晕的现象，可将轮椅前轮抬高，使患者的腿部升高，降低头部的位置来缓解此症状。

（三）训练中的心率

上肢功率车运动的极限下吸氧量、心输出量变化近似于腿部蹬车运动。虽然心脏输出量相同，但心率与搏出量的关系有显著差别。截瘫患者由于腿部没有肌肉收缩，同时腿部和腹部缺少交感神经血管运动调节，而使瘫痪的下肢血流调节异常。活动中可能造成瘫痪的下肢静脉血液滞留，影响静脉回流，前负荷降低，舒张末期容积减小，使心肌收缩功能减弱。上肢训练可以部分代偿作用，增加回心血量，但截瘫患者的心率在相同负荷下高于正常受试者。

脊髓损伤水平是训练中心血管变化的一个重要因素。T6 以上水平脊髓损伤的截瘫患者交感神经支配受损，迷走神经支配占主导。这些患者在活动中难以加快心率，他们达到本身最大心率、心输出量和氧耗量的活动水平低于 T6 以下水平脊髓损伤的截瘫患者。通过刺激功能性神经肌肉，在腿部和腹部施压或穿紧身裤或腹带可增加静脉回流。

（四）防止轮椅翻倒

在进行轮椅技能训练时，要注意患者身体重心的变化，在患者还未熟练掌握轮椅技能时，一定要密切关注，并且给予保护。如果在训练时发生轮椅翻倒，一方面会对患者产生身体的伤害，另一方面会使患者产生恐惧心理，不利于以后的训练。

（五）防止碰撞

在患者进行轮椅体育训练时，他们的兴奋性很高，为了取得胜利他们会使出全力投入到训练之中。在这样的前提下，可能会发生相互之间的轮椅碰撞，导致身体或轮椅发生损伤。在训练时，要根据情况随时提醒患者注意规则，尽量避免发生轮椅之间的碰撞。

（六）循序渐进

在进行训练时，无论在运动量和强度方面，还是技术动作方面均要遵照循序渐进的原则，避免发生运动过度疲劳或者伤害事故。

三、医学和功能分级

为了使脊髓损伤平面和残疾程度不同的运动员公平地参加比赛，必须对选手进行医学和功能分级。颈椎损伤有三个级别（1A、1B、1C），涉及躯干及下肢的胸髓损伤有两个级别（2、3），涉及下肢运动功能障碍有两个级别（4、5）。

这个分级方法适用于除举重以外的所有运动项目，举重是根据选手的体重来分级的。轮椅篮球有特殊的分级方法，它是建立在医学分级基础上的分数系统分级方法，有些运动项目是采用混合（open）分级。

（一）分级标准

所谓混合分级就是不需要进行精确的医学分级来确定级别。

1A级：脊髓损伤平面C4～C6。肱三头肌肌力为0～3级。

1B级：脊髓损伤平面C7。肱三头肌肌力为4～5级。腕关节伸、屈肌肌力0～3级。

1C级：脊髓损伤平面C8。肱三头肌肌力4～5级。腕关节伸、屈肌肌力4～5级。手骨间肌和蚓状肌功能差，肌力0～3级。

2级：脊髓损伤平面T1～T5。躯干和下肢功能障碍。腹肌功能丧失。坐位平衡功能丧失。

3级：脊髓损伤平面T6～T10。上部腹肌肌力好。下部腹肌无功能。下部躯干肌无功能。有轻度维持坐位平衡的能力。

4级：脊髓损伤平面T11～L3。腹肌和脊柱伸肌肌力好。髋关节屈曲、内收肌力尚可。坐位平衡功能好。双下肢肌力总分0～1分（创伤），双下肢肌力总分1～15分（非创伤性）。

5级：脊髓损伤平面L4和L5。坐位平衡功能好。腹肌肌力好。双下肢总分21～40分（创伤），双下肢肌力总分16～35分（非创伤性）。

6级：脊髓损伤平面S1～S3，一下肢功能障碍，或双下肢轻度功能障碍。双下肢肌力总分41～60分（创伤）双下肢肌力总分36～50分（非创伤性）。

下列情况不具备参赛资格：①双下肢肌力总分≥61分（创伤）。②双下肢肌力总分≥51分（非创伤性）。

（二）分级说明

1. 颈段损伤（1A、1B、1C级）　　1A级和1B级的主要区别是肱三头肌。1A级伸腕肌（桡侧伸腕肌）肌力存在（C6神经分布），1B级腕部屈伸肌通常有相当大的肌力，然而分级时不作为主要的考虑因素。

1B级和1C级的主要区别是手的运动功能。1C级手指屈伸功能存在，但必须有由于颈髓损伤引起的手的骨间肌、蚓状肌功能丧失。在分级中尽管没有专门涉及肩关节周围的肌肉的肌力，但是在考虑选手所参赛的项目时必须想到肩部肌肉是一个重要的因素。关于这一点，可采用灵活的方法。例如，在某个游泳项目和某些田赛项目中（铁饼），肩部的肌肉力量和控制力比肱三头肌肌力更为重要。这种情况主要存在于不完全性脊髓损伤，如患脊髓灰质炎的选手。为了使分级更加合理，了解什么样的运动项目会涉及这些问题是非常重要的。分级人员应重视在各种运动中肩部功能的重要性，并提高肩部功能差的运动员的级别。

2. 影响躯干功能的肌肉麻痹　在确定2、3级和4级的级别时，躯干的平衡、腹肌肌力、脊柱伸肌的肌力是非常重要的因素。在分级有疑问的情况下，应注意观察躯干的动作，如投掷铁饼时的旋转动作，在轮椅篮球运动中从地面上拾球的动作，就是说要通过某个运动项目来观察选手在医学分级时不容易显露的功能和力量。对于轮椅篮球选手来说，从地面上拾球的动作的质量是非常重要的。但是必须注意，选手通过训练可以提高代偿能力或运动技巧。对于有些运动项目，躯干肌肉的功能是非常重要的。对于游泳来说，下部肋间肌功能必须予以检查，它是区分2级和3级的决定性因素。

3. 影响下肢功能的肌肉麻痹　采用分数系统是为了更好地检测下肢肌肉的功能。如果选手双下肢肌力为20分（创伤）或15分（脊髓灰质炎），那么就分在4级。但他的双侧髋关节屈肌、内收肌和股四头肌肌力可能各为3分（总计18分）。4级和5级之间的临界点很难决定，只有仔细判断选手的平衡功能并且对一些特殊运动项目进行特殊处理。例如，许多游泳选手下肢肌力＞15分（脊髓灰质炎），但是在游泳时根本不能使用下肢，然而他们被分在5级，这是不公平的。因此，在分级有疑问的情况下，必须观察选手在水中游泳的情况，以确定他们是否利用下肢肌力。有时评价下肢在水中的运动也可能是不准确的，因为下肢的运动可能是有意识的，也可能是由于痉挛或者浮力的作用在水中的被动转动。如果想全面了解选手在水中下肢的运动和功能，最好请游泳教练一起参加。典型5级的选手髋关节外展和后伸有些力量，这有利于加强骨盆稳定和坐姿平衡。

在测试肌力时，小于3级的不予计算。

（三）分级的一些重要因素

肌力、本体感觉、坐姿平衡、痉挛、束缚、畸形、关节固定、矫形器的应用、训练水平，这些都是分级中的重要因素。

1. 肌肉力量测试

（1）肌力测试分级：本分级采用5级（分）肌力分级系统进行分级，表述如下：

0分：肌肉完全无收缩。

1分：肌肉能蠕动，但不能带动关节运动。

2分：肌力差，肌肉收缩能带动关节运动，但不能对抗肢体重力。

3分：肌力一般，能对抗肢体重力进行全范围关节活动，但不能对抗阻力活动关节。

4分：肌力好，能部分对抗阻力全范围关节活动。

5分：肌力正常，能完全对抗阻力全范围关节活动。

（2）肌力测试的方法：要获得准确的检查结果，在检查时必须采用正确的体位。例如要确定3分以上髋关节外展肌力时，被检查者只有处于侧卧位，被检肢体位于上方时，才能检查准确。检查手指肌力时，必须稳定被检查者的手腕关节才能减少误差。

必须注意，要想肌力测试记分准确，在检查时，关节的活动范围必须充分，为了准确地测试肌力，矫形器必须去掉。但是，如果选手在比赛时需要矫形器，那么在检查坐位平衡和稳定性时，要带上矫形器，并根据实际情况确定相应的级别。为了准确地进行肌力测试，要在硬台面上进行检查。最后以单个下肢肢体各关节的肌力累计计算。

在记分时，1 分和 2 分的肌力是没有功能的，不要统计在内。对于不同的游泳姿势，为了准确地确定肌力的功能，需要在游泳中对选手进行观察，这是非常重要的。另外，由于脊髓灰质炎后遗症的选手感觉存在和没有肌肉痉挛，所以在比赛中，比创伤性截瘫占有有利条件，为了纠正这种不合理情况，在确定 4、5 两级时，脊髓灰质炎后遗症的选手比创伤性截瘫的选手的功能要少 5 分。对于 6 级则少 10 分。如表 6-2。

表 6-2 脊髓灰质炎后遗症和创伤性截瘫选手的分级和功能评分

	脊髓灰质炎	创伤
4 级	1~15 分	1~20 分
5 级	16~35 分	21~40 分
6 级	36~50 分	41~60 分

除游泳比赛外，其他项目 5 级和 6 级的选手一起参加比赛。另外，轮椅篮球分级有专门的分级系统。

2. 感觉　在比赛中选手的浅感觉（皮肤感觉）和深感觉（关节和位置感觉）是否存在是非常重要的。脊髓灰质炎后遗症的选手上述感觉是完全存在的。这对选手是有利的。

如前所述，为了纠正这种不合理的情况，在下肢检测时，在确定脊髓灰质炎后遗症的选手级别时对于某残存的功能要减少一定的分数。在颈髓和胸髓损伤的运动员中，这种情况也可能存在。这一点在检查时必须考虑。

对于分级困难和有疑问时，包括创伤部位不明确的情况在内，感觉平面总是应该检查的，因为它有助于鉴别损伤平面。但是必须记住，运动和感觉平面可能不一样。然而，分级时对于脊髓损伤的选手，确定其损伤水平是根据运动平面，而不是感觉平面。

3. 坐位平衡　运动员获得和维持坐位平衡的能力对于其参加比赛有重大的影响（除游泳和举重以外的所有需要在坐位情况下进行的比赛）。坐位平衡主要反映了躯干肌肉的神经支配情况（腹肌和脊柱伸肌）和骨盆的稳定性。经过训练，高位脊髓损伤的选手背阔肌可能有比较好的代偿能力，这样它可以改变躯干的位置和调整坐位平衡。通常我们是这样描述坐位平衡功能的：平衡功能丧失，平衡功能差，平衡功能一般和平衡功能好或是正常。尽管这样描述比较简单，但是它有助于描述在不同级别中坐位平衡功能的情况。例如：完全性颈髓损伤和分级为 2 级的选手，其平衡功能丧失；3 级的选手平衡功能差或是一般；4 级的选手平衡功能尚可；而 5 级的选手平衡功能则认为是正常。这些例子说明脊髓损伤平面越低平衡功能越好。不完全性脊髓损伤和脊髓灰质炎后遗症的选手，因有许多感觉功能存在，他们可能利用这一点在维持坐位平衡方面得到某些好处。

检查坐位平衡功能可采用手拉手的方法，并且和腹肌（上腹、下腹、腹直肌、腹斜肌）、椎旁肌（脊柱伸肌）的检查一起进行。为了进行全面的了解，选手应在仰卧位、俯卧位和坐位进行检查，躯干所有的肌群都要进行观察，这一点非常重要。为了确定腹肌的肌力，我们使用的一个方法是当选手向前屈曲头部对抗检查者的手推力时，观察肚脐的运动。

检查坐位平衡时，检查姿势应当一致。选手坐在检查台一端，髋关节、膝关节屈曲，双足必须放在一支撑面上。这种检查的方法对于了解参加轮椅比赛选手的坐位平衡情况比较合适，可使检查者对坐位平衡的功能做出更好的判断。检查者用手从两侧、前面和后面去推被检查的选手，这时观察选手试图维持和恢复平衡的情况，用这种方法可以比较好地判断选手的全部平衡能力。也可将选手的上肢放在不同的检查位置来测试平衡功能，这样可以将平衡功能进行分类，如将双臂交叉在胸前、双臂外展、前屈、垂直举起。这些不同的测试部位将对选手的平衡功能产生不同程度的影响，这样就能使检查者能准确地判断坐位平衡能力是丧失、差、一般、好还是正常。将躯干肌肉的肌力和坐位平衡功能一起检查，将有助于 1 级和 2 级、3 级和 4 级的区分。

4. 痉挛　痉挛在完全性和不完全性脊髓损伤时是常见的症状。许多原因都可引起不同程度的痉挛，痉挛可以模仿随意肌的动作，特别是腹肌和脊柱伸肌。因此对选手的功能很可能判断错误，在实际上并不存在功能性肌力而被认为有功能性肌力的存在。

因为痉挛不易预测并且通常妨碍正常的肌肉动作，所以一般情况下，痉挛对选手比赛是有妨碍的，可能将选手从轮椅中抛出。因此，如果下肢痉挛，将选手绑扎固定在轮椅上是必要的。为了公平地进行分级，痉挛必须作为一个重要的因素予以考虑。因为在某些偶然情况下，痉挛对选手是有利的，这样的情况分级时可将肌肉的痉挛视为肌肉有功能性活动来对待。检查医师必须意识到这个问题。

5. 捆扎　将选手的下肢捆扎固定起来，在许多运动项目中可以增加选手的运动能力。这是不公平的，因此要极力禁止，只有在射箭比赛时可将四肢瘫的选手躯干捆扎起来。如果在比赛中选手有可能自伤或伤及其他选手时，可将双下肢捆扎到轮椅上，但只能在膝关节以下捆扎，决不允许在膝关节以上。痉挛不严重是不允许捆扎的，除非有安全的需要。如果允许捆扎，捆扎情况必须记录在选手的分级卡内。

6. 畸形　关于畸形，比如屈曲挛缩所致关节畸形，可以造成分级困难，妨碍比赛。畸形包括影响平衡功能的脊柱后侧凸和四肢瘫的手畸形。在某些运动项目中，最好分析畸形产生的影响，也就是说要从功能上考虑，而不是完全从神经学的角度来考虑。

7. 关节固定　单个或多个关节的固定或融合将影响检查。很明显，对于被固定的关节，其周围的肌力检查是不可能的。其功能肌力应视为 0。这样，由于分数的减少，选手就要分在不同的级别，比如分在 4 级而不是 5 级。同时还必须考虑到，某个关节固定对肢体的整个功能有什么影响。

例如，一个选手髋关节活动很好，虽有膝关节固定，但在某些游泳项目中，下肢的功能仍能有效发挥。如果关节周围的肌肉力量差，同时膝关节固定，那么这个下肢的功能影响就大，因为膝关节固定不可能给肢体的运动功能带来好处。在游泳分级时，膝关节固定的选手可以采用区别分级。同样的道理也适用于坐位运动项目选手的踝关节，如果髋关节和膝关节能够有效地活动，那踝关节固定对下肢的功能没有什么大的影响。

脊柱固定严重地影响脊柱的功能，尽管脊柱固定可以增加脊柱的稳定性，但同时也降低了脊柱的活动性，而且比赛中脊柱固定也不可能给选手带来任何好处，分级时主要是对平衡功能进行检测，也就是说分级应根据躯干的实际功能情况来决定。

但是在考虑关节固定时，应注意下面两点：①根据关节固定的影响，来考虑选手所参加的运动项目。②必须考虑有关节固定的残肢的全部情况，灵活对待。

8. 矫形器的应用　对于在日常生活和参加比赛有障碍的截瘫者，应用矫形器是非常有价值的，矫形器可以增加坐位平衡的稳定性，也有助于控制某些活动，包括比赛中的一些动作。如果选手希望穿戴矫形器参加比赛，那么在进行检查和分级时必须穿戴上矫形器，这种情况要记录在运动员的分级卡内。但是，矫形器只能在躯干和下肢应用，手矫形器只有四肢瘫的选手在参加射箭比赛时才可以应用。

9. 训练对运动能力的影响　选手可以充分地利用残留的功能进行训练提高运动能力，对于这种选手，有经验的分级人员是可以鉴别的。因为训练可以影响比赛的能力，所以必须强调，医学分级主要是通过神经学的分析来确定损伤的平面及因此而造成的功能障碍来确定选手的级别。如果过分强调功能情况，即选手如何利用他的残留肌肉的功能，那么选手在分级时，就有可能受到不公平的对待，因为经过训练他有非常好的运动技巧，就有可能在分级上吃亏。脊髓损伤的轮椅选手将要花几年的时间进行训练，才能将其潜能发挥到较高的水平并且成熟起来。在这期间，他的运动能力和技巧将发生变化，但他的分级是不变的。如果他的脊髓损伤平面没有变化，只有因为他的运动能力提高了而要改变他的级别，这是不公平的。

10. 区别分级　区别分级是指在不同的运动项目中，选手可以分在不同的级别。运用区别分级系统的灵活性使选手增加了公平竞争的机会。要想有效地利用区别分级方法，检查者应具有各种运动项目的丰富知识。最常需要应用区别分级的情况是：

（1）游泳：在确定运动员是4级还是5级时应注意下肢的作用。有的选手检查时下肢残留某些功能，但在游泳时，他根本不能运用下肢的任何肌力。如果根据下肢肌力的分数，将这个选手分在5级是不公正的。

（2）不完全性颈髓损伤：肱三头肌功能差，但躯干和下肢功能好。

（3）左右两侧功能障碍不对称：如果选手上肢肌力不对称，在田赛项目，他被认为属于1C级。如果他的一侧上肢功能非常差，要参加径赛或游泳比赛的话，那他将不能被考虑分为1C级。因此，分级者具有各种运动项目的知识对于正确的分级是很有用的。

分级检查时选手的合作是非常重要的。为了提供准确的分级，在分级检查时，选手应尽力配合、支持检查医师的工作，完成应当做的事情。有时选手为了想分到比较有利的级别或想哄骗检查医师，他将不会很好地进行合作。对于这种欺骗行为，一旦被证实，可以将该选手分在残疾轻的级别，以保证公平竞争。必须向选手说明这类事情的严重性，以便杜绝这类败坏体育道德的事情发生。在分级检查中，检查医师如果对某些情况有些怀疑，可以要求在比赛时对选手进行检查，以便排除由于选手检查时不很好配合而产生的问题。在比赛中进行分级检查的医师应当能识别不公正的情况，如果认为选手参加的项目和他的级别不符，分级者有权和有责任要求重新检查。

（金　宁　张　红）

第二节 脑血管意外的文体疗法

脑血管意外大致分为脑出血性（脑实质出血、蛛网膜下腔出血）和脑缺血性（一过性脑缺血发作、脑梗塞等）两大类，其后果往往是偏瘫、语言障碍等严重残疾，不仅致残率高，而且患病、发病率也高。

一、脑血管意外康复治疗概述

脑血管意外的治疗要根据偏瘫康复治疗原则，用适合患者病情的体育、娱乐项目对患者的错误动作和问题点进行纠正训练。

偏瘫是中枢性瘫痪，与周围性瘫痪有本质的区别。周围性瘫痪的恢复过程是肌肉力量从小到大的过程，常采用徒手肌力检查法进行评价，肌力是从 0～5 级呈直线恢复，是量变过程。

而偏瘫的恢复过程则要经过弛缓期—痉挛期—共同运动期—部分分离运动期—分离运动期—正常运动期等 6 个阶段，是质变过程。

其中共同运动期是一个较为关键的阶段，在这个阶段训练时要注意减轻痉挛，抑制共同运动所出现的不正常动作，诱发分离动作的出现。所以运动项目和动作的选择一定要符合这个规律，才能达到训练的目的，否则将会加重病情，影响患者的康复。下面将共同运动的特点加以说明。见表 6-3。

表 6-3 共同运动特点

	屈肌共同运动	伸肌共同运动
上肢		
肩胛带	上抬、后撤	前突
肩关节	屈曲、外展、外旋	伸展、内收、内旋
肘关节	屈曲	伸展
前臂	旋后	旋前
腕关节	掌屈	背屈
手指	屈曲	伸展
下肢		
髋关节	屈曲、外展、外旋	伸展、内收、内旋
膝关节	屈曲	伸展
踝关节	背屈、内翻（外翻）	跖屈、内翻
足趾	伸展	屈曲

由于脑组织损伤，由大脑皮质支配的高级运动功能受到抑制，而由脊髓控制的原始或低级的运动因大脑损伤而释放，因此出现不正常的运动姿势。在训练时要注意缓解痉挛，限制不必要的肌肉运动，破坏其不正常的运动模式，反复地进行正确运动姿势练习，提高人体肌肉的控制能力，形成功能重组，建立正常的运动模式，这就是运动再学习的一个过程。

在偏瘫的训练中以大脑同侧支配、大脑两半球之间的联系、神经再生和大脑可塑性、功能重组等理论,为脑血管意外的运动训练提供了理论基础。

对于患侧运动功能障碍较重的患者,要注重健侧带动患侧,有助于患侧肢体的运动功能恢复。

还要注意对患者身体的上肢、躯干和下肢的全面训练。有的偏瘫患者肢体运动功能很难恢复时,则要注意利手交换的训练,这样可以提高患者日常生活自理能力和患者的身体健康水平。

二、治疗原则

(一) 弛缓期的训练

当患者处于弛缓期时,可以采用垫上偏瘫体操中的健侧臂带动患侧臂的屈伸肘关节、屈伸肩关节、头部向各个方向的运动、耸肩练习、腿的内收外展、屈膝摆动、搭桥等练习,还可以进行坐位体前屈、体转等练习坐位平衡等若干节体操。

这些练习的目的在于刺激、提高患侧上肢、躯干肌肉的张力,维持上肢的肩、肘关节正常活动范围,提高坐位平衡能力。

(二) 痉挛较严重的共同运动期的训练

当患者处于这个阶段时,在训练中要注意减轻痉挛,限制不必要的肌肉运动,抑制共同运动的运动模式,诱发分离运动的出现。并且反复地进行正确运动姿势练习,提高身体动作的控制能力。

在这个阶段可以进行垫上偏瘫体操练习、坐位的木棒体操练习、双手交叉推球练习等。

在训练时如果患者动作的姿势不正确,就要患者减轻用力,由别人给予辅助使其姿势保持正确,并且用口令提示患者注意,反复进行练习。为了降低肌张力、提高呼吸功能,可以在温水游泳池中练习一些基本动作。

在此期间患者的情绪不太稳定,可以进行一些娱乐活动如下棋、打牌、观看文艺节目、去公园游玩等,以改善患者不良的心理状态。唱歌不但可以解除忧烦,还可以改善呼吸功能。

在这个阶段要努力提高各种身体姿势的变化能力,比如由仰卧位—坐位、仰卧位—俯卧位、俯卧位—跪位的几种动作。还要提高双腿和单腿的跪位平衡能力和进行双腿负重的立位练习,为站立行走做准备。

(三) 出现分离运动和分离运动期的训练

这个阶段的患者上下肢的运动功能较好,可以立位行走,训练的重点要在以下几个方面着手进行:

1. **改善上肢运动的协调性、精确性** 为了提高上肢运动的协调性和精确性,可以采用立位的徒手操、木棒体操、太极拳(也可以着重练习其中的野马分鬃、倒卷肱、云手等动作)、乒乓球、短式网球、保龄球、硬地滚球、沙狐球、门球、拍篮球、飞镖、投沙包掷准、拣挑玻璃球、套圈、钓鱼、下棋、打牌、书法、绘画、游泳等。

2. **增强立位平衡能力** 改善患者立位的平衡能力,可以进行木棒体操、太极拳、乒乒球、羽毛球、短式网球、立位传接篮球、抛接垒球、抛接飞盘等。

3. **增强步行能力、纠正步行姿势** 可以采用各种姿势的步行练习。比如：侧向并步走练习、侧向交叉步练习、直线走练习、向前弓步走练习、向前交叉步走练习、向前等距离标志走练习、障碍走练习、负重行走练习、30 m 快速走练习等。

4. **增强身体耐力** 可以进行功率自行车练习、长距离走、游泳练习等，步行能力好的还可以练习跑步、跳跃、爬山等。

三、训练注意事项

（一）注意事项要点

脑血管意外患者在进行体育、娱乐项目活动时要在以下几个方面加以注意：

1. 在训练中要根据患者偏瘫所处的阶段和运动能力加以区别对待。
2. 不要做与偏瘫治疗原则相违背的动作训练，比如上肢屈肌肌张力高时进行屈肌的力量练习，以免强化错误的姿势。
3. 避免运动量过大引起脑血管意外的再次发生及癫痫发作。
4. 避免合并症的发生或者恶化，如肩关节半脱位、异位骨化等。
5. 避免运动量过大引起的肌肉、关节、腰部疼痛等。
6. 因患者肌张力高而给其做牵拉时，动作不要粗暴，避免拉伤肌肉。
7. 有些患者由于坐位或者立位平衡能力差，在运动时要避免跌倒造成伤害事故。
8. 在训练前要注意询问患者的自我感觉，必要时进行血压和脉搏的检查。
9. 年龄大和身体状况差的患者不宜进行运动量较大的练习。
10. 训练动作的难度要适合患者的运动能力，不要使他们在运动时勉为其难而造成伤害。

（二）偏瘫患者运动时的一般特点

1. 大部分偏瘫患者的运动模式为上肢肌张力高成屈曲状，下肢肌张力高成伸展状，当动作速度加快、动作较为复杂或者用全力时，这种运动模式就会更加明显。所以在下台、跳跃时，膝关节不能很好地地弯曲缓冲，以减轻地面的反作用力。
2. 在用健侧手进行击打、投掷的时候，因为患侧的腿在做向前和旋转时支撑不住，所以只能用手臂和躯干做小的动作。
3. 在进行左右侧向的移动还有转换方向时，动作迟钝、不灵活。

四、医学和功能分级

因脑血管意外而造成偏瘫的人在参加残疾人体育比赛时，他们将与脑瘫者一起进行医学、运动功能分级（CP–ISRA）。因为他们都是属于脑性麻痹。

在没有为脑性麻痹者专门设置比赛时，可以按照（ISOD）分级中的其他肢体残疾的分级。

（金　宁）

第三节 脑瘫的文体疗法

我国目前对于脑瘫的定义为:"出生前、出生后一个月内发育时期的非进行性脑损伤所致的综合征,主要表现为中枢性运动及姿势异常,同时伴有精神发育迟滞、癫痫、视听觉、语言、摄食等障碍。"

脑瘫的文体疗法是在脑瘫患儿的康复训练中针对患儿的特点和具体情况采用体育、娱乐和游戏等项目对他们进行康复训练的一种方法。

一、文体疗法的作用

文体疗法中许多项目中具有游戏的性质,游玩是少年儿童的天性,通过带有竞争性、游戏性的训练项目对脑瘫患者进行训练,可以使他们在心情愉快的前提下,身体的运动功能障碍和负性的心理状态得到改善,适应社会的能力和生活质量提高。所以体育、娱乐疗法在脑瘫的康复训练中起着其独特的作用。

在脑瘫患者的康复训练中针对患者的特点和具体情况采用体育、娱乐等项目对他们进行康复训练,可以使他们以下几个方面得到改善提高。

(一)身体方面

通过训练治疗可以降低患者过高的肌肉张力,防止关节的挛缩,扩大身体的活动范围,提高肢体姿势的控制能力和动作的协调性,改善立位和坐位的平衡能力;长时间的身体活动可以使患者的心、肺功能得到提高,对于脑瘫患者身体的发育和改善身体健康状况也有很大的益处。

(二)心理方面

脑瘫患者在进行体育、娱乐活动时可以从比较难受的状态下(辅助具、轮椅)解放出来,从总是需要别人帮助的生活中到自己喜欢的自由的运动中来(特别是游泳)。

和同伴一起进行有趣的游戏和带有竞赛性质的练习,可以在游玩般的训练中使心理状态得到改善。

通过反复的训练,使患者能掌握一些体育、娱乐的技术,感受到成功的喜悦。

(三)社会方面

关于脑瘫治疗在社会方面的研究包含增强运动功能对社会作用的影响程度。该研究的理论背景基于竞争概念(Harter,1978)。将此概念正确用于治疗必须满足以下2个条件:个人希望完成与活动程度密切相关的各个目标,这时文体疗法应直接根据目标进行,如可与他人一起玩耍和运动;感觉竞争的发育通过独立完成任务来实现,根据运动康复的目标,儿童应锻炼独立学习,如果环境(治疗师,教师和父母)要求其自主能力。

脑瘫患者通过集体活动,体育、娱乐活动,与他人的交流机会得到增加。

由于行动不便,脑瘫患者长期在家中,与外界相对隔离,与外面的人交往很少,不能与年龄相仿的儿童一起玩耍,容易造成他们的孤独感,还有一些小患者有恐惧心理,害怕与他人交流。

有些脑瘫患者的家长看到自己的孩子已经残疾，感到对不起他们，在生活中对孩子关怀备至、百依百顺；有些脑瘫患者长期在家中，没有集体主义观念，以自我为中心的倾向严重，以至性格、行为有些缺欠。所以在训练时还要向他们灌输要遵守纪律、照顾他人的观念。

有些患者年龄较小，有些因为在家庭中没有得到应有的教育，有些则是智力低下。在体育、娱乐训练中还应对他们进行一些基本的教育，比如利用手指的运动进行10以内的数数，提高空间分辨能力。比如肢体向前、后、左、右的动作等，将训练和教育结合在一起。

交往能力、认知能力和集体主义概念的提高对于回归社会有着重要的作用。

通过进行体育、娱乐活动还可以使残疾患者的生活变得丰富多彩，使生活质量得到改善。

二、训练的特点

（一）集体性

由于脑瘫患者长期在家中，与外界相对隔离，与外面的人交往很少，不能与年龄相仿的儿童一起玩耍，缺乏交流和教育。所以在训练时还要向他们灌输要遵守纪律、照顾他人的观念。文体疗法是集体训练，这就给脑瘫患者们提供了一个交流的场所。集体训练时还可以营造出一种欢快的气氛，在这样的氛围中训练，不但在身体方面得到锻炼康复，而且使他们在心理方面的行为、性格等也得到改善。

（二）娱乐性

儿童的生理特点是注意力持续的时间短，如果训练项目枯燥乏味，那么脑瘫患者肯定会注意力分散，训练效果就会受到影响。体育、娱乐训练的许多项目中具有游戏的性质，游玩是少年儿童的天性，通过带有游戏性的训练项目对脑瘫患者进行身体方面的训练，可以使他们在心情愉快的状态下，身体的运动功能障碍得到改善、提高。

三、训练原则

脑瘫儿童的运动发育中，运动的数量与质量很重要。运动的数量指儿童能做的事情，换言之，它们代表了运动发育的里程碑，如运动技能的发育过程。运动的质量指儿童如何完成某项运动。

就治疗而言，重要的不仅在于脑瘫儿童运动数量的增加，还在于运动质量的高低。达到某一里程碑并非意味着到达终点。这时加强运用某一技巧的方法仍有意义。

1. 区别对待　为了改善脑瘫患者的运动能力，要根据各种类型的脑瘫患者的具体情况，在训练内容上加以区别对待。

2. 全面发展　不要仅针对他们存在的残疾情况进行训练。因为许多患者的身体健康状况较差，另外处在儿童、少年时期的患者身体还在不断地发育，所以在训练时要注意全面发展。

3. 系统训练　因为脑瘫的康复训练常常要伴随患者终生，所以要合理地做系统训练计划。

四、训练项目

下面列出脑瘫患者可以进行的体育、娱乐项目,应根据脑瘫的不同类型和残疾的轻重来选择。

1. 训练项目　①体操,包括伸展体操、脑瘫体操。②游泳。③田径:投掷中用上肢的项目有标枪、铁饼、铅球、投棒、沙包掷准、掷远、掷高;用下肢的项目有踢球、蹬球比远。跑步、轮椅竞速(包括用上肢和下肢驱动轮椅)、越障碍赛(包括用上肢、下肢驱动轮椅和步行的方式)。④球类活动:硬地滚球、保龄球、乒乓球、羽毛球、足球、篮球、球类游戏。⑤骑马。⑥自行车(两轮、三轮)。⑦射击。⑧击剑。⑨射箭。⑩卧推举重。⑪游戏:各种游戏、娱乐活动(其中包括移动练习的翻滚、爬行等)、套圈、飞镖、飞盘、传球比赛、击鼓传花、钓鱼练习等。

2. 痉挛型患者的训练　痉挛型的患者在体育、娱乐活动中采用降低过高肌张力、改善肢体活动范围的项目。可以进行伸展体操和在温水中游泳等训练。运动功能障碍不太严重的患者还可以进行以上介绍的其他训练项目练习以提高肢体运动能力、身体平衡能力,促进身体发育和提高健康水平。

3. 手足徐动型患者的训练　手足徐动型的患者可以在体育、娱乐活动中采用脑瘫体操中练习姿势控制的动作、球类活动、投掷练习。还可以进行以上介绍的其他训练项目进行练习以提高肢体姿势控制能力、运动能力,促进身体发育和提高健康水平。

4. 共济失调型患者的训练　根据共济失调型患者的残疾情况可以在体育、娱乐训练中采用脑瘫体操中练习平衡的动作、三轮车、骑马、击剑、游泳、游戏项目和其他一些项目。练习患者的坐位、立位的平衡能力,提高身体的运动能力、身体健康水平和促进身体发育。

虽然各种脑瘫类型的性质、障碍的部位以及残疾程度的轻重不同,但是在移动方面大致可以分为能够独立行走和需要借助轮椅进行移动的两类。

不能立位行走的患者可以用手或者脚驱动轮椅,用手或脚进行乘坐在轮椅上的体育、娱乐活动。

一些严重四肢瘫的患者可以使用电动轮椅做一些活动比如轮椅竞速、越障碍,还可以进行硬地滚球、游泳以及一些力所能及的游戏活动。

能够站立行走的脑瘫患者根据其运动功能障碍情况,可以选择以上介绍的训练内容进行训练。

五、训练注意事项

1. 训练时,语言要简单、清楚,语气要能引起患儿的兴趣,不使患儿感觉枯燥乏味。可以将体操中的一些动作进行形象地比喻,比如将一些动作比喻为一些动物的形象,这样会引起脑瘫患儿的练习兴趣。

有些患儿在动作完成不好时,要给予鼓励。有些患儿在训练中不遵守纪律时,提醒他向好的榜样学习。

2. 训练的内容切忌枯燥,要能调动起患儿的训练热情。

3. 分组比赛时,两组实力要平均,如果差别悬殊会造成总是失败的一方失去信心。

4. 训练时对有痉挛的患者要注意避免其精神紧张，否则会加重痉挛；对一些平衡能力差的患者要密切注视，预防跌倒摔伤。

5. 在游泳时，注意防止癫痫的发作，以免发生危险。为了预防在游泳时癫痫发作，可以下述为标准：

（1）3年以上未发生过癫痫，在游泳时不需要限制。

（2）1年以上未发生过癫痫，在游泳时需要十分注意对其观察，（但是在夏季发作的情况下按照（3）执行）。

（3）1年中数次发生癫痫，不要随集体一起游泳，需要与家属一起。

（4）1个月发作数次，在游泳时需要一对一地进行指导。

六、医学和功能分级

（一）参赛资格

1. 脑性麻痹是一种由脑损伤而引起的功能障碍，一般为非进行性，表现为运动的协调性不同程度的损害，使患者无力维持正常姿势和完成正常的动作。这种中枢性运动障碍，常合并语言、视觉、听力障碍和癫痫。

2. 参加 CP-ISRA 运动会的参赛者必须为脑瘫患者，其运动功能障碍可能是先天性或者后天性的。

如果参赛者的异常现象只有经过神经学的仔细检查才能发现，而功能无明显障碍，那么此人就不具备参加 CP-ISRA 比赛的资格。

3. 凡参赛者必须持有体检医师的体检证明。

4. 参赛者在运动会开始的前一天必须年满15周岁或者15周岁以上，参加游泳项目除外。

5. 类似脑性麻痹的功能障碍的残疾运动员参赛的说明：

（1）脊柱裂：不能参加 CP-ISRA 的比赛，除非有明显的脑性运动失调的表现。对于脊柱裂患者，可参加 ISMWSF 的运动比赛。

（2）癫痫：脑性麻痹合并不同形式的癫痫是很常见的。这种人可参加 CP-ISRA 的比赛，但必须控制以保证在比赛时不发生危险。

（3）中风或脑外伤：有过中风或脑外伤的患者可以参加 CP-ISRA 的比赛。

（4）其他残疾：如肌营养不良、多发性硬化症、关节挛缩、成骨不全等不具有参加 CP-ISRA 比赛的资格，但有资格参加 ISOD 组织的比赛。

（二）有关术语

1. 瘫痪类型

（1）四肢瘫：全身均有运动功能障碍，即头、颈、躯干和四肢。

（2）三肢瘫：主要指三肢运动功能障碍，有时也包括非对称性的四肢瘫。

（3）双肢瘫：主要为下肢运动功能障碍，上肢障碍较轻，也可表现为非对称性瘫。

（4）单肢瘫：指一个肢体运动功能障碍，通常为痉挛性。

2. 脑瘫常见的异常运动形式

（1）痉挛：痉挛是肌张力增高，同时伴有反射增强。痉挛受肢体的姿势、位置以及情绪紧张，周围环境的温度和运动前的高度紧张等因素影响。痉挛一般发生在上肢的屈肌和下肢的伸肌群。

（2）手足徐动：系基底神经节损伤，表现为缓慢不自主的扭动，其特点是痉挛性扭动不能控制而且无规律性，这种动作常因情绪激动而增强。常合并有发音困难而致语言功能障碍。

（3）共济失调：往往来自小脑的损伤，根据小脑受损伤部位的不同，其表现可为意向的抖动或运动失调，难于完成快而正常的动作。控制躯干和平衡有障碍，往往采用夸张步态来补偿。

（4）混合型：这是最常见的类型，患者很少仅有痉挛存在。合并手足徐动是最常见的一种混合型，而任何其他形式的混合型也可发生。由于运动的类型变化很多，每一位患者之间的变化是很大的。分级就是试图对运动功能进行尽可能公平的分类。

（三）分级方法

1. 首先对运动功能情况进行肉眼直观分析　初步确定参赛者应当划归轮椅组（1~4级）还是步行组（5~8级）。

检查时，先检查参赛者一般粗略的运动功能，然后对运动功能进行仔细专门评价。分级要符合客观实际，而不要主观臆断。

2. 功能评价　对于使用轮椅或能步行的参赛者，应注意其在不同速度下驱动轮椅、步行及跑步的情况，有何运动功能障碍，有无平衡功能障碍，臂、腿、躯干和头部的协调动作是否受到影响，轮椅或身体的控制是否受到速度的影响，通常通过对上述的检查即可决定径赛的级别。

3. 下肢、躯干和手的检查

（1）下肢：运动幅度有无受限；是被动受限还是主动受限；轮椅选手如果主动受限，级别是否会受影响；对于能行走的选手，如果主动运动受限，是否会影响平衡、步态或下肢代偿运动功能，这种功能往往是以速度快而幅度小的运动方式来定的。

（2）躯干控制：这在轮椅选手的分级中往往被忽略，但其常常是决定因素。尤其是在第3级和第4级之间，躯干的屈曲和旋转是决定因素，也是区别5级和6级的一个因素。对轮椅选手检查其躯干控制力的两种最好方法是：要求他们主动弯腰摸足趾，然后直立；要求他们做投掷动作，注意他们躯干的活动、平衡情况和旋转动作。

（3）上肢：活动幅度有无限制，是被动还是主动，要检查选手在驱动轮椅、跑步和投掷时上肢的动作。对于脑瘫患者，其功能障碍常常不能充分地体现出来，除非选手在某项运动中需要完成那些动作。

（4）手：首先检查手的基本功能性抓握动作。必须对静态的抓握和放松功能进行检查。同样也必须观察投掷时手的抓握动作，因为手的抓握可以受上肢活动影响，这种影响在驱动轮椅时也确实可见。

（四）分级标准

1. 1级　①严重四肢瘫。②痉挛 4~3$^+$ 级或伴有手足徐动，躯干和四肢功能性活动范围小，功能性肌力差。③严重手足徐动或伴有痉挛，功能性肌力和控制力差。活动需依靠电动轮椅或助手的帮助，自己不能驱动轮椅。

2. 2级 ①中~重度四肢瘫。②痉挛3~3⁺级或伴有手足徐动。③严重手足徐动或四肢瘫但瘫痪较轻的一侧功能尚可。自己能驱动轮椅。躯干静态平衡尚可,动态平衡功能差,需借助头及上肢的力量才能维持动态平衡。如果一侧或双侧下肢功能比较好,能够驱动轮椅,而上肢功能同1级则定为下肢2级。如果上肢能够驱动轮椅,手能握住圆柱形或球形物体,功能比较好则定为上肢2级。

3. 3级 ①中度四肢瘫或需坐轮椅的严重偏瘫,但健侧上肢功能正常,能独立驱动轮椅。②四肢瘫中,下肢痉挛3~4级,在助手的帮助下或使用辅助具能够步行。躯干功能受限,投掷动作主要靠臂力。③功能较好的上肢痉挛2~3级,手有比较好的握力,但手的快速握、伸动作迟钝吃力。

4. 4级 中~重度双下肢瘫,痉挛3~4级,长距离行走需要辅助具,运动时需要轮椅。上肢和躯干功能好,能正常驱动轮椅,站立时平衡功能差。

5. 5级 对称或不对称的中度双肢瘫,下肢痉挛3级,步行可能需要辅助具,但站立或投掷时则不需要。静态平衡功能正常,但动态平衡功能差。上肢及手的功能正常。

6. 6级 中度手足徐动或运动失调,能独立步行常伴有痉挛。上肢的控制能力比5级差,手握伸功能障碍,但下肢功能较好,平衡功能好。

7. 7级 不用辅助具能独立行走的偏瘫。偏瘫侧肢体痉挛2~3级,有跛行,上肢控制功能障碍。健侧肢体功能正常。

8. 8级 ①功能影响最小的双肢瘫。②痉挛1~2级的偏瘫。③单瘫。④轻微的手足徐动。他们能自由地跑、跳,无跛行,不需要辅助具。

(金 宁)

第四节 脊髓灰质炎后遗症的文体疗法

脊髓灰质炎又称小儿麻痹症,是由嗜神经病毒所引起的急性传染病,主要侵袭脊髓的前角细胞,造成肌肉的弛缓性瘫痪,从而引起肢体或躯干畸形。由于这种病损害节段以腰段脊髓最多,故90%以上的后遗症发生在下肢,发病年龄多见于6个月~3岁的小儿,其后遗症常伴随终生。

近年来,由于减毒活疫苗丸口服的应用,其发病率已经明显下降。目前,在发达国家这种病已极为少见。在我国,这种病亦已基本消灭,目前在国内主要为脊髓灰质炎后遗症患者。

一、治疗原则

文体疗法对于脊髓灰质炎后遗症患者的治疗原则可参照以下几点:

1. 增强脊髓灰质炎后遗症患者未受累的肌肉功能,使瘫痪部位周围的肌肉发挥代偿和协调作用,运动能力提高。

2. 改善脊髓灰质炎后遗症患者的关节活动范围,防止肌腱韧带的挛缩和关节的僵硬。

3. 减轻脊髓灰质炎后遗症患者肢体废用性病理变化和畸形,防止骨质疏松。

4. 提高脊髓灰质炎后遗症患者坐位、立位的平衡能力。
5. 提高脊髓灰质炎后遗症患者身体的健康水平。
6. 改善脊髓灰质炎后遗症患者的精神状态和生活质量。

二、训练方法

（一）需要乘坐轮椅患者的训练方法

训练方法上基本与胸、腰段脊髓损伤者的训练方法相同。可以根据坐位平衡能力，参照 C8~L2 完全性脊髓损伤的运动功能情况和训练项目和方法进行。

（二）立位训练方法

可立位行走者，训练方法上基本与 L3 以下完全性脊髓损伤和其他部位不完全脊髓损伤的训练方法相同。可以根据下肢的运动功能情况，参照 L3 以下完全性脊髓脊髓损伤和不完全脊髓损伤的运动功能情况和训练项目及方法。还可以进行坐地排球的练习。

三、医学和功能分级

原则上脊髓灰质炎后遗症者参加残疾人体育比赛时应该在（ISMWSF）与脊髓损伤者一起进行医学、运动功能分级。但是如果参赛的脊髓损伤运动员非常少或其他原因，也可以在（ISOD）与截肢和其他肢体残疾者一起分级，其残疾种类为其他肢体残疾。

（金　宁）

第五节　截肢的文体疗法

截肢的原因主要有疾病（炎症、结核、周围循环障碍等）、外伤、肿瘤、先天畸形四大类。上肢截肢以工伤、交通事故、战伤最多，下肢截肢以交通事故为主，其次是工伤和战伤。

随着经济、科学技术的发展，截肢者装配的假肢的技术含量大大提高，现在已经将计算机技术引入到假肢的设计和制造之中。制造假肢的材料也有很大的改进，碳纤维复合材料已经成为新一代假肢的材料。碳纤维复合材料可以制作储能脚，穿戴这样的假肢可以进行跑、跳及各项球类活动，可以像健全人一样向自己的生理极限发起挑战。

在截肢者中，加拿大的单侧大腿截肢的 A. Blodt 跳过 1.96 m 的横杆，双小腿截肢的美国残疾人 M. Shirley 穿戴假肢跳远的成绩是 6.47 m，单侧大腿截肢的加拿大残疾人 E. Connor 穿戴假肢 100 m 的成绩是 12.86 s，双小腿截肢的美国残疾人 J. Gaetani 穿戴假肢 100 m 的成绩是 12.22 s，单侧小腿截肢的美国残疾人 A. Volpanetesl 穿戴假肢 100 m 的成绩为 11.36 s。从这些优秀的运动成绩可以看到残疾人自强不息、奋勇拼搏的精神，也可以看到残疾人穿戴假肢后能够做到像健全人一样参与各种社会活动。

一、下肢截肢的训练

下肢截肢患者的训练可以分为以下几个阶段：

（一）穿戴假肢的练习

小腿截肢，残肢要穿袜套，大腿截肢的穿戴方法是利用一块绸子将残肢包裹，残肢插入接受腔后，通过接受腔的气孔将绸子慢慢拉出，牵拉残肢使之与接受腔完全贴附，一般在残肢和接受腔壁间先要用滑石粉扑洒。

（二）站立平衡训练

一般在步行的双杠内进行平衡训练，练习步骤为：双腿站立平衡—健肢腿单足站立平衡—假肢单足站立平衡，当穿戴假肢的腿能够良好地保持平衡后就可以进行迈步的练习了。

（三）迈步训练

开始在双杠内进行，先是练习假肢侧迈步，过渡到假肢侧支撑健侧腿迈步。步幅逐渐增大。迈步练习保护的步骤：双手扶杠迈步练习—单手扶杠迈步练习—在杠内不扶杠迈步练习—在杠外持拐迈步练习—在杠外独立（不用拐）迈步练习。

（四）步行训练

步行训练是在迈步训练的基础上进行的，步行的练习步骤为：开始用双拐步行—用单拐步行—用手杖步行—独立步行（不用手杖）—矫正步行的姿势—步行的转弯练习—上下楼梯、过障碍物—倒地后站起练习等。

（五）体育、娱乐项目训练

以上几个阶段是属于下肢截肢患者的基本训练，截肢患者通过体育、娱乐项目的训练，可以使下肢截肢患者的立位平衡能力、残端的肌肉力量、身体的耐久力、移动的灵活性等运动能力得到大大提高，心理状态得到改善。

如果是大腿双侧高位截肢，残端很短，因而不能穿戴假肢时，其训练方法和运动项目可以参照胸、腰椎脊髓损伤的轮椅体育运动训练。

下肢截肢患者可以进行以下各种项目的训练：体操、田径（跑、跳、投）、游泳、排球（立式、坐地式）、轮椅篮球、足球、乒乓球、羽毛球、网球、台球、保龄球、自行车、射击、射箭、举重（卧推）、滑雪、滑冰、划船、骑马、登山、棋类活动、卡拉OK等。

二、上肢截肢的训练

关于上肢截肢患者的文体疗法的训练原则可参照以下几点：

（一）增强残端肢体的肌肉力量

可以采用将沙袋绑缚在上肢的残端部位进行体操练习，这样可以预防上肢残端及其周围部位的肌肉萎缩和保持正常的关节活动度。

还可以在装戴的假肢上绑缚羽毛球拍进行打球练习，或者绑缚接球用的辅助工具，进行垒球的抛、接练习，用患侧肢体接球，用健肢抛球。

（二）利手交换训练

如果截肢的上肢是利手，则需要进行将利手改变到对侧的"利手交换训练"以便使健侧手完成利手的功能。可以用健侧手臂进行拍球、打乒乓球、羽毛球、投掷、飞镖等练习。

利手交换训练在体育、娱乐训练中要遵照"循序渐进"的原则，以简单的动作开始，逐渐增大练习动作的难度，提高健侧手臂的运动能力、灵活性和协调性，使健侧手臂起到代偿作用，就会较快地使利手交换顺利地完成。

（三）训练项目

除了对残端的训练之外，需要注意的是在运动时保持躯干的身体平衡。

三、假肢的选择

截肢者要想参加某项运动并享受其乐趣,首先要有舒适并且合适的假肢。步行、骑车等运动一般对于假肢没有特殊的要求,但跑步者就需要储能脚和其他改进来保护残肢。对于任何需要下肢参与的运动,假肢的膝关节的稳定性和踝关节的运动性都是很关键的。

假肢的主要部件包括接受腔、脚、踝关节和膝关节。

接受腔是假肢最关键的部件,因为它接触残肢。它应该兼有舒适性和功能性。接受腔支持残肢并要有正确的悬吊,如果悬吊不充分,就会在残肢和接受腔之间产生活塞作用,导致皮肤发炎、疼痛而影响行走。

现代假肢技术已经使假肢可以满足运动员的要求,储能脚是运动假肢最大的进展,新型的踝关节可以提供较大的运动范围,膝关节应该稳定、安全、易于伸直并且重量轻。

四、训练注意事项

(一)保持适当的体重

当进行走路或跑步时,如果两个人具有同样的下肢力量,体重重的人比体重轻的人在走、跑时要吃力,速度也慢。这是相对力量不同的原因所致。这个道理对于下肢截肢患者同样适用,体重越重,相对力量就越小,能量的消耗越大。对于下肢截肢患者,尤其是膝上截肢的患者来说,体重的增加对本人走或跑及其他动作是非常不利的。

另外,肥胖对穿戴假肢也会产生不良的影响。比如对于一个同样长度的残肢,由于残肢直径的不同,残肢的外形也不同,直径越大就越接近于半球形,残肢的杠杆作用就越小,就越不利于假肢的穿戴、悬吊和发挥作用,假肢的代偿功能也就越差。

而且随着残肢胖瘦的变化,也会造成假肢接受腔的不适合,所以将体重控制在一个适当的水平是非常重要的。

(二)防止肌肉萎缩

防止残肢的肌肉萎缩对于截肢患者也是很重要的,即使是穿戴正式假肢后的长期生活过程中也要尽量防止残肢的肌肉萎缩。肌肉萎缩后不但会使接受腔不再合适,更影响假肢代偿功能的充分发挥,因此要注意肌肉的训练。对于小腿截肢患者,要注意膝关节的伸肌和屈肌的训练,对于大腿截肢患者,要重视髋关节的伸肌及外展肌的训练。

(三)避免残肢肿胀或脂肪沉积

穿戴假肢时还要十分注意避免减少残端的肿胀以及过多的脂肪组织沉积,这样可以使截肢残端稳定、成熟。可以使用弹力绷带对其加以控制。

缠绕上肢、小腿的绷带宽度应为 10 cm,缠绕大腿的绷带宽度应为 12.5~15 cm,长度为 2~4 m。

缠绕时先顺残肢长轴方向缠绕 2~3 次,然后以斜方向、螺旋状,自远端向近端缠绕。膝上截肢应缠绕至骨盆部,膝下截肢应缠绕至膝关节上方,短断端者,需缠至大腿,肘上截肢缠绕至胸部,前臂截肢缠绕至上臂部。弹力绷带的压迫程度为越靠近残端末梢压力越大。在不穿戴假肢时,残肢均要用弹力绷带缠绕,夜间也不要除去。

(四)保持残肢的清洁

被包裹在接受腔内的残肢皮肤处于不正常的状态下,随时受到压力和摩擦,再加上温度、湿度的变化，很容易导致皮肤异常。当接受腔与残肢不相适合时就会显得更加明显。皮肤会发生红肿、肥厚、角化，发生毛囊炎、溃疡、脓肿等。出汗多的患者，更容易发生皮肤方面的问题。

所以每日睡觉前需用温水及肥皂清洗残端，要将肥皂彻底清洗干净，避免残余肥皂刺激皮肤。用毛巾将皮肤完全擦干，可以使用减少汗腺分泌同时又有含有抗生素的粉剂外用。经常用沾了肥皂水的布清洁接受腔的内壁，再用毛巾将肥皂水清理干净并使其完全干燥。另外还要注意对袜套勤洗、勤换，避免袜套发生皱褶损伤皮肤。袜套变湿后应予更换，穿戴适当数量的袜套非常关键。

（五）皮肤并发症的处理

当发生湿疹时要暂停穿戴假肢，及时治疗，否则会导致湿疹蔓延。若残端与接受腔之间有空隙不能全面接触，行走时产生活塞效应，会导致皮肤充血、潮红、肿胀及色素沉着。

应找出问题点，比如穿戴时残端不到位，接受腔不合适或者其他问题，及时加以处理。

五、医学和功能分级

（一）分级的原则

1. 如果运动员由于残疾引起功能障碍不能与正常人在同等条件下进行比赛，那么他就有资格参加国际残疾人体育组织（ISOD）举行的比赛。但是，必须具备参赛的最低残疾标准。为了使残疾运动员能够参加比赛，应为残疾运动员参加体育运动创造机会。

2. 分级尽可能依据每项运动所需的功能来确定。这样，一名运动员可能有资格参加某项比赛，却没有资格参加另一项比赛。

3. 在某些运动项目中，从所需功能的角度看，残疾情况不同的运动员有可能分在同一组别比赛，例如射击、举重、射箭等项目。这种情况下可设置混合级，混合级的分类将按照专门运动项目的规则分别划分。

（二）截肢的分类

1. 截肢的分级依据后天截肢和类似后天截肢的肢体畸形确定。

2. 缩写符号 AK 代表膝关节以上或通过膝关节的截肢，AE 代表肘关节以上或通过肘关节的截肢，BK 代表膝关节以下、踝关节以上或通过踝关节的截肢，BE 代表肘关节以下、腕关节以上或通过腕关节的截肢。

3. 参赛的最低标准 通过踝、腕关节或腕关节以上的截肢是截肢参赛者的最低残疾标准。如果对截肢平面存在疑问，运动员有责任在分级时提供最近拍摄的截肢残端的 X 线照片。

对于例外情况分别参照有关运动项目的规则。如果分级组认为下尺桡关节或下胫腓关节原端的存留不具有功能，也可视为最低残疾。

4. 分级标准

（1）A1 级：双侧膝关节以上或通过膝关节的截肢。

（2）A2 级：单侧膝关节以上或通过膝关节的截肢。

（3）A3 级：双侧膝关节以下，踝关节以上或通过踝关节的截肢。

(4) A4级：单侧膝关节以下，踝关节以上或通过踝关节的截肢。

(5) A5级：双侧肘关节以上或通过肘关节的截肢。

(6) A6级：单侧肘关节以上或通过肘关节的截肢。

(7) A7级：双侧肘关节以下，腕关节以上或通过腕关节的截肢。

(8) A8级：单侧肘关节以下，腕关节以上或通过腕关节的截肢。

(9) A9级：上肢和下肢的联合截肢。

注释：肢体畸形（非类似于后天截肢）归在其他肢体残疾医学分级。

以上未详细说明的联合截肢按照实际残疾程度分在最相近的级别（如在大多数项目中BK/AK截肢分在A3级，BE/AE截肢分在A7级）。

应随时注意可能出现的不公正情况和客观差异。

（三）其他肢体残疾的分级

1. 一般原则　这里所说的其他残疾分级只考虑运动功能障碍情况，而不考虑致残的原因。在没有为截肢、脑瘫和小儿麻痹四肢瘫、截瘫等脊髓损伤运动员设置专门比赛时，这些运动员都可按本分级系统（遵守最低残疾标准）进行分级。

2. 最低残疾标准　因属其他肢体残疾分级的残疾种类比较多，因此最低残疾标准也比较复杂多样，但有一点是共同的，即残疾必须是永久的（静止的或进行性的）。

(1) 下肢运动麻痹：在0~5级（分）肌力检测中不记1级（分）和2级（分）（游泳除外），最低残疾为双侧下肢的肌力至少减少10分。正常人每侧下肢肌力总分为40分（双侧下肢共80分）。

下肢需要检测下列肌肉的力量：髋关节屈肌5分；髋关节伸肌5分；髋关节内收肌5分；髋关节外展肌5分；膝关节屈肌5分；膝关节伸肌5分；踝关节背屈肌5分；踝关节跖屈肌5分。

(2) 上肢运动麻痹：在0~5级（分）肌力检测中不记1级（分）和2级（分）（游泳除外），最低残疾为双侧上肢的肌力至少减少20分。正常人每侧上肢总分为60分（双侧上肢共120分）。

上肢需要检测下列肌肉的力量：肩关节屈肌5分；肩关节伸肌5分；肩关节内收肌5分；肩关节外展肌5分；肘关节屈肌5分；肘关节伸肌5分；腕关节背屈肌5分；腕关节掌屈肌5分；指掌屈肌（2至5指）5分；指掌伸肌5分；大拇指对掌肌5分；大拇指伸肌5分。

对于乒乓球、坐地排球和游泳还要测试前臂的旋前肌和旋后肌，这样要增加10分（每侧上肢为70分）。

(3) 关节活动度：采用测角器测量关节的被动运动。

1) 髋关节：屈伸幅度小于60°或关节僵硬。

2) 膝关节：伸直至少差30°或任何部位的关节僵硬。

3) 踝关节：关节僵硬。

4) 肩关节：上肢被动上举不超过130°或任何位置的关节僵硬。

5) 肘关节：伸直最少差45°或任何位置的关节僵硬。

6) 腕关节：关节僵硬。

注：由于关节活动度的限制对各项运动的影响不同，因此在具体运动项目中有专门的规定。

（4）一侧下肢缩短：两侧下肢不等长，至少相差 7 cm（从髂前上棘至同侧内踝）。

（5）躯干：躯干活动力永久性严重降低或脊柱侧凸 COBB 角超过 60°。测量时应有 X 线照片。

（6）侏儒：身高不超过 145 cm。运动员除了身材短小外，还必须有其他运动障碍。

3. 分级标准

（1）L1 级：严重四肢功能障碍。例如脑脊髓多发性硬化症，肌营养不良，合并关节挛缩的风湿性关节炎。

（2）L2 级：严重三肢功能障碍或者四肢功能障碍但比 L1 级轻。例如：严重的偏瘫，一肢瘫痪并有其他两肢畸形，较轻的多发性硬化症或类似的残疾。

（3）L3 级：至少两肢功能障碍。例如：轻偏瘫，一下肢髋关节和膝关节僵硬和一上肢畸形。

（4）L4 级：两肢或两肢以上功能障碍，但必须比 L3 级轻。例如一肢体关节挛缩或强直并另一肢体功能受限。

（5）L5 级：至少一肢体功能受限或类似残疾。例如髋关节或膝关节挛缩或强直，一上肢瘫，脊柱后凸侧弯。

（6）L6 级：功能轻度受限。例如关节炎或骨质疏松，一膝关节强直。

（四）特殊医学规定

1. 在髋、膝、踝等关节安装假体者不得参加站立位运动项目的比赛，但是射箭、射击、草地滚球等项目除外。

2. 进行性运动功能障碍如多发性硬化的运动员须在每次比赛前重新分级。

3. 下列情况不属于其他肢体残疾范围：

唐氏综合征（先天愚型），严重智力降低，以及心脏、胸部、腹部、皮肤、身、眼等处有病但未丧失运动能力。

如果运动员选择比自己轻的级别参加比赛，他应在本次比赛中自始至终参加这一级别的比赛，中途不得变换级别。

（金　宁）

第六节　高血压病的文体疗法

在临床上经常见到高血压病患者同时有肥胖、糖尿病及高密度脂蛋白低、低密度脂蛋白高，以前称之为 X 综合征。它是由遗传及环境因素相互复杂影响所造成。这些患者骨骼肌等组织的葡萄糖摄取受阻，影响糖原合成，引起胰岛代偿性分泌增多，导致血胰岛素浓度异常增高。胰岛素的功能降低，形成胰岛素抵抗。胰岛素抵抗是这种综合征的共同基础。故将 X 综合征称为胰岛素抵抗综合征。

血胰岛素浓度过高可使人体交感神经活动性增强，肾小管重吸收钠增加，某些调节离子运转的酶活性降低，从而促使血管平滑肌细胞内钠、钙离子浓度增高，同时还促进血管平滑肌细胞增生，这些因素协同作用导致高血压的发生。胰岛素抵抗又可引起脂质代谢紊乱，使肝脏合成甘油三酯增多，血高密度脂蛋白含量减少，而低密度脂蛋白、极低密度脂蛋白含量增多，进而促使动脉粥样硬化形成。

胰岛素抵抗综合征患者的特点可以粗略归纳为"四高"，即高血压、高体重（肥胖）、高血糖（糖耐量降低及非胰岛素依赖性糖尿病）、高血脂（血总胆固醇、甘油三酯、低密度脂蛋白及极低密度脂蛋白水平增高）。该综合征有着极为相近的非药物治疗和预防措施，这就是要纠正不健康的生活方式，其中包括调整心理、减轻紧张、科学饮食、适量的运动、控制体重、戒烟限酒等。在预防治疗这些疾病的方法中体育活动是一个很重要的内容。

一、高血压病的诊断标准

（一）高血压病的诊断

高血压是指在未用降压药的情况下：

轻度高血压：收缩压 140～159 mmHg 或/和舒张压 90～99 mmHg。

中度高血压：收缩压 160～179 mmHg 或/和舒张压 100～109 mmHg。

重度高血压：收缩压 >180 mmHg 或/和舒张压 >110 mmHg。

（二）高血压病的分期

临床将高血压病分为三期：

Ⅰ期：血压达到确诊高血压水平，临床无心、脑、肾的并发症。

Ⅱ期：血压达到确诊高血压水平，有下述一项者：①心电图或X线检查有左室增大。②眼底动脉普遍或局限狭窄。③蛋白尿或血肌酐轻度升高。

Ⅲ期：确诊高血压并伴有下述一项者：①脑卒中或高血压脑病。②左心衰竭。③肾功能不全。④蛋白尿＋＋～＋＋＋，有红细胞、管型，甚至有尿毒症。⑤眼底有渗出、出血或视神经乳头水肿。

二、高血压病的危害

高血压早期全身细小动脉痉挛，血管壁缺氧呈透明样变性。小动脉压力持续增高时，血管壁纤维组织和弹力纤维增生，血管壁逐渐发生硬化而失去弹性，血管腔逐渐狭窄甚至闭塞。各脏器血管病变程度不一致，一般以脑、心、肾、眼等处的病变危害最大。因此，高血压是心脑血管疾病的主要原因，积极防治高血压是最可行和最为重要的。

三、体育活动对高血压病的作用

1. 作用于大脑皮质和皮质下血管运动中枢，使血压下降。据希特里克实验，医疗体操可改善高血压患者的无条件的血管反射，改变血管运动中枢的功能状态，使血压趋于正常。有人认为，骨骼肌经训练后，对末梢血管的适应性有所改变，从而起到降压的作用。

2. 调整自主神经系统的功能，降低对肾上腺素能的反应性。据观察，气功和体育活动均对血压有重要的调节作用。有氧活动可以降低血管平滑肌细胞对运动的反应性，使血管平滑肌放松，血压因而下降。

3. 高血压患者常有外周血管阻力增高，通过体育活动有节律的肌肉收缩和松弛、放松而协调的全身运动，可反射降低外周血管的张力，扩张血管，降低血压。

4. 情绪激动是引起血压波动的原因之一，通过体育、娱乐活动可以改善患者的不良情绪，从而减少血压的波动。

四、高血压病运动处方

1. 运动项目　走步、慢跑、登山、游泳、自行车、各种体操、太极拳、五禽戏、气功、舞蹈、各种轻松的球类活动、划船、钓鱼等。

2. 运动强度　运动时心率＝170－本人年龄。

3. 运动时间　每日一次，每次30 min左右。

4. 适应证、禁忌证　文体疗法主要适用于原发性高血压Ⅰ、Ⅱ期和临界高血压。各种继发性高血压、急进型高血压、高血压危象等为禁忌证。

5. 注意事项　在进行体育活动时需要注意以下几点。

（1）在运动过程中，应循序渐进逐渐增加运动量。对于高血压病人来说，锻炼的时间比强度更重要。

（2）锻炼时要有意识地使全身肌肉放松，勿紧张用力，避免憋气动作，在血压没有得到控制或对锻炼还不适应时，要注意不要做弯腰低头的动作，头的位置不要低于心脏水平。禁止竞争性或使血压起伏较大的急停、急起的运动。

（3）对高血压病人而言，在运动过程中和运动刚结束时更容易引起心血管意外，如心绞痛、心肌梗死、中风。在锻炼中，特别是锻炼后，应对机体的反应继续保持警惕。

（4）对高血压病人而言，准备活动极为重要。因为突然的大强度运动，可引起血压爆发式升高，导致冠状动脉血流量的减少。

（5）一般情况下，在安静状态血压较高时，其运动中血压也较高，但有些人安静时血压并不高，但其血压对运动刺激的反应却特别强烈，应予以足够的重视。

（6）如果运动时或运动后出现胸闷、胸痛、呼吸困难或头晕、恶心以及肌肉严重酸痛等症状，则应停止运动，做进一步的检查。

（金　宁）

第七节　糖尿病的文体疗法

糖尿病，中医称之为消渴病，是一种代谢障碍性内分泌疾病，多见于中老年人。由于胰岛素的绝对或相对缺乏，使体内脂肪、蛋白质、维生素、电解质、水的代谢和酸碱平衡等也发生不同程度的紊乱，严重时常发生酮症酸中毒等并发症。

糖尿病与遗传因素有关，有的与内分泌功能障碍有关。多食而肥胖、精神刺激及环境因素等均可为本病的诱因。

临床表现为"三多一少"，即多尿、多饮、多食和体重减轻。尿多者一日可达二十多次，由于多尿、失水，出现烦渴，喝水量及次数增多。由于血糖过高，刺激胰岛素的分泌，食欲亢进，易有饥饿感。疲乏和软弱无力是糖尿病的常见症状，糖尿病患者还可能伴有四肢酸痛、麻木、便秘和视力障碍等症状。

临床上将其分为两型，即胰岛素依赖型（IDDM，或称1型）糖尿病和非胰岛素依赖型（NIDDM，或称2型）糖尿病。

胰岛素依赖型（1型）：多见于青少年，起病急，三多症状明显，体形消瘦，易发生酮症。需要外源性胰岛素维持生存。

非胰岛素依赖型（2型）：多见于中年以上，起病缓慢，三多症状不明显，肥胖，无酮症倾向。一般可不用胰岛素治疗。

一、糖尿病的危害

1. 代谢紊乱　胰岛素绝对或相对不足是导致代谢紊乱综合征的主要因素，胰高血糖素分泌增多加重代谢紊乱。

2. 糖尿病慢性病变　糖尿病可引起大血管和微血管病变，从而危及多器官系统的功能。

（1）眼部病变：糖尿病视网膜病变是微血管病变的另一重要表现。

（2）神经病变：糖尿病患者常有多发性周围神经病变，通常为对称性，下肢较重，病情进展缓慢。

3. 感染等并发症　疖、痈等化脓性皮肤感染常见。

二、文体疗法对糖尿病的治疗作用

我国是最早提出糖尿病体育疗法的国家。隋代名医巢元方（公元610年）所辑录的《诸病源候论》中就提出，患消渴病的人应该"先行一百二十步，多者千步，然后食之"。唐代名医王焘在《外台秘要》中提倡，消渴病要食后千步走。

对于非胰岛素依赖型糖尿病病人而言，运动可非常有效地改善非胰岛素依赖型糖尿病病人对胰岛素的敏感性。对于胰岛素依赖型糖尿病病人而言，体育活动并非是改善代谢，而是为了维持运动能力，增强机体抵抗力，减少各种感染和促进健康。

体育活动通过肌肉运动首先改善神经系统对糖代谢的调节，促进机体对糖的利用。人体在安静状态下，肌肉代谢的主要燃料是游离脂肪酸，糖只占极少量。肌肉运动时，肌肉的能量需求增大，糖的代谢也有所增加。

在运动中肌肉对葡萄糖的摄取量增加。这是由于血流量增加，毛细血管开放增多，表面积增大，肌肉细胞对糖的利用亦增多。这种利用是在胰岛素的作用下完成的。

适当的体育活动能加强肌肉代谢酶的活力，促进糖的氧化作用，使血液中的葡萄糖迅速进入肌肉和其他组织，从而使血糖降低，尿糖减少，甚至消失。

胰岛素在运动时起着输送葡萄糖的调节作用，运动本身又可以强化胰岛素的这种调节作用。进行规律的运动可以减少1型糖尿病病人胰岛素的用量。通过运动，能够提高2型糖尿病病人肌肉组织细胞利用胰岛素的能力，减轻或消除"抗胰岛素"现象。

运动对减轻糖尿病对机体的其他危害作用也是非常有效的。例如耐力锻炼可以减少血小板的凝集性。糖尿病的危害之一是血小板的凝集性比正常人高,因而易造成微血管病变,导致眼底及肾小球血管病变。而一次耐力活动,如跑步、游泳、自行车运动,可使糖尿病病人的血小板凝集性在 14 h 内保持正常。

糖尿病病人同时存在着不同程度的脂肪代谢障碍,通过体育活动可以改善肌肉对脂肪酸的利用率,降低血浆内的甘油三酯,促进脂肪代谢,减轻体重,有利于整个代谢功能的恢复。

经常进行体育运动还可以增强糖尿病人的健康水平和抵抗力,防止和减少糖尿病的并发症,提高他们的生活质量。

三、治疗原则和方法

(一) 文体疗法项目

在糖尿病的文体治疗中可采用简单易行的走步、跑步、自行车、游泳、各种体操、扭秧歌、交谊舞、太极拳、气功中的动功、保龄球等,还可进行运动强度适量的爬山、乒乓球、羽毛球、篮球、排球等项目的活动。

(二) 1 型糖尿病运动处方

这类患者需要外源性胰岛素,其血胰岛素波动在相对性不足和过多之间。胰岛素相对不足时进行运动可使肝葡萄糖输出增强,引起血糖升高,游离脂肪酸和酮体生成增加,对代谢状况产生不利影响。在胰岛素相对过多时,运动使肌肉摄取和利用葡萄糖增加,肝葡萄糖生成降低,血糖浓度降低,甚至可诱发低血糖反应。因此,1 型糖尿病病人的体育疗法比较复杂。一般体育活动锻炼宜在餐后进行,运动量不宜过大,维持时间也不宜过长。在餐前皮下注射胰岛素于腹壁,使运动不过多增加胰岛素吸收速度,以避免运动后的低血糖反应。运动时可以随身带些巧克力等糖果,一旦出现低血糖,立即食用,有助于缓解症状。

1 型糖尿病病人进行运动治疗,虽然不能改善其糖代谢的过程,但可维持机体运动能力和健康水平。运动治疗一定要在有经验的医生指导下进行,并与胰岛素治疗相适应。胰岛素依赖型病人还应特别注意每日锻炼的规律性。一般应采用相同的模式,在相同的时间,选择相对固定的饮食及胰岛素用量。

糖尿病病人的运动强度与同龄正常健康人的运动强度相似,锻炼时可采用心率作为控制强度的指标。正常人锻炼时的心率范围,如前所述,可用以下公式计算,运动时的心率范围 = (220 - 年龄) ×60% ~70%,作为锻炼时控制强度的参考依据。

胰岛素依赖型病人可采用持续时间较短而重复次数较多的方式,如每次运动 20 ~ 30 min,每日重复 1 ~ 2 次。

(三) 2 型糖尿病病人运动处方

非胰岛素依赖型病人,体育活动应以中等强度、较长时间的有氧运动为主。以便尽可能多地消耗能量,每次锻炼时间以 40 ~ 60 min 为宜。

对非胰岛素依赖型病人,由于活动持续的时间较长,锻炼应采取上述公式的低限作为控制强度的指标。但对于因糖尿病而影响了自主神经功能的病人,就不宜采用心率作为控制强度的指标。因为在这种情况下,心率并不反映运动强度的大小。这类病人最好是通过自我疲劳程度感觉来控制运动强度。一般在运动过程中感到有点费力,身体能够微微出汗,时间足够就可以了。

2型糖尿病病人可按最高心率的60%~70%，即心率范围=（220－年龄）×60%~70%的强度进行锻炼，时间应持续30 min至2 h，以达到消耗血糖的目的。对于有合并症者和老年人，最好做运动耐量试验，评价其心肺功能，制定运动处方，以便根据个体情况采用适当的运动形式、强度、运动量和时间。

（四）训练注意事项

体育锻炼应作为糖尿病治疗的一项基本措施而受到重视。一般先实行饮食控制和药物治疗，使血糖得到适当控制，然后再进行体育活动。以有氧运动为主，从小运动量开始，逐步增加。病情进一步好转时，逐步减小药物用量，适当放宽饮食控制，尽量用运动来控制血糖平衡。血糖的控制主要通过平衡能量摄入（饮食控制）、能量输出（运动和基础代谢）及胰岛素使用之间的关系得到平衡。上述任何一个因素变动，必然要求其他因素进行相应的调整。如何控制运动过程中血糖的变化的问题，由于个体差异很大，只能在反复的摸索中加以解决。

运动本身有胰岛素样的效应，而糖尿病病人又必须限制糖的摄入，因此，运动有可能引起糖尿病病人的低血糖反应，这也是糖尿病病人锻炼中最常遇到的问题。对糖尿病病人而言，低血糖可能由以下原因引起：胰岛素使用过量或运动引起胰岛素的吸收速度加快。这种情况常常是使用短效胰岛素或注射点离活动肌肉的距离太近造成的。低血糖可能发生在运动过程中，也可能发生在运动结束后4~6 h内。为了避免这种情况发生，糖尿病病人在参加锻炼前应适当减少胰岛素的剂量或适当增加糖的摄入。

如果病人的血糖控制得很好，仅有轻微的血糖偏高，没有酮症酸中毒，适量运动可以降低血糖，并可减少外源性胰岛素的需要。如果血糖没有得到很好的控制，或运动前胰岛素用量不足，则可能导致血糖的大幅度升高，以致病情恶化。因此1型糖尿病病人必须在血糖得到很好控制的前提下，才能参加体育锻炼。

运动锻炼需注意以下几点：

1. 运动前适当减少胰岛素的剂量（一般比处方规定的剂量少1~2个单位）或适量增加碳水化合物的摄入（每30 min 10~15 g）。

2. 将胰岛素注射在运动中相对不活动的部位，如腹部。

3. 在胰岛素活动的峰值期不要参加体育活动。参加较长时间活动时，在活动期间增加碳水化合物零食，如饼干、面包等。

4. 对低血糖的先兆症状预先有所了解。

5. 和同伴一起参加体育锻炼。

6. 体育活动时要使全身的肌肉都得到活动，不要集中在某一部分肌肉，这样有利于肌肉对葡萄糖的利用。

7. 身体肥胖、体重过重的病人，应选择一些腿部负重小的活动项目，如步行、划船、游泳、骑自行车等，以减少由于体重过重而造成的足部损伤。

上述有关糖尿病病人锻炼中应注意的问题，不一定对每个病人都适用，对于一些特殊情况，如视力损害较严重、合并心血管病者，在锻炼之前必须征得医生的同意和指导。

（金　宁）

第八节 肥胖症的文体疗法

肥胖症是现代社会所产生的"文明病"之一,自20世纪60年代以来,肥胖症就已经在欧美引起人们的重视。近年来,我国的人民生活水平有了明显提高,饮食结构有了较大的改变,加之身体的活动减少,所以我国的肥胖症患者也在不断地增加。

肥胖的定义是:当人体摄取食物过多,而消耗能量的体力活动减少,摄入的热量超过了机体所消耗的热量,过多的热量在体内转变为脂肪大量积蓄起来,使脂肪组织异常地增加,体重超过正常值20%以上,有损于健康的一种超体重的状态。

对绝大多数肥胖者而言,运动结合饮食的控制进行减肥是经济、有效、副作用少、有益于健康的方法。

一、肥胖症的危害

1. 肥胖症能够引起高血压、冠心病、胆石症等各种合并症。
2. 由于过度负荷可以导致下肢关节炎、扁平足、脊柱滑脱等。
3. 对手术麻醉的危险性增大,容易导致切口疝、术后肺部感染等。
4. 女性如果体内脂肪过多,容易发生月经异常。
5. 有资料表明,40~45岁以后,体重每增加0.5 kg,死亡率增加1%,肥胖症患者会使平均寿命减少10年左右。
6. 因为患者体重过大,造成行动缓慢,意外事故发生率高。
7. 肥胖症会给患者在生活和工作方面带来诸多不便,不但严重影响健康,而且会影响人体的健美体态等。
8. 患者还会因为肥胖而形成自卑的心理,造成社会交往能力的障碍。

二、中国成年人标准体重和肥胖诊断标准

根据国际生命科学学会中国人群肥胖与疾病危险研讨会2001年6月公布的中国人肥胖的标准,体重指数(BMI)大于24为超重,大于28为肥胖。根据标准,中国城市中有40%的成年人超重。

(一) 体重指数(BMI)测定法

这是近年来国际流行的标准体重测定法。体重指数也叫凯特莱指数,不受性别和身材的影响。计算公式如下:

体重指数(BMI) = 体重(kg) ÷ [身高(m)]^2。

凯特莱规定的人体标准体重指数是:BMI = 22,他是从免疫学角度通过各种数据制定出来的。

标准体重(kg) = [身高(m)]^2 × 22

肥胖度(%) = [实际体重(kg) ÷ 标准体重(kg) − 1] × 100%

举例如下,一位四十多岁的女性,其身高是1.55 m,实际体重66 kg。带入公式:

体重指数（BMI）＝ 66 ÷ (1.55)^2 ＝ 27.5
标准体重（kg）＝ (1.55)^2 × 22 ＝ 52.8
肥胖度（%）＝ (66 ÷ 52.8 − 1) × 100% ＝ 25%

这就表明这位女性属于肥胖型，她的肥胖度已经超过自己标准体重的25%，为偏胖者。

（二）肥胖症的分级

一级肥胖：超过标准体重15%～30%者。
二级肥胖：超过标准体重30%～50%者。
三级肥胖：超过标准体重50%～100%者。
四级肥胖：超过标准体重100%以上者。

三、肥胖症的分类

肥胖分为单纯性肥胖症和继发性肥胖症两类。

单纯性肥胖症也叫"外源性肥胖"或"过食性肥胖"，主要是由于多食少动而引起的，这类病人占绝大多数。

继发性肥胖症又称"内源性肥胖"或"病理性肥胖"，是继发于其他疾病引起的，这类肥胖仅占2.6%左右。

文体疗法主要针对的是单纯性肥胖症。

四、文体活动对肥胖症的作用

1. 促进能量消耗，造成机体的热能负平衡。
2. 抑制食欲。
3. 维持正常的血压，降低血清胆固醇水平，提高心肺功能。
4. 运动可以保持良好的体力，维持患者较好的健康水平。
5. 文体活动可以使人轻松愉快，改善人的心理状态，有助于消除焦虑。
6. 可以培养人们正常而规律的生活习惯。

五、食物的摄入和选择

对于减肥来说，食物的摄入和选择与体育活动是两大关键，所以既坚持体育锻炼，又适当节食，才是正确的减肥方法。

机体活动，尤其体力活动是人体热能消耗的主要因素。在进行运动时，机体的能量消耗可比安静时提高10～20倍，因此就能量消耗而言，运动减肥对所有的人都有效。减肥最基本的原理是能量的负平衡，即热能的消耗要大于热能的摄入。但有些人参加锻炼，体重不仅没减反而增加了，这不外乎两种情况：一是运动中消耗的热能不足，二是运动后摄入的热能物质过多。不管能量消耗多少，运动后便大吃大喝，补充的热能远远超出了消耗掉的能量，就不能达到减肥的目的。

能够供给机体能量的物质，称为热源物质，包括糖、脂肪和蛋白质。脂肪是热源物质中热能最高的，1g脂肪在体内燃烧的生理有效热量为9千卡，糖和蛋白质为4千卡。

减肥时应当限制膳食的总热量,但不仅仅是限制脂肪的摄入。减肥期间应采用高蛋白质、低糖(碳水化合物)和适量脂肪的膳食,并不是脂肪越少越好。限制总热量的摄入,蛋白质的摄入相应减少。体内热能负平衡动用脂肪供能时,也会消耗、分解一些体内的蛋白质参与供能,而蛋白质对人体非常重要,必不可少,因此必须充分供给。此外,过多的蛋白质还可以转变为糖,来维持血糖的稳定,弥补糖(碳水化合物)的不足。

减少糖的摄入,一方面可降低胰岛素的分泌,减少体内脂肪的合成,另一方面,会使体内的糖原储备降低、从而促进对脂肪的动用,减少体脂的储存。

膳食中保持适量的脂肪,对减肥有一定益处。这是因为:其一,脂肪可以抑制胰岛素的分泌和胰高血糖素的分泌,促进机体对脂肪的利用。其二,适量摄入脂肪,碳水化合物摄入减少,易造成相对较多的脂肪在体内代谢不完全而产生一定量的酮体。酮体有抑制饥饿感觉的作用。酮体被分解排出体外时,还可额外消耗一些热量。此外,适量的脂肪也会使人产生饱腹感,使减肥者较自然地接受低热量膳食,而不觉得饥饿难耐。

总热量的摄入减少时,常伴有无机盐和维生素的摄入不足。因此,在减肥期间,应多食新鲜瓜果、蔬菜及海产品。富含纤维的食品(如全麦制品、燕麦等)有饱腹感而不供给热能,同时还能减少热量的吸收,是最好的减肥食品。

六、肥胖症运动处方

(一)运动项目

在肥胖症的治疗中可采用的运动项目有:步行、跑步、爬山、上下楼梯、自行车、游泳、滑冰、有氧健身操、体操、扭秧歌、交谊舞、太极拳、健身器械的力量练习,还可进行乒乓球、羽毛球、网球、足球、篮球、排球等球类项目的运动。

(二)运动的强度

在对肥胖症的治疗中主要采用中等的运动强度。

运动中机体供能的方式可分两类:一类是无氧供能,即在无氧或氧供应相对不足的情况下,主要靠 ATP、CP 分解供能和糖原无氧酵解供能(即糖原在无氧的情况下分解成为乳酸,同时供给机体能量)。这类运动只能持续很短的时间(约 1~3 min)。短距离的全速跑属于无氧供能的运动。另一类为有氧供能,即运动时能量主要来自糖原(脂肪、蛋白质)的有氧氧化。由于运动中供氧充分,糖原可以完全分解,释放大量能量,因而能持续较长的时间。这类运动如 5000 m 以上的跑步,1500 m 以上的游泳,还有较长时间的快速步行、跑步、健身操、交谊舞、自行车、太极拳、各种球类活动等都属于这类运动。

因此,我们可以认识到,大强度的运动不可能持续很长时间,总的能量消耗较少,因而不是理想的减肥运动方式;而强度较低的运动由于供氧充分,持续时间长,总的能量消耗多,更有利于减肥。在运动中将心率维持在最高心率(220 - 年龄)的 60%~70% 为最合适。

(三)运动时间

有氧运动要求用中等强度,每次运动的时间要持续 30 min 以上。在中等强度运动时,开始阶段机体并不立即动用脂肪供能。因为脂肪被分解并释放出来运送到肌肉,需要至少 20 min。

另外，脂肪的储备和动用是一种动态平衡，因此要经常参加运动，切不可一劳永逸。减肥运动最好每日进行，每周不要少于 4 次。

（四）力量练习

研究表明，随着年龄的增加，机体在安静时的代谢率（resting metabolic rate，RMR）将以 1%～3% 的速度逐年下降。RMR 的降低在很大程度上归咎于瘦体重（lean body weight，LBW）的减少。而机体 RMR 水平的降低和 LBW 含量的下降都与运动不足有关。这也正是许多人中年之后开始发福的基本原因。

为了预防瘦体重的减少，提高机体的安静时代谢率水平，最好的方式是坚持体育锻炼。科学研究证明，有氧运动可以提高人体的最大摄氧能力，但并不提高体内瘦体重的含量；而力量训练不能有效地改善最大摄氧能力，但却能明显增加体内瘦体重的含量。瘦体重的增加可提高机体的安静时代谢率。这意味着即使是在睡觉，瘦体重多的人也比瘦体重少的人消耗的能量要多。

由此可见，力量训练无论是对维持原有的理想体重，还是对肥胖症的减肥，都是很有意义的。因此，在进行减肥运动时，应坚持以有氧运动为主，适当增加力量练习，以增加 LBW 的含量，提高机体的 RMR 水平，巩固和增强减肥效果。

在力量练习时可以根据肥胖者脂肪蓄积的部位进行选择。

脂肪蓄积在腹部者，主要是进行仰卧起坐、双腿伸直抬高以及抗阻性抬腿运动等。

脂肪蓄积在肩、背、胸部者，可以做哑铃操及拉力器等练习。

（五）注意事项

1. 在减肥前要经过医生检查，是否有心血管系统合并症，如果有心血管系统合并症可分别按冠心病、高血压和糖尿病的运动处方进行。在治疗期间要定期进行医务监督，以便及时调整运动量。

2. 在减肥的训练过程中，运动量要循序渐进，长期坚持。

（金　宁）

第九节　冠心病的文体疗法

目前心血管疾病已成为全球的最大的死因，1990 年全球心血管疾病占总死亡原因的 29%，居死亡原因的第二位。预计 2020 年将增至 36%，居首位，将高出癌症死亡率 1 倍多。

心脏病也是可以通过正确的运动锻炼促进其功能恢复的病种，因而与神经、肌骨疾病一起成为康复医学的重点对象。

早在 20 世纪 60 年代，北美开始对心脏病患者的许多心脏锻炼康复方案进行研究，结果表明，与不锻炼的心脏病患者相比，锻炼者的心脏功能和劳动能力均有改善，而且多能重新就业。

美国疾病控制中心早已把缺乏体育活动作为主要的心血管疾病的发病因素。运动不足的危害与吸烟、高血压、高血脂相似。大量的研究证明，运动对预防冠心病极为重要。与不锻炼的人相比，经常参加体育锻炼的人很少发病，即使发病程度亦较轻，发病年龄也较晚。

人们对冠心病的体育运动康复进行了大量的研究与实践，越来越认识到运动对冠心病康复的重要性。人们从各个方面研究了运动在冠心病康复中的作用。有人认为不活动的人冠心病发病率是经常活动者的1.9倍。运动可减少冠心病的危险因素如高血压、高血脂症、糖尿病和肥胖症等。国内外大量研究表明运动可以降低冠心病的发病率和死亡率，改善冠心病预后，缩短住院时间，减少医疗费用，提高冠心病患者的生活质量。

一、体育、娱乐活动改善心脏功能的机制

1. 降低心率和血压　体育、娱乐活动可以使心肌收缩力增强，每搏输出量增多。这样就可以通过较少的搏动次数得到充足的供血量，运动后的血压、尤其舒张压有明显的下降。

心率减慢后，每次收缩后舒张的时间相应延长，这样有利于心脏的休息。由于冠状动脉血流以舒张期为主，舒张期的延长有利于心肌营养和减轻心肌的缺血。我国学者证明，运动后血浆心钠素水平下降是血压下降的机制之一。

2. 改善心脏状况，减少冠心病复发率　通过耐力训练后，可以使心率减慢、心室容积增大、每搏输出量增加、冠状血流充足、心肌毛细血管与心肌纤维的比例也增大、对缺氧的耐受力增加，心肌纤颤阈值升高。

通过研究表明，心肌梗死后进行正确的、系统的耐力训练，可改善整个心脏状态，致死性和非致死性复发率明显降低。

3. 改善冠状血液循环　运动训练通过自主神经和舒缓因子双重调节使冠状动脉扩张，又由于心脏舒张期的延长而使冠状动脉得到更充分的灌注。实验证明运动能促进冠状血流侧支循环，使心肌血液灌注明显改善。这些都证明运动对改善冠状循环有良好的影响。

4. 对动脉粥样硬化的影响　在动脉粥样硬化的形成过程中，低密度脂蛋白（LDL）与高密度脂蛋白（HDL）的作用是相反的。LDL可以大块沉积在动脉内壁上，是形成动脉硬化的主要原因之一；而HDL则对动脉壁有保护作用，可清除其他脂类物质在管壁上的沉积。有研究证明，有氧运动可促进胆固醇的代谢和分解，低强度耐力运动时，脂肪供能占肌肉需能的60%，同时可以提高脂肪组织的脂肪蛋白酶活性，加速了富含三酰甘油的乳糜和LDL的分解，并使HDL升高。

在动物和人身上均已证实，运动锻炼能预防动脉粥样硬化的发生。尸检发现经常体育锻炼的人死后极少发现动脉粥样硬化。经观察，心肌梗死后坚持锻炼持续4年的患者，其冠状动脉和股动脉的动脉粥样硬化斑块可以稳定不发展，甚至消退。

5. 对血液黏稠度的影响　已经证明，体育运动锻炼可以增加纤溶系统活性，降低血小板黏性，防止凝血块形成。

二、冠心病运动处方

（一）运动方法及注意事项

心脏病患者活动时，严重心律失常和心跳停止的危险性可提高6倍，所以他们通常参加由医生指导的门诊心脏康复活动。应谨慎建议其他形式的活动，并于适当测试后由主管

医师个别决定。病情不稳定如心绞痛、非代偿性心功能不全和某些心律不齐,不能进行锻炼。

患者分组每周锻炼 2~3 次,动态锻炼如骑车、跑步、划船和体操每次 60 min 左右,达到最大吸氧量 60%。康复训练 3~6 个月后,可参加冠心病俱乐部保持原活动状态。

训练中应采取所有安全措施以防不测,包括对工作人员的培训和除颤器的准备。除了活动训练,康复过程还应包括讲课、分组讨论和社会工作者、心理学者关于危险因素的控制、心理问题的重视及社会和职业问题的个别咨询。对心脏病患者多学科综合性康复可增进健康、提高体力活动能力、加强风险因素控制并降低死亡率 25%。

包括稳定性心绞痛及心肌梗死发病后半年左右,坏死部位已愈合,症状也已大部消失,为了恢复体力,减少复发,可进行运动量较大的体育锻炼。为确保安全,必须先做运动试验,以取得在运动中可达到的最高心率。

(二) 运动处方

1. 有氧运动 有氧训练是冠心病文体疗法的主要方法。常用的项目有步行、慢跑、游泳、太极拳、交谊舞、自行车、登山等。运动强度为最大心率的 50%~85%,每次活动时间最少 20 min,每周活动 3~7 次。

2. 力量性运动 运动强度为一次最大抗阻重量的 40%~50%,重复 8~10 次为 1 组,组间休息 30 s,5 组为 1 个循环,一次训练进行 2 个循环,每周训练 3 次。训练以大肌肉群为主,如腿、躯干和上肢,练习采用缓慢的全关节活动范围的抗阻运动。

3. 娱乐性运动 其中有各种棋类活动、球类活动等,可提高患者训练的积极性和训练效果,但要避免进行竞争性的活动,以免产生过强的心血管应激。

4. 放松性运动 包括腹式呼吸锻炼、放松术和类似的锻炼。

5. 医疗体操 以柔缓的牵伸性活动为主,属于中、小强度的练习。

(金 宁)

第十节 慢性阻塞性肺疾病的文体疗法

慢性阻塞性肺疾病(chronic obstructive pulmonary diseases,COPD)是肺康复的主要内容。美国在 1992 年发表的《肺康复方案指南》中认为肺康复的主要适应对象是肺气肿、慢性支气管炎和哮喘等,而且认为 COPD 康复原则中的某些方面亦可应用于其他适应证。

慢性阻塞性肺疾病包括慢性支气管炎和慢性阻塞性肺气肿。慢性支气管炎是以咳嗽、咳痰或伴有喘息并反复发作的进行性疾患。慢性阻塞性肺气肿常由慢性支气管炎发展而来,在慢支症状的基础上出现逐渐加重的呼吸困难。由于上述疾病具有共同的症状,一般在临床上统称为慢性阻塞性肺疾病。

一、致病原因

美国的某公共卫生机构 1974 年的报告指出,"吸烟是慢性支气管炎和肺气肿的主要原因"。而感染是慢性支气管炎发生、发展的一个重要因素,主要为病毒和细菌感染。大气污染也是本病的重要诱发病因。寒冷常为慢支发作的重要原因和诱因。另外，有些人还有过敏、局部防御及免疫功能降低等因素。以上一种或几种诱发因素长期反复相互作用，可发展成为慢性支气管炎。慢性支气管炎如得不到及时有效的治疗，可并发慢性阻塞性肺气肿。

二、疾病的特点及对机体的影响

慢性阻塞性肺疾病是以肺泡数量和肺泡周围毛细血管数量减少为特点的疾病。发生此病后，病人反复发作咳嗽、咳痰及呼吸困难。由于肺泡数量和肺泡周围毛细血管数量的逐渐减少，减少了肺部气体交换的面积，严重损害呼吸功能，而致血氧含量过低。另外，由于长期慢性压力过载导致肺部结缔组织增生，肺组织血管床平滑肌增生，继而发生动脉硬化及纤维变性，可并发肺动脉高压、肺源性心脏病，最终导致右心衰竭。由于呼吸肌长期过度负荷，病人常出现胸廓过分扩张、畸形，致使肺残气量增加，进一步损害了肺功能。

慢性阻塞性肺疾病是严重危害人民健康的常见病，尤以老年人多见。严重影响健康和劳动力，使病人生活质量下降，由于长期慢性反复发作，增加了病人的精神和经济负担。

慢性阻塞性肺疾病治疗的主要原则是缓解症状，改善呼吸功能。急性期主要用解痉平喘抗感染的药物，缓解期可进行体育锻炼及呼吸肌锻炼，以改善呼吸功能，增加代偿能力。

三、体育活动的作用

1. 适应在生活中的有效呼吸和体力　体育锻炼可促进健康，增进体质，增强病人的抵抗力，增加呼吸道分泌物的排出，从而减少感染和过敏的机会。体育锻炼还可改善心肺功能，增加心肺系统的代偿能力。

2. 减轻呼吸道阻塞程度　发生慢性支气管炎后，体育锻炼可改善呼吸功能，减轻气道阻塞性，可有效地改善病情。

3. 改善通气量　耐力练习可能延缓呼吸肌功能的退化（最大摄氧量）、改善体力，改善病人的呼气过程，使膈肌活动幅度增加，增加已阻塞气道的气体流量，使肺泡残气充分呼出，还能减轻支气管的炎症和咳嗽的症状、维持呼吸肌力量，有效地改善肺通气量。

4. 改善症状　体育锻炼能增强机体的免疫力，改善全身代谢，提高心肺功能，加强吸氧能力，从而缓解气喘和气短症状。

四、训练方法

体育、娱乐活动对于患者来说是再调整性训练，属于有氧的耐力训练，练习的最终目的是增强耐力。通过练习可使他们提高身体的耐久力，去适应以正常的方式完成各种日常生活活动。

慢性阻塞性肺疾病病人在开始锻炼时，以中小强度练习为宜，开始时运动时间也不宜过长，随着功能水平的改善，症状减轻，锻炼的时间可逐渐延长。

1. 呼吸体操　呼吸体操可使腹腔内压力增加，改变膈肌的活动，促使膈肌活动范围增大，延缓支气管壁过早闭塞，减少肺泡内的残留气体等。

2. 步行、慢跑　行走可改善心肺功能，可从散步开始，其速度以不引起气短症状为宜。经过 2 周的适应后可逐渐加快速度，进而走和慢跑交替，慢跑 30 s，行走 30 s，适应后可增加慢跑的时间，如 40 s、60 s、120 s，行走 30 s。以至全部转为慢跑，时间从 5 min 开始逐步过渡到 20~30 min，跑速以出现轻度气短为限。

3. 其他体育、娱乐活动　在可以持续慢跑 30 min 的基础上可进行中、小强度的乒乓球、羽毛球、舞蹈、太极拳、游泳、门球、高尔夫球、固定自行车、爬山、唱歌、园艺活动等。

4. 增强上肢的活动　在相同工作量的水平上，上肢训练对患者通气量的要求比下肢高，所以患者在进行提举、梳饰等需要上肢的 ADL 活动时容易引起呼吸困难。但是上肢活动是与患者生活紧密相连的，所以增强上肢的运动是必不可少的。

五、训练注意事项

1. 一般运动处方的靶心率不适应 COPD 患者，因为其心脏负荷还未达到训练要求，而呼吸功能不足已限制了其继续进行。在 COPD 患者中运动耐受量受限于最大通气量的下降和呼吸困难感的早出现，所以在运动练习时，不宜以靶心率为准，要以在运动时出现气短症状感为准。

2. 有急性感冒症状和心肺功能失调者不宜进行锻炼。

3. 开始腹式呼吸时勿过慢过深，一次练习时间不宜过长，一般练习 5~6 次可稍休息片刻。如有头晕、头胀、胸闷等，应停止练习。

4. 肺心病患者锻炼时要严格控制运动量。

（金　宁）

第十一节　癌症的文体疗法

癌症是一种常见病，在我国疾病死亡率中已经升至第三位，每年的发病率约有 100 万人，而且还有增高的趋势。

世界卫生组织（1981）发布：现有的癌症中有 1/3 可以预防，1/3 可以治愈，1/3 在发现时已属晚期，但也可以通过积极的治疗、护理延长生命。在存活的患者中有相当一部分致残。

美国曾随机对身体各部位患癌症的 805 名病人致残情况进行了调查，其中身体有医学问题的占 54.4%，有骨骼问题的占 11%，有淋巴水肿的占 11%，有行走困难的占 23%，有日常生活活动障碍的占 32%，身体虚弱的占 37%，心理障碍占 52%。通过调查结果可以看出，癌症患者的身体健康、功能障碍和心理状态方面都存在着很大的问题。如何对患者的身体、心理进行有效的康复，提高他们的生活质量，是一个重要的课题。

一、体育、娱乐活动抗癌的机制

1. 吸氧量增加　体育活动时比不运动时多吸入氧气几倍至几十倍。德国阿肯博士发现，一个人若每天获得 8 倍的氧供给，可预防癌症，即使患了癌症也能延缓发展的过程。

2. 消耗体内多余的脂肪　脂肪是合成前列腺素的主要物质，而结肠癌与前列腺素的形成密切相关。运动还可促使体内储存的蛋白质转化为糖皮质激素，这类激素具有防癌的作用。运动还可催化脂质过氧化物及过氧化氢，消除过氧化作用和抑制自由基（与癌发生有关），起到防癌作用。

3. 排除体内毒素　体育运动时血液循环加快，使血液得到净化。大量排汗，可把体内致癌物质，如亚硝酸、丙酮、氯仿、铝、锶、铍、砷等排出体外（人体汗液排出的有害毒素有100种以上）。

4. 增强体质，提高免疫力　运动使血液中白细胞、淋巴细胞、巨噬细胞和直接杀伤细胞（K细胞）大量增加，它们可以吞噬体内的癌细胞。

5. 使体内物质代谢增强　体育活动可促进消化系统功能，增加食欲，经常运动的人很少发生便秘，从而减少致癌物质在结肠内的时间，可避免或减少胃、肠癌的发生。

6. 内分泌系统的改变　体育活动可促进内啡肽水平增高，使内分泌系统发生一系列良性改变，有利于抗癌。

7. 改善情绪　文体活动是集体的、有趣味的活动，有助于患者情绪的改变，平时积累的不良情绪可在文体活动中宣泄出去。

二、文体疗法对癌症的作用

1. 体育活动对于癌症的预防、治疗作用　有研究证明，同样条件的454人，在8年中经常进行跑步与不进行跑步的人患癌症的人数为3人（0.66%）和29人（6.4%）。还有不少人在患癌症后进行体育活动，结果是大大延长了寿命。

2. 改善心理状态　有研究证明，癌症是一种有部分心理因素的疾病，所以，精神愉快、乐观的情绪，对癌症患者尤为重要。长期存在的焦虑情绪会降低或抑制机体的免疫能力，诱发内分泌失调。如：可使催乳素分泌过剩而导致乳腺癌，使肾上腺皮质激素分泌过多，可影响巨噬细胞、淋巴细胞及免疫抗体的产生，造成免疫能力下降，从而有利于癌细胞的滋生和发展。因此，良好的情绪是战胜癌症的重要手段之一。文体活动有助于改善不良的心理状态，所以文体疗法对于癌症患者来说是非常重要的。

3. 提高生活质量　通过体育、娱乐活动，癌症患者在身体和心理方面可以得到改善，恢复自信心，从而可以恢复生活自理能力。另外还可以在体育、娱乐活动中结交一些朋友，在愉快的活动中享受到生活的快乐。

4. 促进术后的功能恢复　癌症患者在手术后身体虚弱，通过文体疗法可以使身体各系统功能得到提高，并有助于改善食欲、睡眠。

三、运动处方

1. 运动项目　癌症患者可以进行步行、跑步、健身操、交谊舞、扭秧歌、太极拳、医疗体操、气功、健身器械练习、轻松的球类活动、唱歌（集体或卡拉OK）等文体活动。

2. 运动强度　患者最大心率的65%～85%。

3. 运动时间　每次15～30 min，每周3～5次。

（金　宁）

第十二节　精神障碍的文体疗法

一、文体疗法对精神障碍的治疗作用

人们早已认识到体育、娱乐活动对于精神活动的影响。在近年来的临床科研中对此进行的观察中均证明身体的活动和锻炼可以使焦虑水平降低，抑郁情绪缓解，社会交往和人际关系能力改善。还有一些在正常人群中的研究表明，在同样的应激状态下，经常身体锻炼的人出现的应激反应症状轻微一些。这类的研究报道提供了较为有说服力的证据，表明体育、娱乐活动对于精神障碍不仅有治疗作用而且有预防保健作用。因此在某些精神障碍出现时，体育、娱乐活动可以作为一种治疗方法应用于康复治疗。在精神疾患的治疗学中，心理治疗是很重要的一部分，人们对此术语并不陌生。在心理治疗中的行为治疗中采用体育、娱乐活动的方式在临床中是较为常见的方法之一。通过患者行为模式的改变达到心理的改变，从而使其社会适应能力得到提高。

二、文体疗法对精神障碍治疗的机制

（一）心理学功能的改变

1. 身体的运动是一种生物反馈方法，能教会个体控制自己的自主唤醒水平，对自己的躯体器官运动进行自我的良性调节，使非器质性的神经症类症状（无器质性改变的功能失调和各种躯体不适）得到改善。
2. 身体运动可以强迫转移个体对于不愉快的认知和行为的注意。
3. 身体运动中可产生出汗、呼吸加快、疲劳等症状，这些属于躯体焦虑的表现，但在运动时不伴随痛苦情绪的主观体验，而且使心理平静，产生愉快和成就感。

（二）生物学机制

1. 锻炼时身体的运动可使体温升高，产生短期的安静作用。
2. 身体的运动中肌肉频繁活动，使焦虑造成的肌肉紧张放松，运动后肌肉的活动性降低，产生焦虑的机制改善。
3. 运动中加速了神经介质的代谢，去甲肾上腺素、5羟色胺、多巴胺等都具有改善情绪的功能。
4. 在有氧代谢运动中由丘脑垂体分泌释放β-内啡肽，它是一种强大的吗啡类激素。医学证明内啡肽具有与吗啡类似的极强的镇痛作用，等量内啡肽的作用要比吗啡强200倍。人体在长时间运动时体内内啡肽能保持较高水平。内啡肽能解除精神疾患的某些症状，是最好的生理镇静剂。
5. 通过体育、娱乐活动进行身体功能训练，使来自肌肉和关节的冲动不断传导到中枢神经系统，有助于调整大脑皮质的活动过程，改变神经系统的紧张度，从而起到用运动刺激从周围来强化中枢的作用。

三、适应证

文体疗法的适应证在广义上讲是很宽的,能够通过体育、娱乐活动得到改善的症状都是适应证。

精神障碍可以分为两类,精神病性的症状和非精神病性的症状。简单的区分可以理解为:精神病性的症状指存在幻觉、妄想、思维凌乱、情感错乱、行为紊乱等,对现实的环境和自己的状态判断能力受到损害;除此以外的其他问题为非精神病性症状,如各种感觉不适、情绪问题等。在分类学中将所有存在精神病性症状的疾病称为重性精神疾病,包括精神分裂症、双相情感障碍(又称躁狂抑郁性精神病)、偏执性精神病、反应性精神病、器质性痴呆等;不存在精神病性症状的问题称为轻性精神障碍,包括神经衰弱、焦虑症、恐怖症、抑郁症、强迫症、疑病症等各种类型的神经症、人格障碍、适应障碍等。在出现的精神异常中情绪和意向要求的问题是可以通过行为治疗获得改善的。而一些幻觉妄想以及思维逻辑障碍(精神病性的症状)只能通过药物治疗才能奏效,不能作为文体疗法的适应证。体育、娱乐活动适合于大多数轻性精神障碍的患者和精神分裂症的恢复期、慢性精神分裂症的社会退缩行为明显的病人。

四、训练原则

任何可以使病人的心理、情绪或行为得到良性改变的体育、娱乐项目,都可以作为治疗的项目。在进行体育、娱乐活动时要根据病人的病情特点而采用不同的方法,要有明确的针对性和目的性,才能收到较好的效果。文体疗法可以根据以下几个原则进行。

(一)情绪的改善

焦虑情绪和抑郁情绪是精神障碍中最常见的症状,体育、娱乐活动的效果是肯定的。甚至有些研究中提到,60%的心理医生认为焦虑症应采用身体活动的治疗手段,80%的人认为身体活动是治疗抑郁症的有效手段之一。抑郁症的症状是情绪低,对于事物缺乏兴趣,对于生活中的事物很难体验到幸福和愉快感,沮丧,全身器官功能的被抑制导致患者有诸多躯体不适、代谢的紊乱等。最大的问题在于病人难以言表的痛苦感使其倍受煎熬、度日如年。

美国著名学者肯尼斯·库珀指出,有氧代谢运动可奇迹般地逆转精神紧张、抑郁症等恶性症状,通过有氧代谢运动可使自信心增强、焦虑和压抑等情绪得以缓解。体育、娱乐活动项目可选用各种体操、瑜伽、太极拳、散步、各种球类活动、游泳、舞蹈、游戏活动、爬山、垂钓、棋牌活动、书法、绘画、园艺、音乐欣赏、乐器演奏等。听音乐对于调节精神状态有很好的效果,可以根据两个原则选择应用。对神经系统起兴奋或抑制作用的原则选择,具体方法可参照第八章三十七节(音乐)。文体疗法训练时要注意以下几点。

1. 提高兴趣、主动参与 根据病人的兴趣和特长,可选用不同的体育、娱乐项目,这样可以使病人的活动意愿得到激发,对抗其"对于事情没有兴趣"的症状,增加其"主动性"的恢复。

2. 区别对待 要根据病人病情的轻重选用不同的运动强度。在重度抑郁发作时病人运动受到抑制,活动困难,不适宜进行强度大的运动,运动量避免过大。中度或轻度抑郁，病人的运动抑制基本解除，运动能力开始恢复，可以参加各种活动，并且逐渐增加强度和运动量。

神经衰弱的病人大脑皮质兴奋和抑制的功能失调，易于兴奋和迅速疲劳。兴奋－抑制的调节障碍，常有各种躯体不适感和睡眠障碍。对于整日精神不振的患者，要采用生动、活泼的训练项目，可选择游戏性或竞赛性的全身性的体育、娱乐活动，如长跑、游泳、球类活动、打拳、爬山、划船等项目。运动量要适中，不要引起强烈的精神兴奋和过度疲劳。对容易激动的患者，则采用温和平静的项目为宜，可选用体操、太极拳、瑜伽、棋牌、垂钓、书法、绘画、园艺等活动项目。进行太极拳练习时可先进行动作的分解练习，然后再将其组合起来，练习时要求注意力高度集中。在进行其他的活动时尽量采用全身性的活动，活动量不宜过大。

3. 注意力的转移　焦虑症的症状以强烈的不安全感和各种各样的躯体不适感为主要特点，伴有全身的肌肉紧张感，常常成为一种警觉状态（敏感，反应过度）。可以选用太极拳、瑜伽、各种球类、书法、绘画、棋牌活动等注意力较集中的运动项目。在这类活动中，病人对于"自我不适和周围威胁"的过度注意被迫转移，使病人的全身心的紧张得到缓解，肌肉放松，焦虑减轻。大量和有一定强度的运动对于大多数焦虑病人是有益处的。

（二）社交能力的培养

以培养社交能力为目的，可以选用集体配合性的体育项目，运动本身需要密切配合，可采用运动速度较快、反应时间较短的项目（比如篮球、排球、乒乓球、羽毛球等）。

（三）自信心的提高

为提高患者的自信心，可以选用没有竞争的体育项目，如健身操、游泳、太极拳、舞蹈、简单的游戏活动、娱乐性的球类活动、垂钓、书法、绘画、园艺等，但在此类的活动中要注意避免运动量过大。通过这些的活动来增加自我的成就感，降低应激水平，强身健体，同时不会受到失败带来的消极心理效应影响。失败的情绪可以破坏自我效能感、能力感，破坏自我的成就感，破坏自豪感和控制驾驭感。

（四）躯体不适感的改善

为了改善躯体不适感，可以选用跑步、打拳、爬山、体操、瑜伽、球类活动等运动项目。许多神经症类的障碍存在躯体的症状，如自感躯体的不适，查无实据，万分痛苦，得不到解脱的方法。在运动使体质改善的同时，可以改变病人对于自身器官功能的认识，增加了自信，生的欲望得到满足和验证，减少对不适的关注。

（五）精神病人社会功能减退的训练

社会功能性训练的文体疗法以集体性的项目如球类等竞技性运动项目为最佳选择，适用于精神分裂症的恢复期、慢性精神分裂症的社会退缩行为明显的病人。例如在治疗中有慢性精神分裂症的病人，表现为明显的生活懒散，做事被动，独处少语，走路总是低着头，目不斜视，旁若无人；如果被别人碰撞，也不争辩；生活料理上，不修边幅，洗澡更衣均须他人给予督促；意向要求缺乏，几乎不提任何要求和意见。但此人有一定的打篮球的基础，当经过数次的打球活动之后，病人症状明显改善。打球中，他逐渐熟悉了病友的名字，回答病友的提问，生活态度有了主动性变化，每周更衣洗澡时不用督促，在平淡的表情中时而露出憨笑的神态，尤其在篮球活动时间，不仅主动参加，有时还招呼病友参加。以往总是低头走路的他，也时常抬起头来环顾一下四周。最大的变化是病人开始与人简单的交往。

精神分裂症的病人如有思维贫乏、情感淡漠、意向减退甚至缺乏的单纯型和慢性衰退型的情况，他们会与周围环境脱离。这时应组织他们参加一些集体性的体育、娱乐活动，采用一些重复性、规律性比较明显但内容又不太复杂的活动。在训练中要适时地、适当地给予表扬和鼓励，激发他们的对生活的兴趣和与人交往的愿望。

（张大荣　金　宁）

第十三节　智力残疾的文体疗法

智力残疾也称智力落后、弱智、智力低下、智能不足、精神发育迟滞、大脑发育不全等。

当今世界公认的智力落后的定义是美国心理缺陷协会于1973年提出来的："一般智力功能明显低于平均水平，同时存在适应行为方面的缺陷，这种缺陷明显地发生在发育时期。"根据这个定义，确定一个人是否智力落后，必须同时考虑以下因素：

（1）智力功能低下：即低于同龄人的97%～98%，在斯坦福－比奈智力测验中智商在68以下，在韦克斯勒儿童智力测验中智力在70以下。

（2）适应社会行为差：即社会责任能力和独立性（生活自理技能、在学校学习的基本学科知识和参加某些社会性集体活动等）都与自己的年龄以及生活在其中的社会的文化教养的要求不适应。

（3）缺陷发生在发育时期：即发生在18岁以前，如果在成年期因车祸、疾病而出现类似的情况，则不属于此范围。

我国的定义是在1987年进行全国残疾人抽样调查时提出来的："智力残疾（即智力落后或残疾）是指人的智力明显低于一般人的水平，并显示出社会适应行为的障碍。智力残疾包括：在智力发育期间（18岁以前），由于各种有害因素导致精神发育不全或智力迟滞；智力发育成熟后，由于各种有害因素导致的智力损害或老年期的智力明显衰退。"我国的定义范围更宽，超出儿童范畴，但比较符合整个社会中智力落后人群的实际情况。

一、体育、娱乐活动对智力残疾者的作用

智力残疾者由于智力明显低于一般人的水平，并且显示出适应性行为障碍，对外界感知范围狭窄，速度慢，信息容量小。他们缺乏掌握抽象概念的能力，不能自然地学会一些基本的知识，需要提供系统的引导和训练。体育、娱乐活动可使智力残疾者的形象思维能力在身体的运动和游玩的过程中得到启迪和发展。

体育、娱乐活动可以使智力残疾患者在以下几个方面得到改善。

（一）身体方面

智力残疾者因为智力低下，身体活动减少，所以在身体的各个方面均受到不同程度的

影响。

1. 促进身体发育　智力残疾者与同龄人在身体发育方面有差距。通过体育、娱乐活动，可以促进智力残疾人身体的发育。

2. 提高健康水平　因为身体活动少，智力残疾人存在着体质弱的情况，通过体育、娱乐活动使他们身体活动得到增加，对于提高他们身体的健康水平有很大的作用。

3. 改善运动素质　通过体育、娱乐活动可以提高智力残疾人的各项运动素质，尤其可改善他们普遍存在的反应能力差、平衡能力差和身体协调性差等情况。

（二）心理方面

智力残疾人由于在智力方面与正常人有一定的差距，所以他们在心理方面存在着自卑感，缺乏自信心。在有竞争性的体育、娱乐活动中可以提高他们的竞争意识和增强他们的自信心。

（三）适应社会方面

智力残疾人由于在身体和智力方面都与正常人有一定的差距，所以他们在日常生活、人际交往、适应社会的道德准则等方面均有困难。通过体育的集体活动和带有教育意义的游戏活动等，可以提高他们的人际交往能力、日常生活的适应能力，帮助他们理解和适应社会道德准则，为以后进入社会打下基础。

二、训练项目

下面介绍的是针对儿童、少年期间的智力残疾人的体育娱乐康复，对于成年人的智力残疾人可以选择其中的一些合适的内容进行练习。

智力残疾人的体育、娱乐训练可以从体育、游戏、手工活动和音乐、舞蹈等几个方面进行。

（一）体育活动

体育活动中包括体操、田径、球类、游泳等。

1. 体操　体操项目中有徒手的韵律操、广播操和利用器械进行的体操项目等。平衡木、蹦床练习可提高智力残疾人的平衡能力，有助于培养他们勇敢的意志品质。单、双杠练习可提高练习者的上肢力量和动作的协调性。呼啦圈可提高运动的协调能力和腰腹部的力量。跳绳可提高下肢力量、弹跳力和协调性。跳箱练习可提高上、下肢力量、身体协调性和培养他们克服困难的意志品质。

2. 田径　田径项目的跑步、跳高、跳远和投掷等项目可以提高他们身体的健康水平和各项运动素质，促进他们的身体正常发育。

3. 球类　球类活动可提高智力残疾人身体的上下肢和躯干的力量、心肺功能、灵活性、协调性。既可以组织他们进行球类项目的比赛，也可将球类项目中的一些基本动作练习分开练习。例如篮球、足球的运球练习和比赛；两人对着传接篮球、足球练习和比赛；定点和跑动投篮的练习和比赛；足球射门的练习和比赛；足球掷界外球的练习和比赛等。

（二）游戏、娱乐活动

可以根据智力残疾人的年龄和特点编制一些适合他们的游戏项目，使他们在游戏之中身体得到锻炼，智力得到开发，并且提高他们的人际交往能力、日常生活的适应能力。还可使他们从中明白一些社会的道德准则。

娱乐活动可包括棋类活动（比如一些较为简单的五子棋、跳棋等）、音乐、舞蹈、手工制作等练习，对提高他们身体运动的协调性、灵活性和开发他们的智力都有着独特的作用。

三、训练注意事项

对于接受能力差的智力残疾人不要表现出急躁情绪，要耐心才会取得效果。

由于智力残疾人的身体运动能力、平衡能力、反应能力和协调性都比较差，所以在运动时要注意安全，避免受伤。

（金　宁）

第十四节　视力残疾的文体疗法

视力障碍或视力残疾是指由于各种疾病导致双眼视力障碍或视野缩小，而难以胜任一般人所能从事的工作、学习或其他活动。视力残疾应包括盲及低视力。

1986 年我国颁布的（五项残疾标准）中视力残疾标准如下：

一级盲：最佳矫正视力＜0.02～无光感或视野半径＜5°；

二级盲：最佳矫正视力＜0.05～0.02 或视野半径＜10°；

一级低视力：最佳矫正视力＜0.1～0.05；

二级低视力：最佳矫正视力＜0.3～0.1。

根据1987 年全国残疾人抽样调查推算，当时我国有视力残疾人共755 万人，其中一级、二级盲人约323.67 万人，占42.87%，低视力者约431.33 万人，占57.13%。

一、运动不足的危害

盲人在日常生活中由于视觉的障碍，在社会环境中会遇到诸多的不便。另一方面，他们因为失明，身体的活动比正常人要减少许多。身体活动的减少会给他们带来不良的影响，具体有如下几点：

①身体运动少会影响少年、儿童在身体发育期的正常发育。②能引起人体各系统功能的降低。③身体虚弱会使抵抗力低下，从而引起其他疾病的发生。④由于失明导致盲态，身体的姿势不正确会影响体形和发育。⑤在心理方面则表现为胆子小，对人对事常常有恐惧感。⑥失明导致与人接触少，容易有孤独感，长此以往会造成人际交往和社会交流能力的低下。

二、体育、娱乐活动的作用

通过有目的的体育、娱乐活动可使盲人尽快地适应社会的各种环境。

通过有声音的引导和其他方法进行的体育、娱乐活动，会使他们的触觉、听觉潜力得到充分的开发，起到代偿视觉功能的作用。

经过体育、娱乐活动，盲人身体的力量、耐久力、灵活性、协调性和平衡能力等均可以得到提高。

身体功能、听力、触觉的提高可以使盲人消除恐惧感，改变盲态，这样就可以在日常生活的各种环境中比较安全、有效、独立地进行工作。

通过体育、娱乐活动，能够增加盲人与盲人，盲人与健全人之间相互交流的机会，增进友谊，调整他们的心理状态，尽快地适应环境，融入社会。

三、训练原则和项目

对视力残疾人的文体活动训练依照以下原则和项目进行：

（一）提高身体健康水平

盲人由于缺乏身体活动，身体各系统功能低下、健康水平降低。组织他们进行各种体育、娱乐活动，可以使他们的身体状况得到改善。

视力残疾的少年、儿童们处于身体发育期，要让他们参加各种体育、娱乐活动，使身体得到健康的发育成长，避免或纠正身体的盲态。

为了提高盲人的身体健康水平、各项运动素质和纠正不良的体态，可采用的体育、娱乐项目有：走、跑步、跳跃、投掷、游泳、广播操、垫上运动、器械体操、自行车、跳绳、游戏活动等。

（二）增强代偿功能

对盲人来说，改善听力和提高触觉的功能是至关重要的。因为他们视力障碍，导致了他们在日常生活中的诸多不便。如果将他们的手、脚的触觉能力和听觉能力进行训练提高，就可以很大程度地改善他们在生活中的诸多不便，使他们在生活中的自理、自立能力得到提高。

下列的体育、娱乐活动可以使手、脚的触觉和听觉能力得到提高：盲人门球、盲人乒乓球、盲人排球、盲人保龄球、盲人垒球、盲人五子棋、滑旱冰、沙锤体操、定向行走和跑步练习、拍球练习、游戏活动等。

（三）集体活动

尽可能让盲人参加集体的体育、娱乐活动（包括与健全人一起）。因为在一起活动的人数多可以形成愉快的气氛，使他们感受到集体的温暖，给他们提供一个相互交流的场所和机会，改善他们的孤独感，增强与人的交往能力。

除了以上列举的体育、娱乐项目外，还可以进行舞蹈、唱歌、乐器演奏等。

（四）循序渐进

对于盲人来说，身体的运动功能完全正常，但是视力障碍却妨碍了他们进行各种运动，身体的运动能力不高。所以在进行体育活动时，运动的强度和运动量都要低一些，以免他们身体负荷过大，引起对身体的伤害。

另外，进行陌生的运动练习时，一定要从简易的动作开始，逐渐提高动作的难度，而且运动的幅度和速度都要减小一些。这样做有两个目的，一是为了减少恐惧心理，提高自信心；二是避免对身体造成损伤。

（五）安全性

进行体育、娱乐活动是为了给盲人带来身体、心理方面的益处，不要在活动中出现不必要的伤害事故,所以一定要在安全方面严加注意。

在活动时的安全性方面要注意以下几点:

在运动练习中按照循序渐进的原则,使他们逐渐掌握动作技术,使身体对运动有适应的过程,安全性得到保证。

要在训练场地、器材、服装等方面加以注意,比如场地要平整,对运动器材要经常进行检查,鞋子和衣裤要适合于运动。

在进行需要听觉判断的体育活动时,声音的引导一定要合适,周围的环境也要保持安静。

四、医学和功能分级

视力残疾的医学和功能分级(IBSA)如下:

1级:双眼无光感,或仅有光感但在任何距离、任何方向均不能辨认手的形状。

2级:视力为从能识别手的形状到0.03和/或视野小于5°。

3级:视力从0.03以上到0.1和/或视野大于5°小于20°。

分级时,应测试较好一侧眼睛的最佳矫正视力,凡使用隐形眼镜或其他视力矫正镜的运动员,在比赛时不管是否配戴,在分级时均应配戴。

(金 宁)

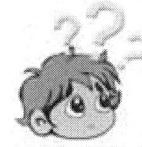

思考题

1. 脊髓损伤C8~L2患者的文体疗法训练项目是什么?
2. 脊髓损伤患者如何防止压疮?减压方法是什么?
3. 脑血管意外的文体疗法治疗原则。
4. 脑瘫的文体疗法训练注意事项。

第七章　文体疗法的注意事项

> **学习目标**
> 1. 掌握准备活动的内容及方法，整理活动的内容，运动负荷的自我检测包括的内容。
> 2. 熟悉疲劳的定义及分类，准备活动及整理活动的作用。
> 3. 了解文体训练中的组织方法、训练环境及运动服装的要求。

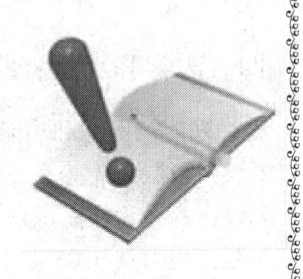

在文体训练中要避免因准备活动不充分、过度训练等给身体所带来的伤害。另外，在训练过程中可会出现一些问题，因此要采取相应的措施来解决。本章对各种可能出现的情况给予科学的观测和解决方法。

第一节　准备活动和整理活动

一、准备活动

根据身体运动的规律，可以将一次身体锻炼的过程分为三个部分：准备部分、基本部分的运动练习和结束整理部分。这三个部分具有不同的特点与作用，忽视其中任何一个部分都会影响到锻炼的效果，有时还会对练习者造成身体的伤害，因此在进行运动训练前要先做准备活动，运动结束后要做整理活动。

（一）准备活动的要求

运动训练必须保障安全，所以进行一次安全、有效的运动训练必须遵循其科学规律。在进行运动训练前，如果忽视准备活动，认为做不做准备活动无所谓，是十分错误的。准备活动是进行体育锻炼时不可缺少的，而且每次锻炼之前都要充分做好。这不仅有助于提高锻炼效果，对于防止运动伤害事故也有重要意义。

（二）准备活动的作用

准备活动做得是否适当对于保证运动训练的效果和预防对身体的伤害起重要作用。有些参加运动训练的人由于不了解准备活动的作用，往往对它重视不够，或者敷衍了事，这样就达不到锻炼的效果或者造成对身体的伤害。简单地说，准备活动就是在进行基本部分的运动健身之前使人体能够有准备地从安静状态逐步地过渡到运动状态。

1. 克服内脏器官惰性

运动时直接使身体产生运动的是肌肉，它是受运动神经支配的。神经兴奋从大脑皮质直接传至脊髓前角细胞，发出神经纤维支配骨骼肌。而内脏器官（如心血管系统、呼吸系统等）是受自主神经系统支配的，兴奋由大脑皮质传出后，需要经过皮质下中枢，才能达到所支配的内脏器官。再加上自主神经系统传递兴奋的速度比运动神经慢，这就决定了在需要迅速提高运动功能时，内脏器官就表现出更大的惰性。

在进行基本部分的运动训练时，运动器官能够很快地从安静状态过渡到运动强度比较大的运动状态。这时人体能量消耗突然增加，对氧气及其他能源物质的需求量也突然增加，代谢所产生的废物也需要及时排除，这就要求心脏、肺脏等内脏器官加倍地工作来满足运动的需要。但是由于内脏器官功能的惰性较大，在运动一开始，运动功能和内脏功能之间就产生了矛盾，不相适应。只有内脏器官功能的惰性逐渐得到克服后，人体的运动能力才能得到充分的发挥。

如果我们在基本部分的练习之前进行充分的准备活动，通过肌肉运动来引起各功能中枢（包括各内脏功能中枢）兴奋性的提高，内脏器官功能的惰性预先有所克服，就可以为基本部分的运动创造有利的条件。做了准备活动之后，一方面使运动开始时运动功能和内脏功能差距缩小，另一方面可以在各中枢兴奋性较高的基础上动员器官系统的活动，其功能惰性就可以更快地得到克服，保证在基本部分的练习时工作效率更大限度地得到发挥，为正式运动做好准备。

2. 预防运动损伤

通过准备活动，人体的体温得到提高，更能适应肌腱结构的重复伸展和收缩。结缔组织的弹性增加，具有一定的延长性。在肌腱伸展的情况下温度对结缔组织的机械性能有显著的影响。在低负荷下产生的较高温度能使结缔组织的伸展性最大，还可以减小肌肉与韧带之间的黏滞性（减少阻力），增加它们的弹性。

通过准备活动还可以促使关节囊分泌出更多的润滑液以减小关节的摩擦力，加大关节的灵活性，这些变化可以加大人体运动的幅度，提高速度、力量、灵敏性和柔韧性，从而预防肌肉、韧带和关节的损伤。

（三）怎样做准备活动

准备活动的任务是首先调节好人体神经系统的活动，并且使人体各器官系统的工作能力得到提高。例如肺脏的气体交换量增加，心脏输出的血液流量增多，新陈代谢的过程增强等，以适应正式开始的运动。这时，身体的温度也略有升高，达到了肌肉适合于做强度较大运动的程度。这样就可以保证在正式的运动时充分发挥出人体的工作效率。准备活动包括走、跑、徒手体操等。例如可以先从慢走—快走—慢跑，大约跑 400 m 左右，要求轻松自然。跑完之后就进行徒手体操活动，以颈部—躯干—肩—肘—手—髋—膝—踝的顺序活动，要求动作细致、柔和。

在具体安排准备活动时，应该根据以下几点参考：

（1）时间：一般以 10 min 左右为宜。

（2）强度：一般以身体发热、微微出汗为宜。当然，在冬季出汗就少一些，在夏季出汗就多一些。脉搏、血压比安静时增高，比运动后稍低一些较为适宜。

(3) 自我感觉：要注意练习者的自我感觉，准备活动要做到身体发热、出汗、四肢关节灵活、身体轻松有力，使专项技能可以灵活运用。如果具备这些感觉，一般地说，准备活动做得就比较充分了。

(四) 准备活动的方法

正确运用不同的运动方法、方向、幅度、频率、重复次数等要素，提高准备活动的效果。

根据锻炼的目的，选择不同的活动方法：

由于各部位的运动方法不同，对人体锻炼的效果也不同。如跳跃与踢腿运动都可以发展腿的力量，但是跳跃运动主要是发展弹跳力，并能增强骨盆底肌；而踢腿运动主要是发展屈髋肌肉群的力量，提高髋关节的柔韧性。

臂绕环与臂侧举后振，都可以发展肩带肌肉群的力量和肩关节的柔韧性，但是，侧举后振对于发展背侧肌肉群的力量、扩大胸廓、克服脊椎侧弯、提高呼吸功能等要比臂绕环效果好。

采用不同的运动方向锻炼不同的肌肉群，各部位运动的运动方向不同，锻炼的肌肉群也不同。如上体前屈、后伸运动是锻炼躯干的肌肉，但是上体前屈是为了活动腹肌，而上体后伸则是为了发展后背肌肉群的收缩力量。

采用不同的幅度、速度和频度，增减运动强度和运动量。直腿前踢比屈腿前踢的幅度大，踢到前上方又比踢到前水平的幅度大。两臂上举与两手叉腰体前屈，前者幅度比后者大。幅度越大，肌肉付出的力量就越大，同时对发展运动轴的关节的柔韧性也越有效。

在单位时间内做动作的重复次数叫频率。每秒钟跳绳两次比跳一次或在一拍中做臂绕环两次比一次频率高。在动作幅度相等的情况下，频率越高运动量越大。

(五) 徒手体操

徒手体操是以不同姿势、方向、路线、幅度，频率和节奏协同一致，而由身体各部位的各种动作组合成的各种单个动作或联合动作，并按一定的节奏进行的练习。

徒手体操是准备活动的主要活动内容，其内容丰富、动作简单、形式简便、变化多样、运用广泛、效果良好，不受场地与气候的限制，不需要专门的器材设备，不受性别、年龄与运动水平的约束。动作有难有易，简便易行，运动量易于调节，是运动训练前的主要热身活动。

徒手体操可以变成成套的动作，以伸展和屈曲上肢、肩胛带、躯干、髋部和腿部的关节韧带和增强相应部位的肌肉群力量及促进各关节分泌润滑液，动员机体尽快进入工作状态。

1. 徒手体操的内容

(1) 颈部的动作：屈、伸、扭转、绕环。

(2) 臂部的动作：举、屈、伸、振、冲拳、绕环、摆、推、波浪、撑。

(3) 腿部的动作：出、举、绕环、屈、伸、踢、摆、压、起、走、跑、跳。

(4) 躯干的动作：绕环、屈、伸、转。

(5) 身体基本姿势：立、弓步、蹲、跪、坐、团身、挺身、平衡、撑、劈腿和卧。

2. 练习方法

作为准备活动的徒手体操可以根据每个人的具体情况按以上介绍的基本原则进行单个动作的练习，也可以将一些动作组合起来进行复合动作的练习。

需要注意的是，准备活动的动作不要过于猛烈，否则身体可能发生损伤，动作要柔和细致、缓慢用力。

二、整理活动

（一）整理活动的意义

在锻炼之后做整理活动的目的是使练习者更好地由紧张的运动状态逐步地过渡到安静状态。运动对人体所引起的生理变化，并不是随着运动的停止而消失。例如，在较激烈的运动时，能量消耗很大，需要大量的氧气供应，但是在大部分的运动项目中，无论怎样也不能满足运动时对氧气的需要。因此，在进行较剧烈的运动时，肌肉的活动往往是在缺氧的状态下进行。这样在运动停止之后，内脏器官还得继续加强工作，以补偿运动时缺少的氧气。就拿中、长跑来说，氧气的需求量要超过平时的十多倍，如果不做整理活动而突然静止下来，那么，身体的静止姿势首先就限制了呼吸动作，影响了氧气的补充，同时也必然影响静脉血的回流，心脏血液的输出量因而减少，血压必然降低，由于重力的影响，血液不容易输送到头部，甚至可能造成暂时的脑缺血，产生一系列不良的反应，如恶心、呕吐、面色苍白、心慌，甚至昏倒。

另外整理活动还是消除疲劳、促进体力恢复的一种良好的方法。运动后进行整理活动可使肌肉及时得到放松，可避免由于局部循环障碍影响代谢过程而造成恢复过程的延长。

从上述两点看来，整理活动不是可有可无的，而是很重要的。

（二）怎样做整理活动

整理活动的内容是多种多样的。整理活动应与刚结束的运动相衔接，尤其是参加跑步、自行车、滑冰等运动时，在结束正式的练习后必须再继续前进一段距离，逐步减低速度，然后做腿部的屈伸和呼吸等动作，使下肢的血液很快地回流心脏，防止脑缺血的发生。一般来说着重于呼吸运动和较缓和的全身活动。例如较剧烈的运动后做几分钟的慢跑，或做一些放松的动作，调整一下呼吸，使身体由较兴奋的状态逐步恢复到安静状态。

一般整理活动应包括以下内容，如慢跑、放松体操、肌肉放松练习和静力牵张练习。

在静力牵张练习过程中可以区别肌肉的酸痛和肌肉拉伤：如肌肉酸痛，在伸展的过程中则会逐渐减轻、缓解；如在持续牵张过程中疼痛并不减轻或甚至加重，则可能是肌肉拉伤，应立即停止练习并采取相应的治疗措施。

要弄清哪些是酸痛的肌肉及其起止点，根据场地条件设计一些简易的动作，使酸痛的肌肉逐渐受到最大幅度的持续伸展。要严格按动作要领完成练习。

静力牵张伸展练习要以静为主，动静结合。开始进行静力牵张伸展练习时，伸展动作的速度要比较缓慢，伸展幅度要适当，在持续牵张的过程中，如已感到肌肉放松，可逐步加大牵张幅度直到可能的最大幅度为止。

牵张持续时间约 1 min 左右，间歇 1 min，重复 2~3 次为一组。牵张时间的长短、重复组数的多少，以及每天进行牵张练习的次数，可根据负荷大小而定。

静力牵张伸展练习最好在主项训练结束后立即进行。因此，需要强调以静力牵张伸展练习为主的整理活动。在练习过程中适当地进行静力牵张伸展练习也有助于恢复和提高骨骼肌的工作能力。牵张后适当地进行揉捏、抖动，有利于消除牵张引起的不适感觉。

肌肉放松练习可以采用按摩作为其中的一个手段，按摩可以相互之间按摩，也可以自己进行按摩。

第二节 运动负荷的自我监测

运动负荷的自我监测即在运动锻炼的过程中，用简单易行的医学指标，对本人的健康状况和身体反应进行观察。自我监测是掌握运动量、科学地进行运动训练的重要依据，在体育、娱乐疗法中有着重要的意义。自我监测的内容包括主观感觉和客观检查。

一、主观感觉

1. 运动心情　当一个人的身体功能正常时，精神饱满，体力充沛，渴望训练。如果健康状况不佳，就出现心情不佳、倦怠、不愿动的征象。

2. 自我感觉　人的身体功能正常时，自我感觉良好，身体无不适感觉。如果在运动中或运动后，出现异常的疲劳，感到恶心甚至呕吐，头晕，身体某些部位感觉疼痛，说明体力不好或患病。

3. 睡眠　良好的睡眠状态是入睡快，醒后精力充沛。如果入睡迟、夜间易醒、失眠，睡醒后仍感疲劳，表明睡眠失常。说明身体状况不佳或运动量过大。

4. 食欲　参加体育运动时能量消耗大，所以运动后食欲良好，想进食，食量大。如果运动后不想进食，食量减少，并在一定时期内不能恢复食欲，表明胃肠消化和吸收功能下降，可能与运动量安排不合适，或身体功能和健康状况不良有关。

5. 排汗量　运动时排汗量的多少与运动量大小、训练程度、饮水量、空气温度、空气湿度、衣着厚薄以及神经系统状况有密切关系。在外界条件相同的情况下，未经训练者的排汗量多。随着训练程度的增长，排汗量可减少。

就出汗而言，一般情况下，容易出汗，而且出汗时间长是身体功能良好的表现，说明体内有足够的水分，体温调节的能力强。如果在相同情况下，排汗量比过去明显增多，特别是夜间睡眠中出大量冷汗，表明身体疲劳，也可能是内脏器官患病的征兆，应加以注意。

二、客观检查

1. 脉搏　测脉搏时除注意频率外，还应注意节律。测晨脉对了解身体功能变化有重要意义。在训练时期，若每分钟晨脉比过去稍有减少或无明显改变，节律齐，表明练习者身体功能反应良好，有潜力；若每分钟比过去快12次以上，表明功能反应不良，可能与疲劳未消除或身体有病有关。经调节运动量后仍有此现象，应深入检查。

如果发现脉搏节律不齐或有停跳现象，可能是心脏功能异常征象，应采用心电图等方法作进一步检查。

2. 血压　晨起卧床血压较为稳定。若安静血压比平时上升20%左右且持续两天者，往往是功能下降或过度疲劳的表现。

运动状态下的血压评定。一般而言，收缩压随运动强度的加大而上升。大强度负荷时，收缩压可高达 190 mmHg 或更高，舒张压一般不变或轻度上升或下降。出现以下情况系功能不良的反应：运动时脉压差增加的程度比平时减少；运动中血压升高不多，而停止运动后的血压比运动中的血压高；运动过程中，收缩压的上升与运动强度的加大不相符或突然下降，收缩压突然下降达 20 mmHg 者必须立刻停止运动。

3. 体重　在训练时期，体重出现"进行性下降"现象，并伴有其他异常征象（睡眠失常，情绪恶化等）时，可能为疲劳的表现。

4. 运动成绩　运动成绩长期不增长或下降，可能是身体功能状况不良的反映，也可能是疲劳的表现。

5. 肌力检查　在机体状态良好时，肌力不断增加或稳定在一定水平上，如果练习者的肌力明显下降，则说明其疲劳。

三、锻炼中及锻炼后即刻的自我监测

训练中及训练后的自我监测是十分重要的，因为训练过程中偶然的意外常发生在运动过程中。在运动过程中必须特别注意以下情况：

1. 不能完成预定的锻炼强度（通常预定的强度应当是有保留的）。
2. 运动过程中与他人交谈困难。这表明运动强度过大。
3. 在运动过程中感到胸部、上肢、颈部、下颌等部位不适（这些感觉包括：疼痛、烧灼、压迫、局部发紧、胀满等）。必须及时调整运动强度或停止运动，并及时寻求帮助。
4. 运动过程中或运动结束后出现头晕或短时的意识障碍。这种情况通常是由于运动过于剧烈或重力性休克造成的，即在剧烈运动后突然停止运动造成的，而不是心脏本身的原因。因此，在较激烈的运动结束后，不要马上停下来，而是应当继续慢跑或慢走 20~30 m，这样就可以有效地防止重力性休克的发生及不必要的摔伤。
5. 运动时出现呼吸困难。所谓呼吸困难是指在运动过程中说话费力、喘息及恢复至平静状态需 5 min 以上等现象。在身体功能良好、运动负荷适量的情况下，呼吸的深度及频率应随运动强度的增加而增加，不应出现呼吸困难，如运动过程中出现上述现象，应及时降低运动强度。特别是对于那些身体状况不良、没有锻炼经历、40 岁以上的人而言，在开始锻炼时应注意控制运动量和运动强度。

第三节　疲劳的消除

一、疲劳的概念

疲劳是机体的生理过程不能使其功能继续维持在特定的水平上工作，各器官也不能再保持固定的工作能力。疲劳可以分为中枢疲劳与外周疲劳两大类，中枢神经系统在运动中起着主导作用。疲劳是一种生理现象，对于人体来说是一种保护性机制，同时疲劳又是对于运动量的反应。对于进行体育活动的人来说疲劳是一种正常的反应，没有疲劳就没有超量恢复。但是如果疲劳没有得到消除，而新的疲劳又接着产生，积累起来就会形成过度疲

劳，这样对身体是有害的，所以及时有效地消除疲劳有着重要的意义。

疲劳是由于活动使工作能力及身体功能暂时降低的现象。针对疲劳产生的机制和疲劳的分类，有不同的消除疲劳的方法。

二、消除疲劳的方法

1. 休息　休息是最普通的一种消除疲劳的手段。休息的方式有两种，一种是普通的休息，包括睡眠、卧床、静坐等方式。另外一种是积极性的休息，包括一些轻松的娱乐活动和身体活动。睡眠是消除疲劳、恢复体力的好方式。睡眠时大脑皮质的兴奋性降低，体内分解代谢处于最低水平，而合成代谢过程则相对较高，有利于体内能量的蓄积。对于一般人来说，经过晚间充分的、质量高的睡眠，通常可以消除疲劳、恢复体力。如果未能恢复体力，那么就可能是运动量过大了，要加以注意。

2. 按摩　按摩是消除疲劳的重要手段，其中人工按摩是普遍使用的手段。现已研制发展出各种代替人力按摩的器材，对于消除疲劳也具有很好的效果。

3. 温水浴　训练后进行温水淋浴是最简单易行的消除疲劳的方法，其主要功效在于温度的刺激。温水浴可促进全身的血液循环，调节血流，加强新陈代谢，有利于机体内营养物质的运输和疲劳物质的排除。水温为 42 ℃ ±2 ℃为宜，时间为 10~20 min。

第四节　在训练中出现问题的应对方法

一、训练中的组织方法

由于文体疗法是集体训练治疗，所以如何组织患者正常地进行训练是非常重要的。

为了便于训练的进行，使一些患者训练同一个内容，可以根据患者的残疾障碍的类别和程度进行分组，每组 4~8 人为宜。在训练中可将患者分为两个大类别，即不能立位移动而乘坐轮椅和可以立位进行移动的两类。

（一）轮椅组

在轮椅组中根据情况可分为以下几个组别：

1. 上肢也有运动功能障碍的组（比如颈髓损伤等）。
2. 上肢运动功能正常组（比如胸腰段脊髓损伤、双大腿高位截肢、严重下肢功能障碍的小儿麻痹后遗症）。

（二）立位组

立位组中可分以下组别：

1. 偏瘫组。
2. 脑瘫组。
3. 上肢截肢组。
4. 下肢截肢组（穿戴假肢）。
5. 常见内脏疾病组（冠心病、高血压、糖尿病等）。

二、出现问题的解决及预防方法

（一）对消极因素的分析

在训练中有时会发生患者情绪消极的现象，这是由于残疾患者在身体的、精神的、社会的几方面不安因素交织在一起的原因。患者可在训练中表现出不积极主动，这样会影响训练的正常进行，不能达到最好的训练效果。当出现这种情况时，不要仅仅关注训练，而是要对患者给予关切的询问，听取他们的想法，然后进行分析，找出问题点后给予帮助解决。

产生消极因素的原因有如下几个方面：①身体方面的原因（运动功能提高幅度小或没有进步、疼痛、劳累等）。②精神方面的原因。③辅助具方面的原因（如轮椅等）。④人际关系方面的原因。⑤理解能力、掌握技术动作能力方面的原因。⑥对训练没有准确理解的原因等。

了解患者产生消极因素的原因后，可帮助患者给予解决，使其放掉包袱，心情愉快地投入到训练中去。

（二）使训练顺利进行的条件

要了解哪些条件可使患者在训练中尽其最大的努力，取得良好的训练效果。

在训练中，患者首先要在精神方面树立起信心，这样就可在训练中保持良好的心态，随之就可在身体方面表现出效果。以下是可使患者积极进行训练的一些条件：

在患者初次进行文体疗法时要对其详细说明训练所要达到的目的，使其充分理解，有利于积极配合训练。

下列条件可使患者训练有动力：①训练的项目适合患者的残疾或病情时。②患者的身体运动功能有改善时。③掌握了新的动作技术和运动成绩有提高时。④在训练中与同伴配合融洽时。⑤患者在身体和精神方面受到关怀时。⑥努力想达到一定的运动成绩时。

（三）对运动能力和理解、掌握能力差患者的措施

在集体训练时经常有一些运动能力、理解和掌握能力差的患者，这样的患者与其他患者在运动能力和水平方面有较大的差距，在集体训练时往往不能与大家融洽地配合。遇到这种情况时，可对其进行一对一的训练，使其的运动能力和技术水平有了提高后再加入集体之中一起训练。

单独训练时，对于理解能力和掌握能力差的患者可采用分解训练法进行练习。对这样的患者要有耐心，不要有不耐烦的情绪流露。为了使患者掌握技术动作，训练项目不要在短时间内变换过快，使其掌握了一个项目的技术后再学习下一个项目。

在患者有一些小小的进步时，要及时给予鼓励。因为这些患者往往会有一些自卑心理，要增强他们的自信心，提高他们对训练的兴趣。还要对他们说明，不要期待在短时间内就取得明显的成效，要等待逐渐产生效果。

还可对患者进行解释，不要与他人比较，要自身进行比较，只要有了提高就是达到了目的。

在集体训练时，每个人的能力会有差距，所以有时会出现水平高的患者不愿意与能力差的患者一起训练的情况。这时一方面要做说服工作，另一方面要注意在分组练习时合理地将各组的实力尽量实现平均，以减少此类情况。

第五节　训练环境及运动服装

一、训练环境

因为练习者有不同程度的病残,所以训练的场地要求平坦,但不要过于光滑,避免运动时扭伤膝、踝部和滑倒摔伤而造成骨折以及轮椅在训练时发生翻倒。

在室外进行运动时要选择空气新鲜、远离空气污染的运动场地。如远离有很多汽车行驶的道路,因为汽车排出的尾气对人体有害。还要避开工厂排出有害的污水、废气和浓烟的地方。

在室内(训练室和体育馆)运动训练时,要注意排风换气情况是否良好,如果室内人员过多,室内的氧气少而二氧化碳多,可使人头晕、运动能力下降。

在大雾时不要在室外运动训练,因为各种污染物质不能随风飘散,混合在大雾中,会对人体产生不利的影响。

在室外运动训练时,地面的硬度要适中。地面过硬会造成下肢关节的损伤。在进行长跑时,有条件的话最好选择土地面练习。

在游泳时要注意水质是否清洁,避免染上皮肤病或造成伤口的感染。

在训练时要选择没有车辆或车辆稀少的场地,避免在运动时发生交通事故。

在夏季时,如果在室外训练要避开最热的时间,尽量选择在树阴下和通风良好的场地。

在冬季进行运动时要注意地面是否有冰雪,避免摔倒。在天气非常寒冷的时候,不要到室外运动。

二、服装

为了便于身体的运动,患者的服装要宽松一些。穿软底运动鞋(乘坐轮椅无限制)。

夏季运动时要选浅颜色、透气性好的衣服,在阳光下练习要戴白色的遮阳帽,袜子选择棉质材料的,阳光强烈时在裸露的皮肤上涂抹一些防晒霜保护皮肤。

冬季运动时要注意保温,在运动时要穿着适当的服装,鞋袜要保暖,不要过紧而影响血液循环,要保持鞋袜干燥。服装要求在隔热的同时又能保证汗液蒸发,应穿多层衣服,以便随时增减。身体外露部分要使用御寒用具,如手套、棉帽等。

(金　宁)

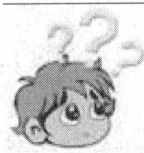

思考题

1. 准备活动的内容包括哪些?
2. 整理活动包括哪些内容?
3. 运动负荷的自我监测中主观感觉包括什么?
4. 运动负荷的自我监测中客观检查包括什么?

第八章 训练方法、竞赛规则和医学功能分级

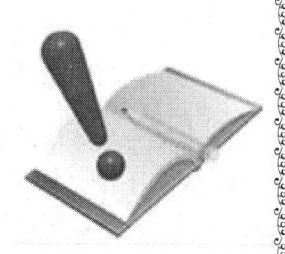

学习目标

1. 掌握轮椅训练意义及方法，各种偏瘫体操的训练方法，各种脑瘫体操的训练方法，轮椅篮球训练。
2. 熟悉轮椅处方，轮椅障碍赛方法，轮椅乒乓球，游戏活动，住院患者运动会、联欢会的组织方法。
3. 了解其他各项运动项目的康复训练方法。

本章对于文体治疗的各种运动项目做了详细的讲解，其中包括运动项目对于练习者的作用、训练的具体实施方法、比赛的特殊规则以及参加残疾人运动特有的医学运动功能分级。

第一节 形成训练项目的内容

许多人因为受伤和疾病成为了残疾人，不能像健全人一样完成各种正常的活动。长期这样下去，他们的身体功能就会逐渐降低，生活的空间缩小，孤独和郁闷的心情常常会伴随着他们，同时人际交流和参与社会的能力也会随之减弱。

对于残疾和疾病给他们造成的负面影响，可以通过体育运动、娱乐活动进行治疗，使他们的身体功能、心理状态得到改善，参与社会的能力得到提高。但是由于他们身体有着不同的残疾或疾病，不能像健全人一样进行正常的体育、娱乐活动，所以对他们所进行的体育运动、娱乐活动项目需要做一些修改，使他们能够像健全人一样进行体育、娱乐活动，达到治疗的目的。

文体疗法所采用的训练项目，基本上是参考健全人的体育运动、娱乐活动项目。但是患者由于身体运动功能障碍的原因，在进行正常的体育运动、娱乐活动项目时有困难。所以怎样对体育、娱乐项目进行修改，使患者能够进行体育、娱乐活动，就成为一个重要的课题。

一、康复体育竞赛规则的形成

由于残疾患者受到身体运动功能障碍的限制，如需要坐在轮椅上进行运动或者身体的活动范围小、移动不灵活，如果按照正常的竞赛规则，他们就无法进行体育竞赛。所以需

要对规则进行修改，适合他们的特点，才能使运动顺利进行。

比如轮椅乒乓球的发球就进行了修改，发出的球必须从对方球台的端线出台，如果从边线出台则需要重新发球；如果停留在台面上，或者发出的球过网后又返回自己一方的台面也需要重新发球。

对于轮椅乒乓球双打的轮流击球也做了修改，因为坐在轮椅上不可能像健全人那样迅速地交换位置轮流击球。

对于轮椅网球的接发球也做了相应的修改，接发球的人可以在对方发过来的球落地两次后击球。

二、康复体育竞赛项目的形成

康复体育、娱乐活动的治疗项目，基本是从现代体育运动、娱乐活动的项目发展而来的。现在世界上康复事业开展好的一些国家，为了使残疾人能够在愉快的心情下锻炼身体，改善运动能力和提高生活质量，还在不断地努力研究、开发适合他们的运动项目。

什么样的治疗项目能够适合他们训练，能够受到患者们的欢迎并且得到公认呢？这需要以下几个因素：①首先要适合患者或残疾人不同的特点，比如运动功能障碍与视力障碍和智力残疾的特点不同，需要对训练项目有不同的设计。②能够使练习者在运动中自身的运动功能得到改善、自身的运动功能潜力得到最大的发挥。③运动项目的内容能够激起患者对训练的欲望，并且从运动中体会到欢乐。④运动项目的规则要规范、合理，并且要有趣味性。

只要对残疾人的特点有所了解，并且能够认真地研究，针对他们的特点对一些项目进行改造或者创新编排治疗项目，就有可能成为残疾人的一项新的运动项目，比如山西的体育教师白榕先生1991年发明的太极柔力球，不但适合慢性病患者运动，而且对于坐轮椅的残疾人也非常合适。

日本国立伊豆重度残疾康复中心的北村昭子女士担任体育运动治疗的工作，在这个康复中心有许多颈髓损伤患者。当时她看到针对这些四肢瘫患者的体育治疗项目较少，于是她苦思冥想，运用什么样的体育项目能够使这些四肢瘫患者得到锻炼呢？后来她尝试着改变轮椅篮球的一些规则，让这些四肢瘫的患者在医院中进行轮椅篮球训练。

她的这个举动引起了日本残疾人体育协会的关注，于是与她一起对颈髓损伤的轮椅篮球规则进行了修改与完善，现在颈髓损伤轮椅篮球已经在日本开展了很多年了，在每年一次的日本全国残疾人运动会上有十几支各地的颈髓损伤轮椅篮球队参加比赛。并且在一些其他的国家也在开展这个残疾人体育运动项目。

三、康复体育竞赛的要素

（一）竞赛规则内容

每一个成熟的残疾人运动项目在比赛规则中应包括以下几个方面：

1. 比赛的定义　其中包括得分、胜负、比赛时间。

2. 有关场地、器材设施、服装等规定　要充分考虑残疾人在体育运动时可能要遇到的难以克服的困难，将场地、比赛使用的器材加以改进，使他们能够适应，其中包括他们使用特殊的辅助器具。还要对比赛时的服装、号码进行规定。

3. 医学分级　制定有关残疾人运动员的医学功能分级要求，以保证各种不同残疾程度的运动员在比赛中的公平合理。

4. 有关选手、教练、运动队的规定　制定有关选手的上场比赛人数、替补的人数和对教练员、运动队的一些规定。

5. 比赛的规定　在比赛中根据残疾人的特点制定出适合他们的特殊规则，比如发球、得分、技术犯规、侵人犯规，犯规的处罚条例。

6. 组织的规定　有关会议的决定方法、登记规定、裁判规定等。

（二）场地与器材

残疾人进行体育训练时，因身体运动功能与正常人有许多不同，所以针对他们的具体情况场地和器材要随之进行改变。例如：

1. 举重训练，下肢有运动功能障碍者不能站立，所以只能采用卧推举重练习增强上肢力量。

2. 健全人田径障碍赛的障碍物是栏架和水池，而轮椅障碍赛的障碍物是台、坡和门。

3. 下肢有残疾的人不能进行正常的排球活动，因而创造了坐地排球。坐在地面进行移动的速度较慢，所以坐地排球的场地要比正常排球的场地小，由于残疾者是坐在地面上击打排球，所以球网的高度也要降低。

4. 盲人乒乓球运动在乒乓球中放入 3 粒钢珠发出声响，利用听力弥补盲人视力的不足。将台面四周钉上比台面高 1.5 cm 的木框，将球网向上提起，球网的下沿距台面高 4 cm，击的球要沿着台面从球网下通过。

（三）辅助具

下肢有残疾的患者由于运动功能障碍，所以需要乘坐轮椅或用拐杖、支具或穿戴假肢才能移动。在下肢有残疾的患者进行运动训练时，要根据残疾患者考虑需要依靠什么辅助器材进行运动训练。所以在训练或比赛时，这些辅助具都应被看作他们身体的一部分。比如：进行轮椅篮球、轮椅网球时，球触到轮椅后出界，应判为对方发球或得分，硬地滚球训练、比赛，因上肢运动功能障碍较重时，可借助专用斜板将球滚出。

（金　宁）

第二节　轮椅训练

一、轮椅训练的意义

我国目前有为数众多的肢体残疾人，其中有相当一部分人的下肢丧失运动功能，不能步行。他们需要依靠轮椅代替腿进行移动，所以掌握轮椅的技能就显得至关重要。

如果没有掌握熟练的轮椅技能，他们在日常生活中的活动范围就要受到限制，有许多健全人很容易做到的事情，对于他们来说就非常地困难。由于他们的活动范围小，会导致他们因身体活动少而引起各项生理指标下降,一些疾病便会乘虚而入,使伤残的身体又受到伤害。活动范围受限制还会造成他们与社会的交流隔绝,人际交往能力下降,导致心情郁闷、悲观、失望,这些对于乘坐轮椅的残疾人来说,都是他们回归、融入社会的不利因素。

"轮椅就是他们的腿",这句话对于需要乘坐轮椅的人来说是非常贴切的。如果掌握好了轮椅的技能,能够熟练地操纵轮椅,就会激发出他们身体的潜在能力,使他们生活的空间得以扩大,可以像健全人一样完成一般的日常生活动作,身体各项生理指标得到提高,体质增强,减少疾病,延长寿命。生活空间的扩大就会增加人际交往,并且可以预防或改善他们消沉的负性心理状态,重新发现自身的价值,为回归、融入社会打下坚实的基础。

轮椅技能练习就是让那些需要乘坐轮椅的人熟悉自己使用的轮椅的性能,通过轮椅训练使他们自如地操纵轮椅,使他们有"轮椅就是身体的一部分"的感觉。这就是轮椅训练所要达到的目的。

文体疗法将轮椅训练按循序渐进的原则分为轮椅基本技术动作练习、轮椅技巧动作练习、轮椅体育运动、社会实践检测4个部分。本节着重讲解基本技术动作和技巧动作部分。轮椅体育运动和社会实践检测部分将在本章后面介绍。

二、选择轮椅的方法

轮椅是患者的代步工具,是他们生活上必不可缺的,所以在选轮椅时要十分慎重。暂时使用者自当别论,如果是长期使用者,应经过医生与治疗师商讨之后再选定,必要时考虑定制。选择轮椅时可以参照以下几个方面:

要考虑残疾的种类、性质、程度、年龄、使用场所、职业、生活方式等,决定轮椅类型,然后再选定各种部件。

不同残疾要根据残疾种类及程度选用轮椅,首先判定上肢肌力、关节活动度,也就是驱动轮椅能力。

(一)根据驱动轮椅的能力

1. 完全不能操纵者　上肢肌力完全丧失者,智力障碍严重者,有失用症不能操纵轮椅者。

2. 虽无驱动能力,但某一部位仍有微弱的肌力　如颈髓损伤、肌萎缩性侧索硬化症、兰德里氏麻痹(急性上行性脊髓麻痹)、脊髓性小儿麻痹、进行性肌营养障碍四肢麻痹及慢性类风湿性关节炎,应使用电动轮椅。要很好地设计电动操纵把手的位置及形式,使肌力很弱,关节度受累显著者亦能操纵轮椅。

3. 肩、肘肌力能运动,但因手指麻痹、挛缩等不能握住手轮圈者　手轮圈上安装推把。将推把加粗便于抓握,用手握式推把(图8-1a);根据情况用水平式推把(前臂能旋前者,图8-1b)或垂直式推把(前臂呈中间型者,图8-1c);如无推把可用自行车内胎剪成长条缠在手轮圈上,或用劳动手套掌面涂胶以便于在光滑的手轮圈上增加摩擦力来驱动轮椅。

4. 只有一只手可用者　偏瘫、兰德里氏麻痹、多发性神经炎、脊髓性小儿麻痹等患者如一侧上肢还残存驱动轮椅的能力时，可以使用偏瘫轮椅。可能时也可应用电动轮椅。

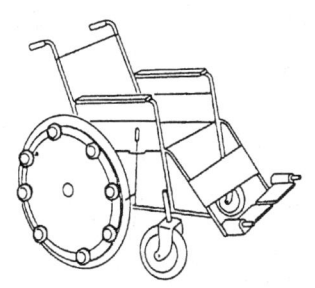 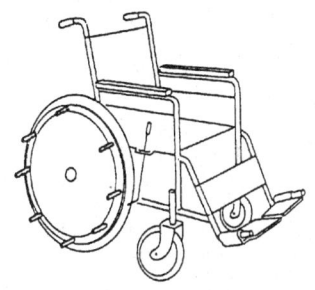 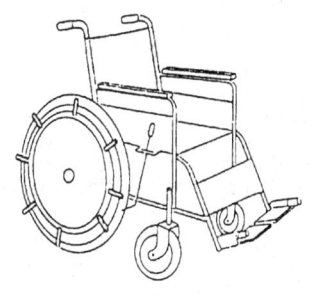

图 8-1a　手握式推把　　　图 8-1b　水平式推把　　　图 8-1c　垂直式推把

（二）根据移乘轮椅能力

两上肢肌力弱，虽能驱动，但上下轮椅困难者，可以用装卸式扶手。脚踏板要用外开式，这样可以接近床或椅子方便上下。

（三）根据患者姿势和肢位

1. 髋关节伸展位挛缩者　因慢性类风湿性关节炎、外伤、异位骨化等，髋关节呈伸展位挛缩时，应用靠背为可调节式的轮椅，使髋关节能够保持坐位角度。

2. 膝关节伸展位挛缩者　同上病因而膝关节呈伸展位挛缩者，其处方中的脚踏板应为可调节式。

3. 两下肢完全瘫痪者　两脚易向脚踏板后方滑脱，所以下肢要有腿托带或脚踏板上有足跟套。

4. 为防止因坐轮椅而产生压疮者　要有合适的坐垫。

5. 两大腿高位截肢者　因腿部截肢失去重量，导致坐在轮椅上时身体重心后移，所以在上坡、台还有快速起动时会产生向后翻倒的情形，要选择大轮轴靠后的轮椅，或者在脚踏板上放置重物，使身体重心保持平衡。

6. 坐在轮椅上稳定性差者　必要时可以考虑用安全带将身体与轮椅相固定。

（四）根据用途和场所

1. 体育运动用轮椅　应该根据躯干功能情况，选择轮椅的扶手、靠背高低。运动轮椅没有闸。

2. 城市中用轮椅　因为城市路面平坦，应用标准型轮椅，前脚轮 5 in 即可，轮胎应是实心的，大轮为充气的。

3. 路面情况差时用轮椅　前脚轮至少要 8 in，应是充气式轮胎。

4. 自己驾驶汽车而且能上下汽车　可将轮椅放在后排座位上或放在身旁，所以轮椅要轻，并为折叠式。

三、轮椅处方

要根据患者的残疾种类、障碍程度、年龄、职业、生活方式和使用用途来决定轮椅的类型和轮椅各个部位的功能（表 8-1）。

表8-1 轮椅处方

姓名	年龄	病案号	住址

临床诊断：
残疾诊断：
使用者类型：成年人　　未成年人　　普通人　　截肢者
使用者形体参数：坐宽　　cm，坐高　　cm，坐长　　cm
坐位的臀、足平面距离　　cm，体重　　kg
驱动方式：手动（双轮、单轮：左、右），电动（手控、颊控、颌控、气控）
大轮尺寸：　　cm，小轮尺寸：　　cm，轮胎：实心轮胎　　充气轮胎
座位：硬　　软　　其他，靠背：普通　　高背有靠枕　　靠背可调
扶手：固定式　　装卸式　　写字台式　　翻转式
脚踏板：外开式　　装卸式　　高度可调式　　固定式
其他说明：

（一）制定轮椅处方的具体方法

为了适合患者的身体，要根据患者平时穿着的物品（比如矫正具等）和平时采用的坐姿进行测量。轮椅各个部位的名称见图8-2。

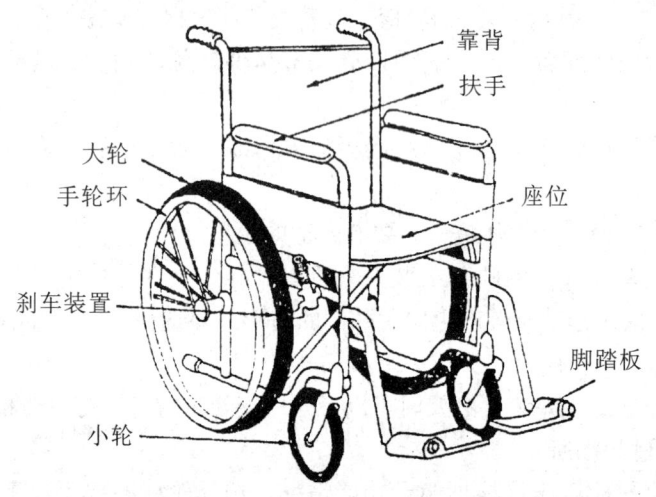

图8-2 轮椅各部位名称

（二）座位的高度

座位的高度是根据大轮直径大小，脚踏板的高度（根据小腿的长短）来决定的。为了预防压疮所用的坐垫的高度也一定要考虑进去。对于截瘫患者来说轮椅大轮24 in，10 cm厚的坐垫，采用座高40 cm的情况比较多。但是对身材较矮小或用脚驱动轮椅的患者，则用20 in或22 in的大轮。可以这样考虑座位的高度：脚踏板离地面5 cm，坐在座位上，大腿与座位前缘之间有2.5 cm的空隙。如此确定座位的高度为合适。

（三）座位的宽度

测量大腿的大转子部位，两侧有2.5~3 cm的宽度为合适（图8-3a）。

（四）座位的长度（进深）

座位的进深就是从座位的前缘到靠背的距离。测量时患者要采用正确的坐姿，腰部接触在靠背上进行测量。但是如果躯干平衡能力差，不能采用正确的坐姿，那么就在患者安全、舒适的姿势位置进行测量，避免让患者勉强采用正确的姿势而发生危险。轮椅座位进深的合适长度是，患者在坐位时，从自然屈曲的膝关节后面到座位前缘间的距离是 2.5～5 cm（图 8-3b）。

在使用靠背垫时，也要将靠背垫的厚度计算在内。

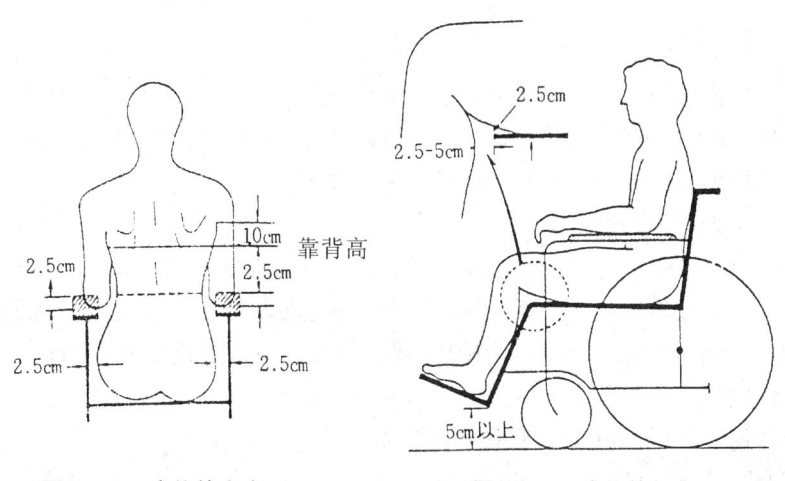

图 8-3a　座位的宽度　　　　图 8-3b　座位的长度

（五）座位的倾斜角度

通常座位的前缘比后缘高 4 cm，角度大约在 3°以下都是可以的。但是也有为了容易抬起前脚轮或躯干向前屈时保持安稳，座位的角度更大一些的情况。但是不能因为加大座位角度而使轮椅容易发生向后翻倒和造成压疮。

（六）脚踏板的高度

脚踏板的高度与座位的高度有关系。脚踏板与地面的高度要求至少 5 cm。但脚踏板过高的话，也与座位角度过大一样，会造成坐骨结节和骶骨负重过大而引起压疮的发生。最合适的高度是脚放在脚踏板上时，大腿与座位前缘之间有 2.5 cm 左右的空隙（图 8-3b）。

（七）扶手的高度

扶手合适的高度为肩部放松的状态下，肘屈曲 90°，扶手比肘高 2.5 cm。但一定要将坐垫的高度计算在内。

（八）靠背的高度

靠背高度的测量是从座位到肩胛骨的中央部（大致为腋窝下 5～10 cm 的位置）。靠背的平均高度在 43 cm 左右（图 8-3a）。

在躯干稳定性良好的情况下，可将靠背的高度降低到 30 cm 左右，也就是靠背的高度支撑在腰的部位，这样能够扩大身体的活动范围，活动起来比较灵活。

（九）大轮轴的位置

一般来说大轮轴的位置在背管的垂直下方，可稍靠前或靠后。如果大轮轴的位置靠前一些，则驱动轮椅较为轻快，转弯也灵活，但容易向后翻倒，需要较好的控制身体重心的技术。如果大轮轴的位置后移一些，可使身体重心前移，轮椅不易向后翻倒，但转弯费力，手臂驱动轮椅的动作不合理，比较吃力。双大腿截肢者应使用大轮轴位置较靠后的轮椅。

（十）截瘫患者使用轮椅的区别

在截瘫患者中，胸椎损伤和腰椎损伤在躯干平衡能力上是有差别的。如果从躯干的平衡能力来区别，考虑点是基本相同的，对于坐位平衡能力差的患者来说，靠背的高度与扶手的高度是非常重要的。选择时要将轮椅的扶手、脚踏板的形状及尺寸作为患者身体的一部分来看待。

（十一）坐垫

完全性脊髓损伤的患者，损伤平面以下感觉丧失，所以一定要使用坐垫来预防压疮。但坐骨部位患有压疮，有时还须坐轮椅时，可以将坐垫后中部削减下去一块，以减轻对坐骨的压迫，或将半充气的小轮内胎当作坐垫进行除压。

（十二）四肢瘫患者用轮椅

四肢瘫的患者要选择轮椅，首先要看患者能否自己操纵轮椅。高位颈椎损伤的患者要使用电动轮椅，第五颈椎以下脊髓损伤的患者，通过各种办法可以使其驱动手动轮椅。

1. 高背可调节式轮椅　患病初期的四肢瘫患者，一般有直立性低血压。这时，可以调节靠背的角度，使其成半仰卧姿势，以减轻其症状，还可以使不稳定的颈部得到支撑。但当其骨折部位稳定后，不继续使用此类轮椅。

2. 手轮圈的改造　为了提高四肢瘫患者驱动轮椅的力量，可以在手轮圈缠上防滑的胶皮条、安装各种推手（前述），但是也有安装上推手后不习惯，倒觉得有妨碍的情况。近来较为常用的方法是将手轮圈缠上胶皮条，然后戴上胶皮或防滑塑胶手套来增加手与手轮圈之间的摩擦力。这样可以保持上肢、特别是肩的活动能力，这也是非常重要的。

3. 脚踏板　第六颈椎以下脊髓损伤的患者从轮椅至床的转移是可能的，这时为了使轮椅与床的距离更近，可以使用外开式脚踏板。

（十三）截肢患者用轮椅

截肢者用的轮椅有身体重心位置的问题，可将大轮的轴向后移动。但是截肢者如果将轮椅技术掌握得很好，就不必要将大轮轴进行移动。如果将大轮轴进行移动，最多向后移动 2~5 cm，还可在脚踏板上放置重物，或在靠背处放一个 5 cm 厚的靠垫，来防止因身体重心靠后而引起的向后翻倒。

（十四）其他残疾者用轮椅

脑瘫患者使用轮椅的情况很多，其中有步行困难而自己可以操纵轮椅的，有上肢运动功能障碍、使用下肢蹬地驱动轮椅的，还有因严重残疾自己不能用手、脚操纵轮椅而需要用下颌控制电动轮椅的，使用的目的不同。要根据痉挛型和手足徐动型等各自的症状来合理选择，使他们可以保持良好的姿势将轮椅驱动。

轮椅处方除了根据患者的运动能力、使用目的、安全性、舒适性等，还要根据患者的经济能力进行选择。

四、轮椅训练方法

在驱动轮椅前进时,以下几个因素会影响到轮椅前进的速度。

传统手摇轮椅总机械效率很少超过11%,低于其他蹬车运动如骑自行车。机械效率低表示体内机械能有很大的浪费。因为参与轮椅驱动的肌肉群较小,加上低机械效率,将影响轮椅的正常使用。手动轮椅机械效能非常低,日常生活中使用价值低于5%。通过工程学方面的改进,增大轮椅与使用者的接触范围,可提高机械效能。

为了在驱动轮椅时提高速度、减少能耗,可从以下三个方面着手进行改进:①降低轮椅在滚动时空气阻力和内在摩擦力产生的能量消耗。②优化接触部位以增加轮椅与其构件的匹配性。③通过锻炼和技术训练提高使用者的工作能力。

轮椅训练(一)至(十二)为轮椅基本技术动作练习阶段,(十三)至(三十七)为轮椅技巧动作练习阶段。

(一)在轮椅上的正确坐姿

有些经常坐在轮椅上的患者,由于长时间在床上休养而导致关节变形、肌肉萎缩,以及因疾病造成运动功能降低、骨骼缺损和疼痛等,要保持良好的坐姿有困难。但如果长期坐姿不良,就会导致斜颈,脊柱呈C形(图8-4a)、S形(图8-4b),髋关节和踝关节变形等。另外,操纵轮椅进行长距离的行走时,对于坐姿的正确要求很高。所以初期乘坐轮椅的时候,养成良好的习惯、形成正确的坐姿是非常重要的。

练习时,可以面对镜子,从正面、侧面两个方向观察自己的坐姿。首先看头和颈是否正直,脊柱也要伸直,保持正常的生理曲线,骨盆的位置要端正,不要倾斜。膝关节的位置要求髌骨正向前方,不要偏向一侧,如果两膝关节向内侧靠拢(髋关节内旋),则可用支撑架将两膝撑开,保持膝关节的位置端正。两脚尖也要正对前方,使脚后跟能够接触到脚踏板。

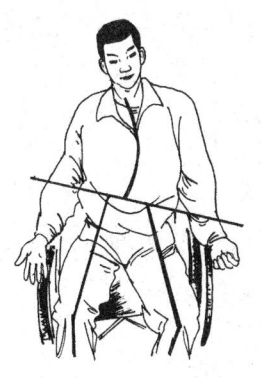 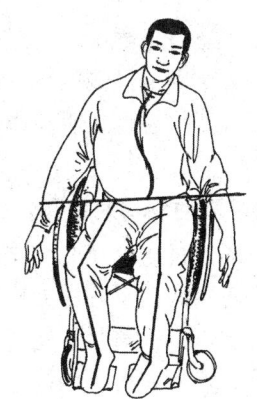

图8-4a 错误坐姿脊柱呈C形　　图8-4b 错误坐姿脊柱呈S形

(二)手握轮椅手轮圈的姿势

最常用的方法为:用大拇指和大鱼际的部位压扶在手轮圈的正上方,食指、中指和无名指在手轮圈铁管的下方,小指辅助在旁边,虚扶在铁圈上。如果5个手指都握紧手轮圈,就会导致手腕不灵活。所以,接触轮椅用力的部位是拇指、大鱼际、食指、中指和无名指（图 8-5）。肘关节不要外展过大，那样也会影响手腕的运动功能。

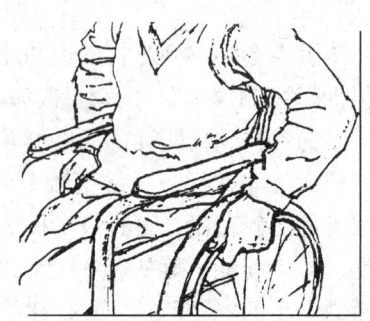

图 8-5　手握轮椅手轮圈的姿势

（三）闸的使用方法

在做上下轮椅或其他的转移动作时，在上下坡道想停住时，一定要刹住闸，防止轮椅滑动。颈髓损伤者可在行走时利用刹闸（向转弯方向的）进行转弯。

（四）手和臂在刹车时的基本位置

在驱动轮椅行走过程中，降低速度、转方向和停止时都需要用手臂和手来完成刹车（控制手轮圈）的动作。在进行前进、后退、方向转换时，这个手臂的姿势是操纵轮椅（刹车）的基本姿势。

如果刹车时，手抓在手轮圈上，肘伸得过直，或肘屈曲角度过大，都不利于刹车的用力。应将手抓在手轮圈躯干垂直线的前方，肘关节成微屈姿势。如果把手轮圈比作时钟，那么手的位置在 10 点位。

肘稍微屈曲刹车时，手接触手轮圈的位置与驱动轮椅行走的位置稍有不同。驱动轮椅行走时，只是用手指和大鱼际处接触手轮圈，刹车时则还需要手腕内侧部位夹紧轮胎的外侧。

在驱动轮椅急行过程中，有时要突然急停，如果这时手握在手轮圈顶部的后方，就会出现因惯性，躯干向前倾倒的现象；快速后退刹车时，则会出现前脚轮抬起，轮椅向后翻倒的现象。所以要将手握在手轮圈基本姿势的位置，躯干配合后伸或前屈，就可以避免以上情况发生。

（五）向前驱动轮椅时手和臂的动作

提肩、屈肘，将手握在躯干垂直线靠后位置的手轮圈上，然后伸肘，用大鱼际和拇指指腹紧压住手轮圈向前下方用力推动（手在手轮圈上用力的距离尽量长一些），拇指指腹最后离开手轮圈。当手离开手轮圈后，两臂、两手要立即充分放松，并且随惯性向下后方伸直划弧摆动，然后屈肘，手握住手轮圈，成为下一个动作的开始。

在驱动轮椅的动作分析中，轮椅（手轮圈直径＝53 cm）推进技术分析参数有：摇动手轮圈的频率、摇动手轮圈的时间、复原时间、启动角、终止角和推动角。其运动方式和肌肉活动可分别通过电影技术和肌电图进行记录。

推进阶段最先运动的肌肉是前部三角肌、胸大肌和背阔肌。复原阶段，后部三角肌、上部斜方肌兴奋。肌电图显示当手握手轮圈顶部时，前部三角肌高度兴奋，而胸大肌的持续兴奋时间更长。推动阶段上肢外展可能是前部三角肌和胸大肌共同兴奋所致。上肢外展不是主动运动，而是推动轮椅后惯性运动的结果。

在手轮圈顶部周围用力由肱二头肌和肱三头肌共同完成，这样会稳定肘关节。推进角转至一半时，肘关节运动幅度很少超过10°。肱二头肌和肱三头肌可能围绕肘关节产生一个扭距，以使作用于手轮圈的力的方向最大化。理论上，使肘关节周围肌肉既作用于手轮圈的力的方向最大、又产生最大扭距的需要是矛盾的。

（六）坐位平衡好的患者驱动轮椅的方法

下肢截肢、腰段以下脊髓损伤及其他下肢运动功能障碍者，因他们具有腹背肌功能，所以坐位平衡能力也好，轮椅的靠背高度可以与腰同齐，在驱动轮椅时使腰部、肩胛骨的活动不受限制。在快速摇动轮椅跑动时，可躯干前屈（腹肌用力），配合两臂一起向前下方用力；在两手离开手轮圈后屈肘、提肩的同时，躯干随之向上抬（腰背肌用力）。由于驱动轮椅时躯干配合两臂一起用力，所以驱动轮椅的力量比较大，因而速度也快。但用普通的速度驱动轮椅时，躯干向前的动作不明显。

在平地向前驱动轮椅时，如躯干前倾的角度过大，前脚轮所承受的重量就会增加，这样就会使向前推动轮椅的力量减弱。当地面上有沟坎时，还会出现乘轮椅者从轮椅前面向前摔倒的现象。所以当在柔软或凸凹不平的地面上行走时不要采用躯干过于前倾的姿势。反之，轮椅大轮轴的位置如果靠前，躯干又紧靠在靠背上用力摇动轮椅，就可能使前轮抬起，有向后翻倒的可能。因此，在行走时也要避免出现前轮离地的现象。要根据不同的路面情况采用不同的身体姿势。

（七）坐位平衡差的患者驱动的轮椅方法

胸段脊髓损伤、小儿麻痹后遗症累及躯干者和因其他疾病导致坐位平衡能力差者在驱动轮椅时，轮椅靠背可以稍高一些，臀部的位置要稍微向前一些，以保持坐位平衡。如果像有腰背肌功能者那样靠后坐，躯干与大腿的角度就会成90°，两臂向前下方用力时会影响坐位平衡。当然，随着坐位平衡能力的提高，臀部的位置可以逐渐向后移（前提是可以保持坐位平衡）。手臂驱动轮椅的动作同上。

由于这部分患者躯干运动能力差，所以驱动轮椅时以两臂用力为主。

（八）颈椎脊髓损伤者驱动轮椅的方法

由于颈椎脊髓损伤者是四肢瘫，手指无抓握能力，所以只能用手掌根或虎口部位接触手轮圈来驱动轮椅。这部分患者的手轮圈的改造在前面已叙述，在此略过。

颈6以下脊髓损伤者有肱三头肌的功能，可以做伸肘动作。将此类患者轮椅的手轮圈改造后，手戴防滑手套，两手的手掌根紧靠压在手轮圈的外侧，同时两臂要向内侧夹紧（胸大肌、背阔肌用力），然后伸肘向前下方用力。

颈5脊髓损伤者没有肱三头肌功能，所以无法进行伸肘的动作。他们如果要驱动轮椅到室外，需要坐电动轮椅。如果只是在室内活动（要求地面平坦，没有门槛），则可以经过训练使用普通轮椅。这部分残疾人驱动轮椅时，除了手戴手套和改造手轮圈之外，驱动轮椅的动作也要改变：用两手掌根夹靠在手轮圈外侧躯干垂直线后方的部位，然后做屈肘、提肩的动作，向上提拉手轮圈进行轮椅的移动。

在国外有这个损伤水平的残疾人参加的轮椅竞速比赛。他们驱动轮椅的方法是：戴上一双手套，在手套上缠绕厚厚的防滑胶布（尤其在手背的部位要厚）。然后用手背贴靠在经过改造的缠绕防滑胶带的手轮圈上,手背贴靠位置在手轮圈躯干垂直线的后下方,然后做屈肘、提肩的动作,完成驱动轮椅。他们驱动轮椅的速度可以比较快,因为他们乘坐的是竞速轮椅。竞速轮椅的重量轻、性能好,而且座位低,所以手背在手轮圈上用力的距离可以加大,手背驱动轮椅的姿势可以较好地发挥屈肘和提肩的力量。

(九) 向后驱动轮椅的方法

两手握在手轮圈的基本位置上,将肘伸直,双肘不要向外展张过大,轻轻地向肋部收紧一些,然后屈肘,两臂一起向后方用力拉至12点至1点位,然后松开,两手抓握在手轮圈的基本位置上。重复这个动作。躯干有功能者可配合两臂进行前后运动。

注意:两臂在手轮圈上用力的距离要长,不要在手轮圈上短距离频繁地拉动,两臂用力要一致,避免出现曲线行走。

(十) 轮椅转弯时身体重心的移动

当快速驱动轮椅向前行走时,进行急转弯就会产生离心力,使身体向转弯相反的方向倾斜,不利于转弯。为了克服转弯时所产生的离心力,或在比较狭窄的地方转弯,身体的重心要向转弯的方向倾斜。如果想向左弯,那么先将躯干后仰,头、颈、肩同时向左倾斜,然后用左手握住手轮圈在基本位置,另一手继续摇动轮椅完成转弯动作(图8-6)。

颈髓损伤者用手制动手轮圈有困难,可利用轮椅的制动装置刹闸来作为转弯的手段。比如向前快速移动,想向左转弯时,用左手将闸刹住,同时头、颈、肩向左后方倾斜,轮椅就会向左转。

(十一) 轮椅静止原地转弯

轮椅在静止状态时,想要转弯掉转方向,可以将一只手握在手轮圈的基本位置上,使这个大轮成为一个固定的轴,另一只手向前推动或向后拉另一个大轮,转到想要达到的角度为止。

另一种方法是,一只手向前推,另一只手同时向后拉,这时身体的轴心是在臀部的垂直下方。这种转弯的方法比前一种速度快,而且转弯所用的地方也小。

(十二) 轮椅快速行走时的急停动作

向前快速行走要急停时,要将两手抓握在手轮圈的基本位置上,身体重心后移(躯干向后仰靠)。这样做,一是有利于急停,二是为了防止因惯性使身体向前跌倒(图8-7)。

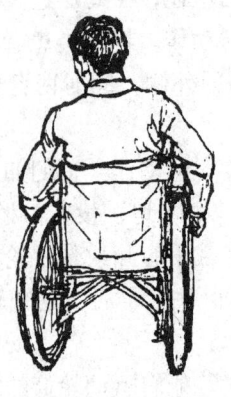
图8-6 转弯时身体重心移动

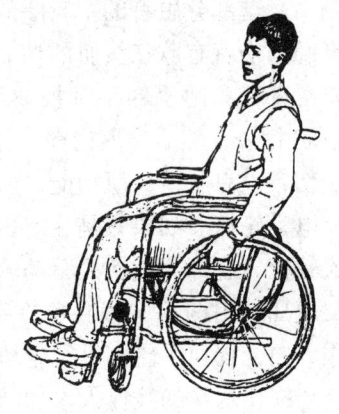
图8-7 急停动作

向后行走时要急停,要将两手抓握在手轮圈的基本位置上,躯干向前倾斜,以防止轮椅向后翻倒。

(十三) 抬前脚轮练习

抬前脚轮的技术要领是每一个乘坐轮椅的人必须掌握的。因为掌握了抬前轮脚的技术之后,可以克服外出时在路上所遇到的路面障碍。例如:路上有一条仅 5 cm 深、10 cm 宽的小沟,或一个 5 cm 高的台坎,轮椅的前脚轮直径为 12 cm,如果不会抬前脚轮技术,那么这个沟、台坎就成为前脚轮很难越过的障碍。如果掌握了抬前脚轮技术,先将前脚轮抬起,然后只用两大轮向前行走到沟或台前,把前脚轮越过障碍物后着地,用轮椅的大轮去过沟和台就变得很容易了(图 8 - 8)。

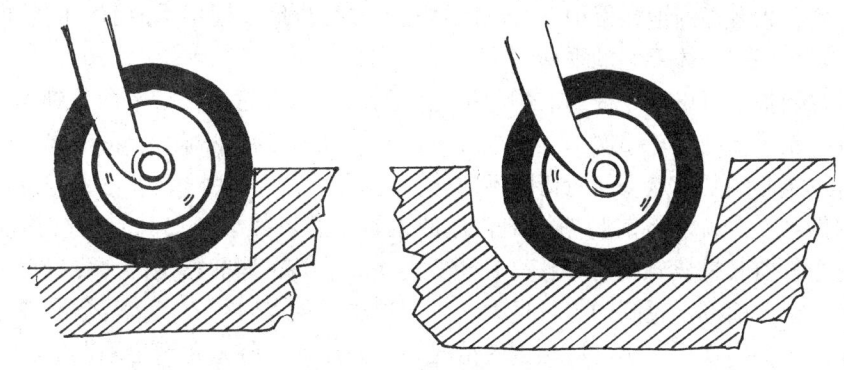

图 8 - 8 路面障碍对前脚轮的影响

初练习抬前脚轮时,患者都会感到一种失去重心的感觉,非常恐惧。首先要消除他们的恐惧心理,这是练习掌握动作的先决条件。治疗师站在轮椅的后面,用两手扶住轮椅的两个扶手,告诉患者:"请你放心,有我在你身体后面进行保护,不会向后翻倒。"

令患者两手紧握手轮圈在基本位置,先向后拉至手轮圈的 12 点位左右,紧接着两手向前推动手轮圈。向后拉和向前推的两个动作之间不能有停顿,这样轮椅的前脚轮就会向上抬起离开地面。让患者反复多次进行练习,体会怎样用力可以轻松地抬起前脚轮来(图 8 - 9)。

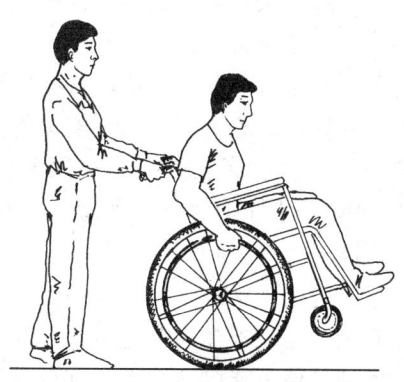

图 8 - 9 抬前脚轮练习

待患者可以熟练地抬起前脚轮后,告诉患者只用两个大轮保持平衡,需要不断地调节身体的重心。而身体重心的调节不是向前、后移动躯干，而是用自己的两手握住手轮圈进行前后的推和拉。可以让患者体会一下。治疗师扶住轮椅找到重心点后，轻轻扶住轮椅的手握把进行保护，当轮椅向后倒时，让患者向后拉手轮圈，就可以看到轮椅向前返回到原来的位置。当轮椅前脚轮向下落时，让患者向前推动手轮圈，轮椅就会向后返回原来的位置。让患者体会用手推、拉手轮圈可以调节身体重心。在这个阶段，患者虽然明白了动作的道理，但做动作时还是很紧张的，往往急促地向前、后进行推拉手轮圈，而造成轮椅大幅度的前后摇动，不能保持身体重心平衡。

这时要告诉患者，因为两手推拉的动作过大、速度过快，所以不能保持住身体重心的平衡。练习时，精神要放松一些，推拉的速度要缓慢、动作要小，进行微细的调节。反复多次练习之后，患者逐渐地在保护下可以体会到，并初步地掌握用手向前、向后推拉手轮圈进行调节，来保持身体重心的平衡。

当患者在保护下可以将轮椅的前脚轮抬起，只用两个大轮来保持平衡达到30s时，可以反复地进行轮椅抬前脚轮一次到位的练习。也就是说练习将轮椅前脚轮抬起后，能够准确地达到身体重心的平衡点，使轮椅既不向前，也不向后，只用两个大轮来保持平衡。因为只有能够做到一次就能将前脚轮抬到合适的位置，患者才敢自己独自进行抬前脚轮练习。如果重心靠前（前脚轮抬得不够高）也没有关系，待前脚轮落地后，可以再进行下一次的练习。如果向前推手轮圈的力量过大，一下越过了身体的重心点，就会出现轮椅向后翻倒的现象。只要出现了一次向后翻倒的情况，就会导致一些患者产生恐惧的心理，对于以后的轮椅训练是极其不利的。所以在抬前脚轮的练习过程中一定要小心、谨慎，不要出现向后翻倒的情况。

当患者在有保护的条件下，经过反复多次练习，已经可以准确地一次将轮椅的前脚轮抬起并掌握住重心时，就可以尝试着让患者独立进行抬前脚轮的练习了。患者中有的胆子大，有的胆子小（女性较多）。在已经掌握了抬前脚轮的技术，但从没有脱离过保护的情况下，胆子大的患者可以比较快地掌握独自抬前脚轮、保持平衡的技术；胆子小的患者则需较长的时间克服心理障碍。

对胆小的患者，当他们已掌握了抬前脚轮技术，但又不敢脱离保护时，可以采用如下的方法，促使他们摆脱恐惧的心理，尽快地掌握独自抬前脚轮的技术。平时治疗师对患者进行保护是在其身后，为了使患者逐渐克服不自信、胆小、怕摔倒的心理，可以站在患者的侧面（离患者的距离要近一些）。治疗师的保护意识切不可放松，但表面上要做出轻松的表情，要随时准备保护患者。开始时，患者可能有不安全的感觉，不敢做练习，这时要对其进行鼓励，使其大胆地进行练习。患者在鼓励下，试着进行练习，胆子逐渐大了一些，可以在治疗师在其体侧的条件下进行抬前脚轮的练习。待患者又克服了一些恐惧心理，就再逐渐地加大与患者的距离。当患者看到治疗师离自己已经较远了，而且自己也能独自抬前脚轮保持平衡时，自信心得到了增强，就可以独自进行抬前脚轮的练习了。

还有一种练习抬前脚轮的方法：用一根绳索穿过悬挂在高处的滑轮，绳索的两端拴在轮椅的扶手上，要求绳索的长度使轮椅不能倒在地上。这种方法的优点是比较省人力，不足之处是患者与治疗师的交流少，完全需要患者自己进行体会，掌握技术时间长。

（十四）轮椅翻倒时的自我保护方法

对于大部分残疾患者来说，他们的一生都将依靠轮椅进行移动。当他们在驱动轮椅进行各种活动时,一旦身体重心向后超过重心点,轮椅就有向后翻倒的可能。轮椅向后翻倒会产生两种不良的后果:一是在患者没有准备的情况下,轮椅向后翻倒,先是轮椅的手握把着地,然后患者头的后部着地,可能会造成伤害事故;二是坐轮椅的残疾人下肢往往失去运动功能,当轮椅向后翻倒时,患者的双膝因失去控制而击向面部,可能会对面部造成伤害。

如果患者经过训练,掌握了自我保护的方法,将会避免上述的伤害发生。练习方法有两种。

1. 无腹背肌功能患者的练习方法　这种练习方法适用于无腹背肌功能者,同样适用于有腹背肌功能者。练习方法是:在向后翻倒的一刹那要马上做出反应,以右手撑地动作为例:头向右侧扭转,左手握住轮椅的右扶手,右手向轮椅的右后方向地面做支撑的动作,这三个动作需要在很短的时间完成(图8-10a)。

2. 有腹背肌功能患者的练习方法　当轮椅向后翻倒不能保持平衡时,要马上做出反应。左手抓住轮椅的右扶手,头屈曲,躯干向前屈曲靠近大腿,轮椅的手握把着地,而后背与头部均未接触地面(图8-10b)。

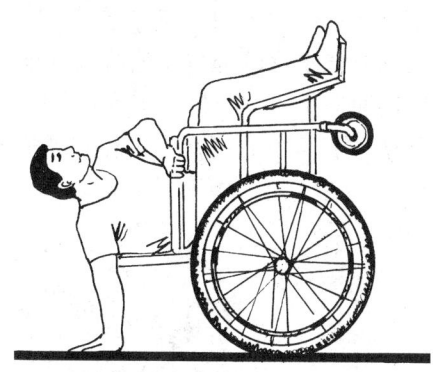 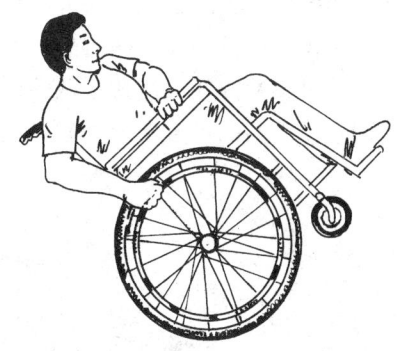

图8-10a　手撑地自我保护方法　　　图8-10b　手不撑地自我保护方法

刚开始练习时,在地面放两块体操垫,患者的轮椅背向体操垫,两个大轮接触体操垫的边缘。由治疗师进行保护练习。患者将轮椅的前脚轮抬起稳定住,治疗师扶住轮椅的手握把使轮椅的重心向后移,这时患者马上开始按要领做动作,治疗师扶住轮椅直到手握把接触到地面为止。练习若干次动作熟练之后,可以单独进行练习,初练习时要在体操垫上练习。

为轮椅从地面返回正常位置时,需要治疗师进行帮助。待患者可以独自熟练地在体操垫上完成这些动作的练习之后,可以在土地面进行练习。

(十五) 轮椅向后翻倒后回到正常位的方法

这种练习方法不是每个残疾患者都能完成的,要求有两个基本的条件:一是轮椅的座位低(或者是患者的手臂长),手撑地时,手臂弯曲可以向上推,使轮椅返回原位;二是手臂的力量大,可以使倒下的轮椅回到正常位置。

这个练习动作也可以接着轮椅向后翻倒后的姿势进行练习。动作顺序是:轮椅倒在地面后(以左手支撑地面为例),用右手拉住轮椅的右扶手,同时左手支撑地面使躯干离开地面,然后左手一边撑地一边向轮椅方向靠近,这时身体离地面越来越高,最后左手猛地推离地面,同时右手向后用力拉手轮圈,躯干向右前方用力,使轮椅向前返回,左手扶住轮椅的手轮圈，顺其惯性使躯干坐正，轮椅的前脚轮着地。

(十六) 从地面至轮椅的练习方法

从地面至轮椅的方法有如下几种，患者可以根据自己的情况进行选择。

1. 背对轮椅上法一　将轮椅拉至正对自己背后的位置（前脚轮要向前），刹住闸后，用双臂支撑身体，把身体移入两脚踏板的空档内，尽量靠近轮椅的座位。然后两手握住轮椅脚踏板上部挨近座位的铁管水平部位，向上撑起；待两臂都伸直后，将身体重心移至一只手臂进行支撑，同时另一只手臂迅速地将手握住同侧扶手低的部位支撑；然后将身体重心移至这只手臂进行支撑，同时对侧的手也迅速地握住扶手低的部位；这时臀部已经达到轮椅座位的高度，将两臂撑直，身体后仰，臀部坐在座位前沿上；然后再用两手握住扶手高的部位，用力向上撑，把臀部放到合适的位置坐好。弯腰把脚踏板扳回原位，把脚放到脚踏板上。

2. 背对轮椅上法二　将轮椅拉至正对自己背后的位置，刹住闸后，用两臂支撑身体向后移动至脚踏板前时，头部和肩部向前倾，两臂用力向上支撑，将臀部抬起放在脚踏板上，然后两手握住脚踏板上部靠近座位的铁管水平部位，两臂用力向上撑起，然后将身体重心移到一臂上进行支撑，同时另一臂迅速握住同侧扶手低的部位，然后进行重心转换支撑，另一臂迅速地握住同侧扶手低的位置，两臂同时向上用力将臀部放在座位前沿上。最后两手握住扶手高的位置向上撑起，调整好身体的位置坐好，把两脚放在脚踏板上（图8-11）。

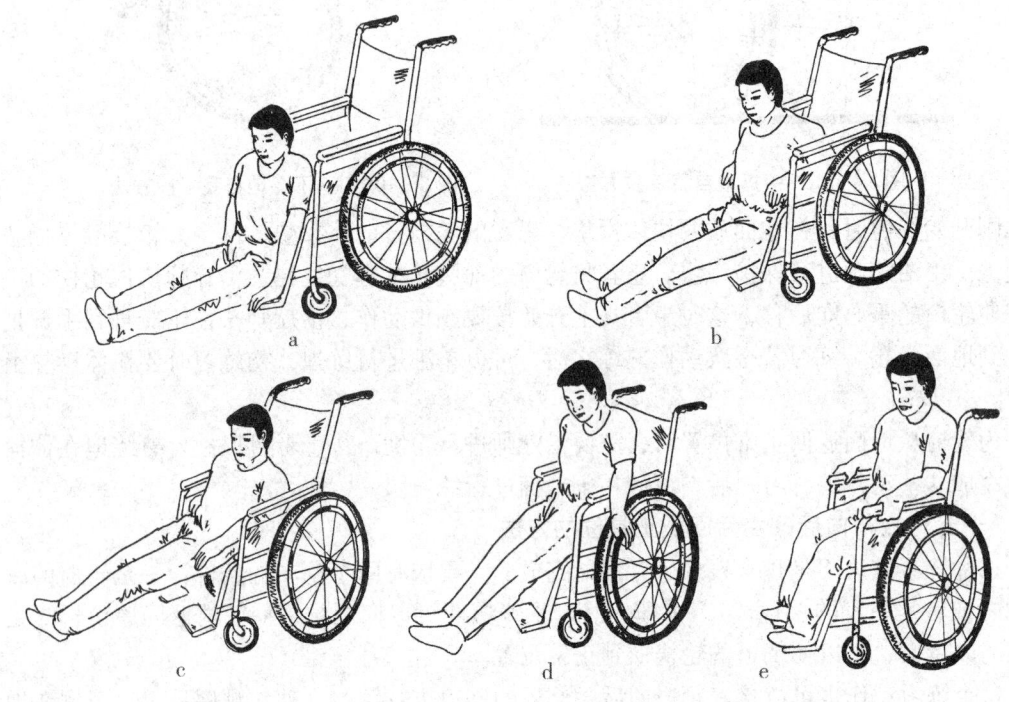

图8-11　背对轮椅上法
a. 坐到轮椅脚踏板上　b. 挺胸屈肘抓牢座位前缘　c. 头后仰，双臂用力，撑起臀部
d. 将臀部上移至座位上　e. 调整乘坐姿势

3. 面对轮椅上法　将轮椅的闸刹住，面对轮椅，两手抓住扶手低的部位，两膝着地成膝跪立位，然后两臂同时用力向上撑，膝部离开地面。两肘撑直后，左手撑住座位的右侧部位（面对轮椅时），右手握住轮椅的右侧扶手低的部位（面对轮椅时），扭转身体180°转向，转身的同时，左臂承受身体的重量，右手迅速握住轮椅的右侧扶手（正常坐位）高的部位，臀部斜坐在座位上，这时左手握住轮椅左侧扶手（正常坐位）高的部位。两臂向上撑起，调整好身体的坐位姿势。把外开的脚踏板恢复到正常位置，将脚放在脚踏板上。

（十七）从轮椅至地面的练习方法

从轮椅至地面的方法有以下几种，患者可以试着分别练习，然后根据自己所适宜的方法进一步练习。

1. 以写字台式轮椅扶手为例，先将轮椅向后拉动，使前脚轮转向前方，刹住闸。弯腰将横带式腿托取掉，将脚踏板向上翻起来。然后双手撑住轮椅扶手低的部位将臀部向前移，躯干靠在轮椅的后靠背上，坐在轮椅座位的前沿后，用手将两腿尽量向前伸直摆放。然后用两手抓住脚踏板上部铁管水平的部位，屈肘支撑控制，用力将臀部慢慢下降坐在地面，成背对轮椅的长坐位，再用两肘用力支撑，抬起臀部向前移动完成下地的动作。

2. 动作与图8-11的动作相反，先刹住闸。弯腰将横带式腿托取掉。脚踏板保持不动，两手撑住轮椅的扶手向前移动臀部，然后用双手撑住脚踏板上部铁管的部位，屈肘控制用力将臀部慢慢地放在脚踏板上，再用双手撑地将臀部移出脚踏板，成背对轮椅的长坐位。

3. 先用两手将两腿从脚踏板上摆放到地上，将脚踏板向外打开后，用手把双脚往回收，两手撑住扶手将臀部移到轮椅座位的前沿，右手扶住轮椅的扶手，躯干前倾，用左手向前下方伸出准备撑地。躯干继续前倾，左手撑住地面后，右手立即向前下方伸去，撑住地面，同时双膝着地，成手膝跪位。

4. 先将脚踏板向外打开，两手撑住轮椅扶手将臀部移向座位的左侧前沿，然后将两腿向右侧摆放。右手撑住轮椅扶手，躯干向前倾，使臀部离开座位，同时左手向前下方伸出支撑地面，成侧对轮椅的坐位（图8-12）。

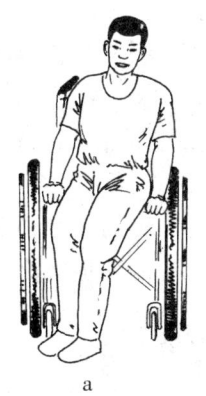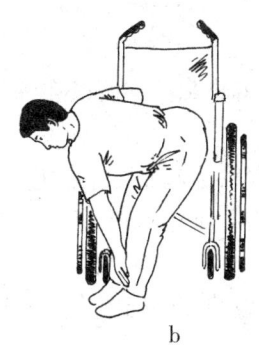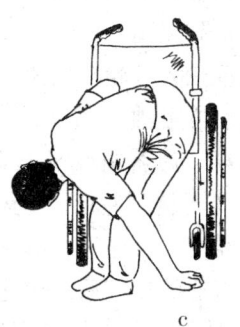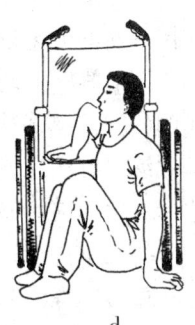

a　　　　　　　　b　　　　　　　　c　　　　　　　　d

图8-12　轮椅至地面下法

a. 臀部移向座位左侧前沿　b. 将两腿向右侧摆放
c. 左手扶地臀部离开座位　d. 侧对轮椅臀部着地

(十八) 抬前脚轮向前行走

这个驱动轮椅只用两个大轮向前行走的练习，是在原地抬前脚轮达到稳定后的基础上，将只用两个大轮保持平衡的技术进一步加以提高。这是在以后要上台、过沟和只用两个大轮下坡、台的训练中的一个练习过程。原地抬前脚轮将轮椅稳定住，是属于静态的平衡能力，抬着前脚轮向前行走是属于打破了静态的平衡，在动态中保持平衡，所以难度要更加大一些。

在初做此练习时，一定要有治疗师在其身后进行保护，避免发生伤害事故。在患者可以很熟练地完成这个动作时，才能让其独立进行练习。

练习方法是：让患者将轮椅的前脚轮抬起，保持好平衡后，告诉患者：当身体重心向前移，轮椅的前脚轮就会向地面落下，这时手握住手轮圈向前推动，身体重心就会后移回到稳定状态，前脚轮也就抬起来了，接着身体重心再向前移，手握住手轮圈再向前推动，就会形成抬着前脚轮连续向前行走的动作了。

在做这个练习时要注意的是掌握好行走的节奏和身体的起伏。不要等前脚轮快要落地时，才猛地向前用力推动手轮圈使身体又向后仰，使身体重心的起伏过大，这样也会造成不稳定，容易向后方翻倒。向前行走时要平稳地移动，也就是前脚轮往下落一些就要向前推动手轮圈，手向前推动手轮圈的力量要控制好。练习初，向前行走的速度要慢一些，待熟练之后，可以逐渐地提高一些速度。

(十九) 抬前脚轮向前曲线走

这个动作练习是在抬前轮向前行走的基础上，继续提高难度的练习，其目的是在抬着前脚轮的状态下，动态中平衡能力进一步提高。练习初，由治疗师在其身后进行保护，待患者向前曲线行走比较稳定后方可独立进行。

1. S形行走　在地面将若干个木头柱摆成一条直线，每个柱子之间的距离为 1 m，患者将轮椅的前脚轮抬起后，绕着柱子成 S 形行走。

2. 之字形行走　在上一个练习的基础上，可以把木头柱摆成之字型。这样，使轮椅抬着前脚轮向前绕行转弯的角度加大，难度也随之加大了。

(二十) 抬前脚轮原地旋转

这个动作是在抬前脚轮之字形行走的基础上，进一步增加难度的练习，使抬着前脚轮保持平衡的能力进一步得到提高。

原地旋转的动作难度较大，轮椅的重心不容易掌握，所以在练习初要进行保护，避免摔倒，待其熟练掌握之后方可独自练习。

练习方法：练习初期，患者将轮椅的前脚轮抬起稳定后，用左手将同侧的大轮固定住，右手向前慢慢地推动同侧手轮圈，这样就会使轮椅形成以左轮为轴心的原地绕圈动作。待其掌握后，再向相反的方向进行练习。

患者掌握了向左右慢速的旋转后，再进行较快速的向左右旋转练习。练习方法是：抬起前脚轮后，左手向后拉，右手向前推，轮椅就会较快速地，以轮椅的两轮之间为轴心向左旋转。相反，如果左手向前推，右手向后拉，就会形成向右旋转的动作。待其熟练掌握后，可以将旋转的速度进一步提高。

患者如果熟练地掌握了抬前脚轮快速地左右旋转的动作，说明只用两个大轮保持动态平衡的能力比较高了。

（二十一）抬前脚轮后退行走

这个动作练习具有一定的难度，容易发生向后摔倒的情况，所以在做这个动作的练习时一定要多加小心，一般的情况下不必进行这个动作的练习。对于轮椅技术比较高的患者，可以进行这个练习。

患者将轮椅的前脚轮抬起稳定后，让其身体重心向后移动。当轮椅向后倒时，双手握住手轮圈及时地向后拉，使其恢复到平衡状态。然后身体重心再向后倒，再用手向后拉，这样就形成了向后行走的动作。

在患者没有完全掌握这个动作之前，不要脱离保护，在其熟练地掌握了这个动作之后方可让其独自进行练习。

（二十二）驱动轮椅各种图形行走

为了使患者尽快地适应自己的轮椅，驱动轮椅的灵活性进一步提高，使他们在驱动轮椅时感觉轮椅是他们身体的一部分，可以进行以下各种图形行走的练习。

1. **各种角度旋转行走的练习**　在驱动轮椅向前行走过程中进行各种角度的旋转后再继续行走。这里选择了行进中旋转90°继续行走、旋转180°继续行走、旋转270°继续行走和旋转360°继续行走等有代表性的四种旋转行走练习方法（图8-13）。

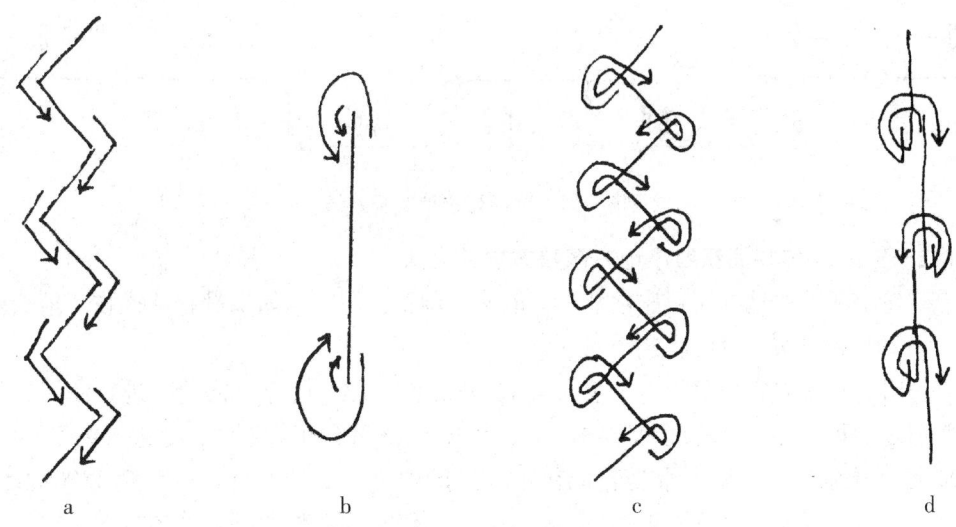

图8-13　各种图形行走

在练习这四种行走练习时，还可以采用以下方式进行：在没有掌握抬前脚轮的技术时，用四轮着地的方式进行练习；如果已经掌握了抬前脚轮的技术，则可以抬前轮进行练习。

（二十三）后退行走接连向前行走的练习

这个练习主要是后退行走紧接向前行走，其动作与抬前脚轮有些相似之处。抬前脚轮的动作是先向后拉手轮圈紧接着向前推动手轮圈，这样会使前脚轮抬起。而直线后退连接前进行走的练习是控制住轮椅，使前脚轮不抬起，如果行走速度快则难度更大。所以这个练习要在掌握了抬前脚轮技术之后再练习。

这个练习的技术要点是：当轮椅向后行走停止紧接向前行走时，要将躯干向前屈，使身体重心前移。行走的速度越快，躯干向前屈的幅度就越大，这样可控制住轮椅的前脚轮不抬起，避免轮椅向后翻倒。

在进行前进与后退行走的连接练习时可以采用以下两种方式进行：

在没练习抬前脚轮之前，用四轮着地的方式进行练习。

待熟练地掌握了用两轮保持平衡的技术后可以抬着前脚轮进行练习。

（二十四）绕障碍物计时赛

这个练习与汽车驾驶员练习过杆的作用相同，就是让患者驱动轮椅前进、后退进入门的练习，使他们对于自己轮椅的宽窄有充分的了解，并且提高他们灵活使用轮椅的能力。

在这个练习中，需要准备一些器具。用瓶子之类物品当门柱，摆放成门。门柱可以用各种材料充当，如木头柱、酒瓶、饮料瓶等，用塑料制的饮料瓶比较合适。将瓶子中装入三分之一的沙子，使其稳定性好一些，然后将其分成红、白两种颜色。

两个门柱之间的距离为 71~80 cm，这个距离可以根据轮椅的宽窄以及患者使用轮椅的熟练程度来修改。在练习之前要告诉患者：见到白色的门要面对门进入；遇到红色的门要转过身来，背对着门进入。患者初练习时，可以将两个门柱的距离摆放至 80 cm 宽，待其技术比较熟练之后，再将门柱的距离缩小。练习路线见图 8-14。

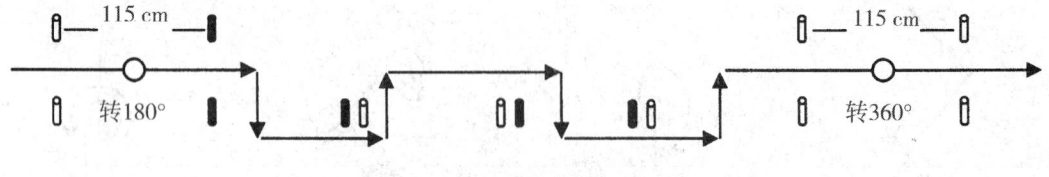

图 8-14 绕障碍物计时赛路线

（二十五）轮椅在面积窄小地方调整方向的方法

有时轮椅所处的地方面积非常窄小，但又需调整方向时，如果没有掌握技巧就会遇到麻烦。以下几种方法可以解决这个问题。

练习时，可以先在地面画一个边长 1.15 m 的正方形，让患者在其中进行练习，待其熟练掌握之后可以在一个高度为 5~10 cm、边长 1.15 m 的正方形的台上进行练习。

1. 原地调整方向　患者乘坐轮椅在正方形的中央，令其做将轮椅调整 180°的练习。方法是：患者用手握住手轮圈进行前、后、左、右微细的动作调整轮椅的方向，要让患者的眼睛不停地观察轮椅的四个轮子是否接触到了边线。经过反复的移动，将轮椅在 1.15 m 见方的地方转弯 180°或 360°。

2. 抬前脚轮原地转圈　练习的场地同上。在做这个练习之前，先要练习在很小的范围内抬前脚轮的方法。因为如果抬前脚轮时向后拉、向前推手轮圈所用的距离大，那么两个大轮就会越出边线，如果是在台上，就会掉到台下去。抬前脚轮时，向后拉、向前推手轮圈的动作要小、快速、有力，而且两个动作之间不能有一点停顿，经过反复练习就会掌握在很小的范围内将前脚轮抬起，用两个大轮保持平衡。

掌握了在小范围内抬前脚轮的练习后，可以练习抬着前脚轮在 1.15 m 见方的范围内进行原地旋转。在地面上练习技术动作熟练以后，就可以到台上练习了。在台上练习的技术动作与地面上相同,只是刚开始练习时需要克服恐惧心理。所以初在台上练习时,一定要有人进行保护,待其动作十分熟练后可以脱离保护进行独立练习。

3. 轮椅横向移动　有时轮椅需要横向移动,如果用转弯的方法要费不少时间,而且有时在地面面积窄小的地方,用转弯的方法还无法达到。但是如果掌握了这个技术,就会比较省事了。方法是两手握住轮椅的操纵圈,身体向上用力,使轮椅的轮子离地。就像原地向上跳,如果想向左侧移动那么就向左上方用力,轮椅就会向左侧移动。

(二十六) 上台练习

这个动作是乘坐轮椅者在日常生活中经常遇到的问题。有时遇到一个台坎或马路沿,不掌握这个动作就无法越过。

初练习时,可以从高 5 cm 的台开始,然后逐渐提高练习台的高度,可以每次提高 1 cm 的高度,直至 15 cm。

动作的技术要领:患者先将轮椅驱动至台前,轮椅的前脚轮距台约 10 ~ 20 cm。然后抬起前脚轮,手推动手轮圈用两个大轮向前行走,当前脚轮已经在台面的上方时,将前脚轮放在台面上。这时轮椅的两个大轮要与台有一些距离,然后两手抓握住手轮圈 1 点位左右的位置,身体重心向前移(躯干前倾姿势的训练可参照上坡练习),两手同时向前下方用力推动手轮圈,将轮椅摇上台(图 8 – 15)。

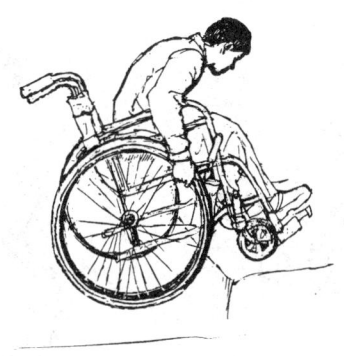

图 8 – 15　上台动作

上台注意:当两手推动手轮圈大轮接触到台子的前沿时,身体的重心一定要向前,否则会出现轮椅向后翻倒的情况,治疗师进行保护的位置应在侧后方。

台的高度越高,躯干前倾的角度就应越大,而且上肢的力量也就要求越大。上肢的力量不强,就无法上较高的台。

(二十七) 下台的方法

下台的方法有 3 种,可以根据每个人的不同情况选择使用。

1. 四轮着地正面下法　这种方法适用于 5 ~ 8 cm 的台面高度。面对下台方向,前脚轮在前,在下台之前,要将身体重心向后移(躯干后仰),先将前脚轮放到台下,然后两手控制住手轮圈将两个大轮慢慢地放下。

注意:两个大轮从台面向下落时,一定要将身体重心向后移(躯干向后靠椅背),否则会出现身体向前倾倒的情况。治疗师要站在轮椅的侧前方进行保护。

2. 四轮着地倒退下法　这种下法适用于 8 cm 以上的台面高度。当遇到这样的高度时,如果用四轮着地前脚轮先下的下法，可能导致当两个大轮还在台面上时，前脚轮先着地，脚踏板因为触地而无法移动的情况，或因轮椅倾斜的角度太大，躯干向前跌倒。倒退下法用两个大轮先着地，就可以避免脚踏板触地，或患者躯干向前倾倒的情况。

其技术动作与图8-15相反，患者坐轮椅在台上，将轮椅的位置调整为背对下台的方向，用两个大轮先下台。在下台前，患者的身体重心一定要向前移（躯干向前倾），无腹背肌功能的患者可以将躯干向前屈，靠在大腿上，然后两手抓握住手轮圈向台下慢慢地下落。直到两个大轮完全着地，再继续用手控制住手轮圈向后拉，将前脚轮拉放在地面并且落稳后，躯干后伸坐直，技术动作与上台相反。

注意点：在两个大轮向下落时，身体重心一定要在前面，否则会发生向后翻倒的情况，治疗师要站在轮椅后进行保护。

3. 抬着前脚轮的下台法　这种下法虽然在下8 cm以上高度的台时比较方便，但需要较高的技术，在可以抬着前脚轮原地左右旋转的基础上，方可进行此种练习。

练习方法：在台上将轮椅的前脚轮抬起，然后两手抓握住手轮圈慢慢地向前推动，控制住下落的速度，将轮椅的两个大轮落在地面上，再将前脚轮放在地面（图8-16）。

注意：在患者练习此动作时，治疗师要站在轮椅的侧面进行保护，让患者体会身体重心的移动并保持稳定。

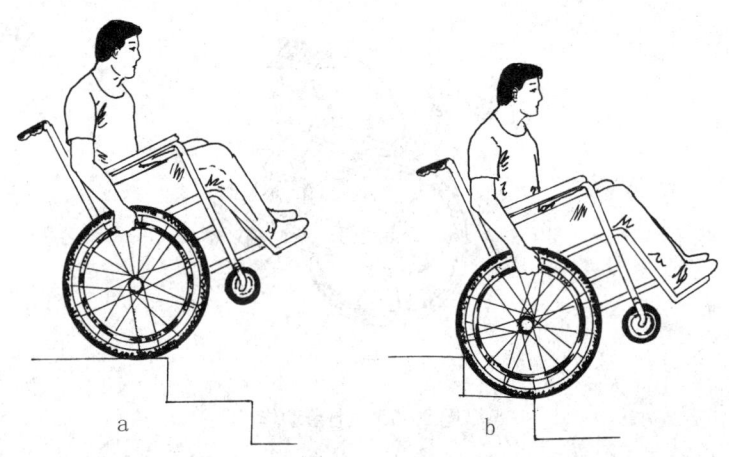

图8-16　抬前脚轮下台法
a. 将大轮移至台的前沿　b. 缓慢推动手轮圈大轮着地

（二十八）驱动轮椅上坡

在驱动轮椅上坡时，如果躯干靠住轮椅的椅背，自然形成身体的重心后移，向前推动轮椅就会出现轮椅的前轮抬起的现象，很容易发生向后翻倒。所以在上坡时一定要将身体重心前移（即躯干前倾），坡道的角度越大，躯干前倾的角度就应越大。

对于有腹背肌功能的患者来说，上坡时躯干前倾不是什么难事，但是对于腹背肌运动功能差的人来说，则要经过反复的训练才可完成。在上坡度较小的坡道时，可以将颈部、头和两肩尽量向前伸，就可以起到身体重心前移的作用。

但是上坡度大的坡道时，只向前移动头和肩也无法完成。对于无腹背肌功能的患者来说，摇动轮椅上坡时，躯干前倾是很恐惧的。他们害怕躯干向前倾时控制不住躯干而向前跌出。所以为了克服他们的恐惧心理，可先在平地上进行练习。

练习方法为：将轮椅向后拉，前脚轮向前，然后刹住闸。用两手握住轮椅操纵圈12点位，慢慢屈肘同时将躯干向前下方移动，尽量靠近大腿。待腰部离开靠背，胸部靠近大腿时，两肘用力伸直，躯干继续保持前倾的姿势（前倾的幅度比向下屈时要小），这时躯干的前后运动实际是依靠两臂的控制。进行反复练习。

在平地上练习熟练后，可在坡道上继续进行躯干前倾的练习。因为此时轮椅的角度产生了变化，躯干容易向后靠，患者还是有些不适应。当患者在坡道上可熟练完成后，可练习摇动轮椅上坡道。在上坡道时容易出现的问题是两臂向下用力驱动轮椅时，头、肩和躯干就容易抬起来，这样身体重心就会后移，致使前轮抬起，无法完成上坡动作。这时要鼓励患者两手握住轮椅操纵圈，大胆地向前屈躯干，必要时可用手按住患者肩部向下压住，同时给予保护，使其保持住躯干前倾的姿势，同时两臂用力摇动轮椅上坡。

初练习上坡道时，躯干前倾，可能出现两臂不会向下用力，或者使不上力量的现象。这是不习惯躯干前倾时两臂用力，动作不协调。经过反复训练之后，两臂就会逐渐协调。初练习上坡时为了防止在上坡的途中轮椅停住或往下滑，两臂可急速、短促地驱动手轮圈，待熟练后可加大两手在操纵圈上用力的距离。刚开始练习上坡时，坡道的角度可小一些，随着熟练程度的增加，逐渐加大坡道的角度。一般可从5°开始，逐渐增大坡度。当角度增加后，如果只是掌握了技术动作，而上肢的力量达不到要求，也是无法完成的，所以在练习轮椅技术的同时，还要进行上肢力量的练习。

上较长的坡道时如果需要休息，可采用将轮椅斜靠在路边，一只大轮抵在路沿上，与道路成45°的位置停放，没有靠在路沿的大轮要刹住闸。

（二十九）下坡道的练习方法

下坡道也是因坡道角度大小而下法有所不同，有四轮下法和两轮下法。

1. **四轮下法** 当坡道的角度不是很大时，一般都是采用四轮着地的方法下坡道。下坡道时，需要肩和头向后仰（重心向后移），两手轻握住手轮圈，给手轮圈均匀地施加一些阻力，使轮椅向下行走的速度降低，并匀速地向下滑落。

2. **两轮下坡道方法** 有些坡道的角度大，如果采用四轮着地的方法下坡，就可能会发生患者从轮椅前面跌倒出去或轮椅的脚踏板触地的现象。这时需要采用抬着前脚轮的方法下坡道。用两轮下坡道需要较高的在动态中抬前脚轮保持平衡的能力。

练习方法：患者将轮椅的前脚轮抬起后，两手轻握住手轮圈，给手轮圈均匀地施加一些阻力，使轮椅向下滑落的速度降低。在向下滑落的过程中要体会身体重心的移动并掌握住身体重心的平衡，只用两大轮慢慢向下滚动下坡（图8-17）。

注意：治疗师要站在轮椅的侧面进行保护，防止其向前或向后跌倒，轮椅下落的速度不要求快，快了容易失去控制。

（三十）上滚动电梯的方法

生活在城市里的残疾人为了使自己的生活自理、自立，免不了上街购买物品。现在城市里的商场或超级市场都有滚动电梯方便顾客上下楼。乘坐轮椅的残疾人如果没有掌握乘坐轮椅上下滚动电梯的技术要领，就不能到楼上去购物，所以学习上下滚动电梯的方法也是十分必要的。

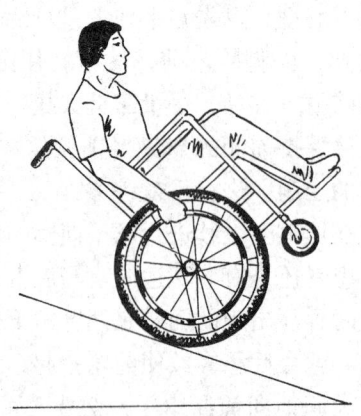

图 8-17 抬前轮下坡

患者驱动轮椅到滚动电梯处,将轮椅摇上正在向上滚动的电梯的平坦处,用有力的一侧手紧抓握住同侧滚梯的扶手,另一手紧抓握住轮椅的同侧手轮圈将其固定,躯干前倾,随着滚梯向上移动,治疗师要站在轮椅的后面进行保护。

当滚动电梯升到顶端,滚梯由楼梯形状变成平面时,患者将抓握滚梯扶手的手放到手轮圈上,两手驱动轮椅向前将轮椅摇出电梯,完成上滚动电梯的练习。

(三十一)下滚动电梯的方法

下滚动电梯的方法同上滚动电梯的方法相反,患者背向电梯将轮椅摇至正在向下滚动的电梯的平坦处,用有力一侧的手马上握紧滚梯的扶手,用另一侧手握紧同侧手轮圈将其固定,同时躯干前倾,随着电动滚梯向下移动。当电动滚梯向下到底部,滚梯的形状由阶梯状变为平坦时,患者将手从滚梯的扶手上松开,放到轮椅同侧的手轮圈上,两手同时向后摇,轮椅出滚梯。

注意:滚动电梯下降时患者手一定要抓紧滚梯的扶手,另一手紧紧固定住手轮圈,躯干要向前倾。治疗师要站在轮椅的后面进行保护。经过多次练习熟练后,方可让患者独立进行练习。

(三十二)坐轮椅上楼梯的方法

残疾患者如果掌握了乘坐轮椅上、下楼梯的方法,就可以使他们自主生活的空间得到扩大,参与社会的机会得到增加。

1. 用臀部移动上楼梯法　先完成从轮椅至地面的下法,坐到台阶上把轮椅向后放倒在楼梯上;两手撑地臀部向上抬移至上一个台阶,重新放好两腿的位置,拉轮椅上一个台阶,稳住轮椅再向上移动一个台阶(图 8-18)。

注意:治疗师要在旁边进行保护。患者要有很强的上肢力量方可练习此动作。

2. 坐轮椅上楼梯方法　两腿与轮椅绑在一起,抬起前脚轮,将轮椅慢慢向后放倒在楼梯上,身体后仰,两手撑地向后上方用力拉动轮椅向上一个台阶。两臂无力时,将轮椅的手握把放在台阶上,两手撑住台阶休息片刻,再开始向上用力上台阶(图 8-19)。

注意:治疗师要在旁边进行保护。患者要有很强的上肢力量方可以进行此动作的练习。

第八章 训练方法、竞赛规则和医学功能分级 139

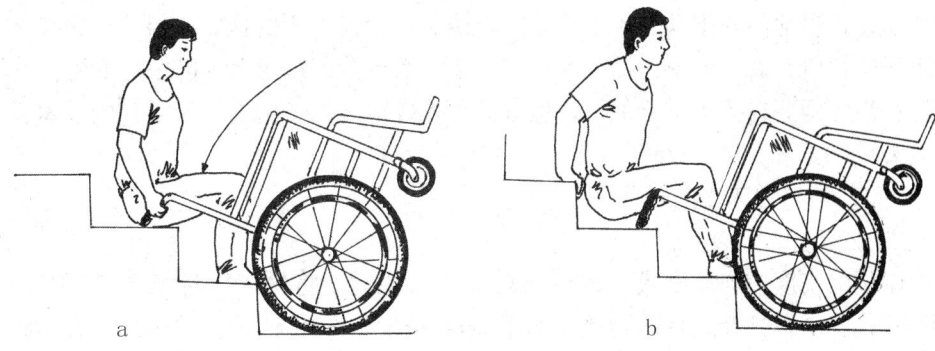

图 8-18 臀部移动上楼梯法
a. 将轮椅向后放倒 b. 两手撑地，臀部移上一个台阶

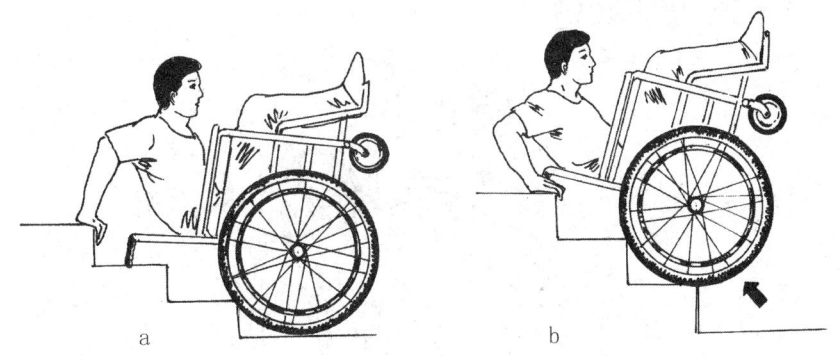

图 8-19 坐轮椅上楼梯法
a. 身体后仰，两手撑地 b. 两手用力撑地，上一个台阶

（三十三）坐轮椅下楼梯的方法

1. 乘坐轮椅背向下楼梯方法　患者乘坐轮椅背向楼梯，将大轮靠近最高的台阶边缘后，用双手紧紧地拉握住楼梯的扶手，身体向前倾，慢慢地一个台阶、一个台阶地下落（图 8-20）。

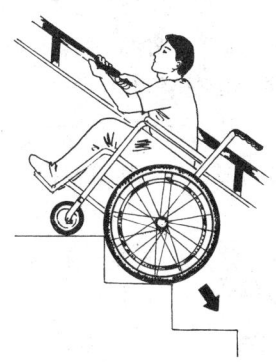

图 8-20 坐轮椅下楼梯法

注意：治疗师要在旁边进行保护。如果患者没有很强的上肢力量不要进行此练习。

2. 抬前脚轮下楼梯方法　这个方法与抬前脚轮下台法基本相同。在楼道的平坦处将前脚轮抬起，面向楼梯，大轮放置在最高台阶的边缘上。然后一手抓握楼梯扶手，另一手将抓握手轮圈，慢慢地向前推动开始下台阶。要控制住轮椅下降的速度，保持住平衡，将大轮落在下一个台阶上时，轮椅的两个大轮靠在上一个台阶的边缘上，以保持平衡。

注意：治疗师要在旁边进行保护。患者必须很好地掌握了抬前脚轮下台的技术并有很强的上肢力量，方可以进行此练习。

（三十四）轮椅与床之间转移

1. 轮椅正对床的转移方法

轮椅座位的高度应与床面或训练台的高度大致相同。将轮椅面对床，离床有一些距离，将外开式脚踏板打开，将两脚提至床上，再向前移动轮椅，使轮椅紧靠床，刹住闸。头部和躯干向前屈曲，两手撑住轮椅扶手向上支撑，使臀部离开椅垫，并向前移动。将两手放在床上后，继续支撑抬起臀部，向前移动直至臀部移至床上（图8-21）。从床至轮椅的移动方法与从轮椅至床的动作相反。

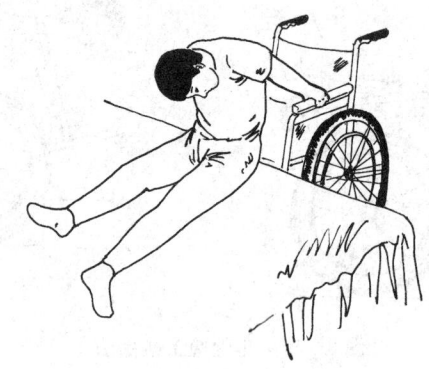

图8-21 轮椅正对床的转移方法

2. 轮椅斜对床的转移方法

将轮椅斜着靠近床或训练台，将闸刹住，见图8-22a。将一只脚放在另一侧脚踏板上，用手将该脚踏板立起，见图8-22b。然后将两脚放在地面上，把另一只脚踏板也立起，见图8-22c。左手放在床上，右手放在轮椅扶手上支撑，见图8-22d。两臂同时用力支撑身体移到床上，见图8-22e。从床至轮椅的移动方法与从轮椅至床的动作相反。

（三十五）利用滑板从轮椅与床之间转移的方法

颈髓损伤双肘支撑能力差者可采用此方法。将轮椅放置于与床的角度大约30°左右，并靠近床。将轮椅右侧的扶手取掉，并取一光滑的木板，一端置于患者的臀部之下，另一端搭在床上。

两手抓住轮椅向滑板扭转臀部，并坐出轮椅，用两手支撑向床上移动（图8-23）。从床至轮椅的移动方法与从轮椅至床的动作相反。

（三十六）坐轮椅开、关门的方法

患者驱动轮椅接近门有把手的一侧；一只手拉开门，另一只手推动手轮圈向前使轮椅进门；一手推动轮椅进门，用另一只手将门关上（图8-24）。

（三十七）坐轮椅通过狭窄门廊的方法

有些家庭的门廊很狭窄，也无法进行房屋改造，有时外出也会遇到狭窄的门廊，不掌握这些技术就无法通过。

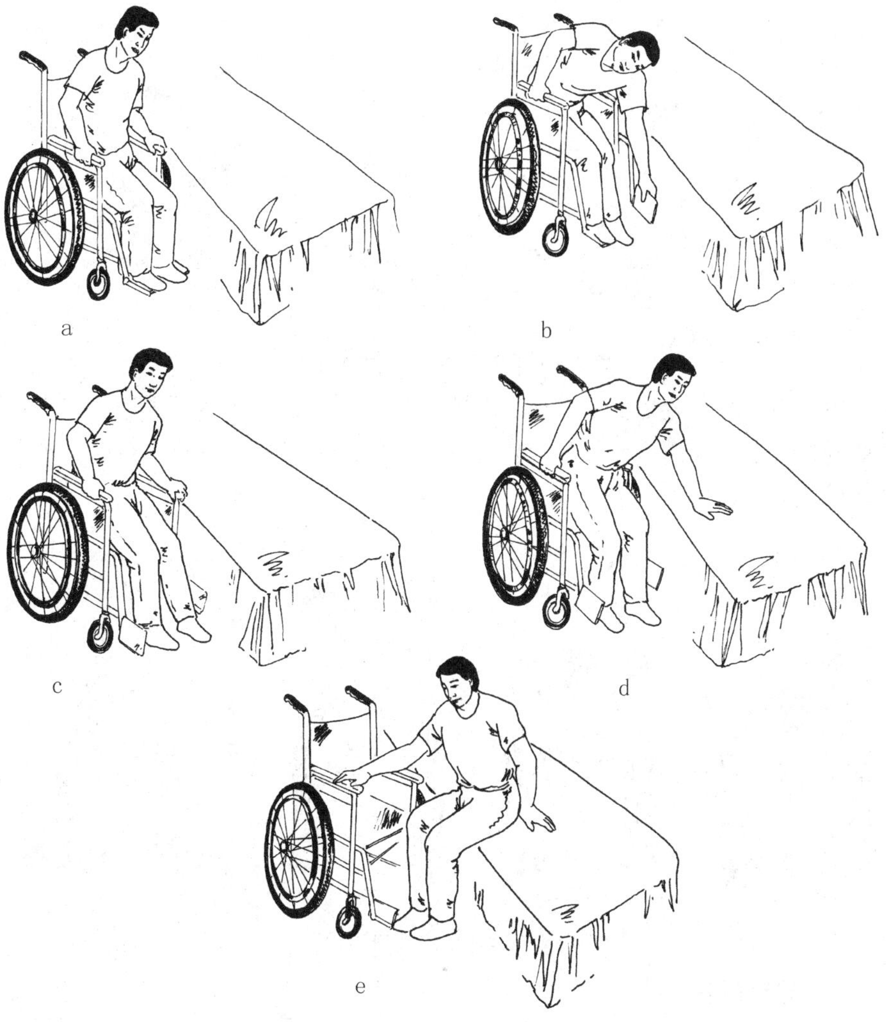

图 8-22 轮椅斜对床的转移方法

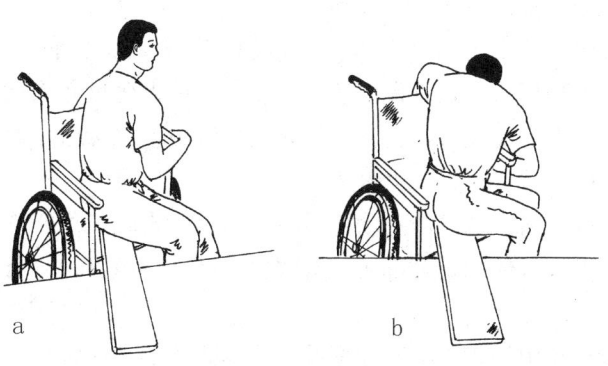

图 8-23 利用滑板转移方法

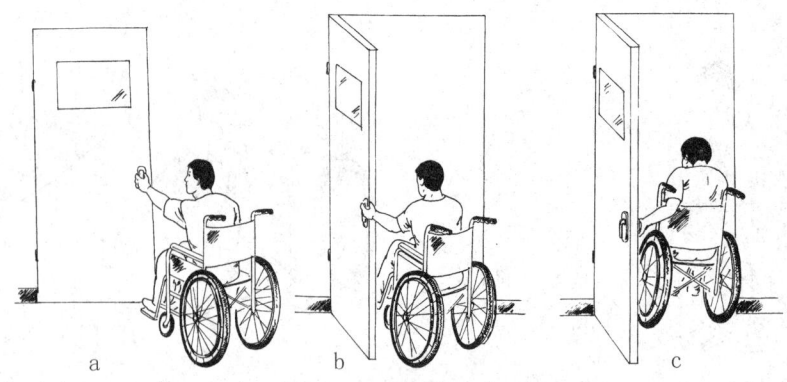

图 8-24 坐轮椅开、关门方法

练习方法：患者驱动轮椅面对门口，弯腰将脚踏板折起，然后两手用力向上撑起，臀部坐在轮椅的扶手上，面向内侧用手拉住轮椅的座位向上提起，将轮椅折叠变窄，通过拉门框和推扶墙壁通过门廊（图 8-25）。

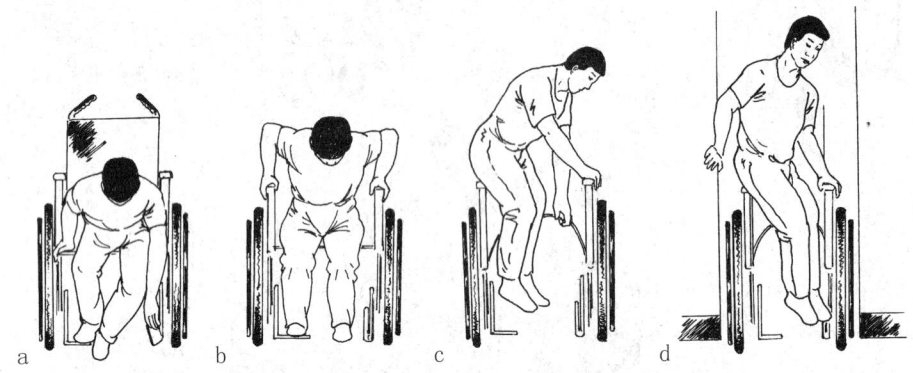

图 8-25 坐轮椅过狭窄门廊法

（三十八）轮椅体育运动

轮椅体育运动与轮椅技术训练之间是紧密相关的。当乘坐轮椅的患者掌握了轮椅的各种技术之后，或者在练习轮椅技术的同时进行轮椅体育运动，这样会使残疾患者的轮椅技术和其他各个方面能力都进一步得到提高。

残疾患者通过轮椅体育运动可以激发出他们身体残存的潜能，使他们的力量、耐久力、坐位平衡能力得到提高。在日常生活中，驱动轮椅上角度较大的坡道，如果没有力量就不能摇轮椅上去。上高度较大的台时，没有较大的力量也无法驱动轮椅上去。各种轮椅的转移动作，都需要上肢有很强的力量才能完成。

没有很好的身体耐力，就不能驱动轮椅在外出时行走较长的距离。通过轮椅体育运动训练，使上肢的力量、身体的耐力都可以有效地提高，使患者在日常生活中应用轮椅的能力大大得到提高。

因为轮椅体育运动中的动作都是随意的、千变万化的，所以残疾患者在进行体育运动时，要根据当时的情况驱动轮椅及时地做出各种反应和动作。而且体育运动中的各种动作难度往往超出日常生活中的动作，这样就会使患者驱动轮椅的技术提高到一个新的高度。

（三十九）社会实践

当住院患者已经掌握轮椅技术，并且达到比较熟练的程度时，就可以带领他们到医院外的各种公共场所，目的是为了检验他们自己驱动轮椅是否适应社会上的各种路面情况，体力是否可以达到要求。

治疗师要与患者一起外出。当患者操纵轮椅遇到路面的障碍时，治疗师视障碍的情况判断是否给予帮助，不到必要时，不要帮助。

轮椅体育运动和社会实践可按照本章中有关的训练项目和训练方法进行。

（金 宁）

第三节 体 操

在文体疗法中康复医疗体操是一个重要的训练内容。患者可以通过各种体操的训练达到防治疾病、促进身体功能恢复的目的。

一、轮椅体操

使用轮椅的患者练习轮椅体操，可以使其肢体残存肌肉力量、坐位平衡能力得到提高，对于失去功能的部位进行练习可以保持关节正常活动度。经常进行轮椅体操练习还可以使身体的整体健康水平得到提高。另外，轮椅体操还可以作为各种运动前的准备活动。

（一）轮椅徒手体操

练习体操的顺序如下：颈部—肩部—肘—腕—手指—躯干—髋—膝—踝。

1. 颈部运动　头的前屈、后伸、左右转动，头的绕环运动。
2. 肩部运动　向上耸肩，肩部向前、向后的绕环，向前、向后的振臂运动，牵拉肩部。
3. 肘部运动　两手撑在轮椅的扶手上，伸直肘关节，臀部离开椅面停留5秒钟，然后屈肘坐下，反复练习。
4. 手腕运动　双手插指，手腕做背屈、掌屈和绕环。
5. 手指运动　双手握拳、伸开五指；两手掌心相对伸开五指，双手各指腹相对进行撑压。
6. 躯干屈、伸运动　患者的腹背肌如果无功能，可用双手扶住轮椅扶手进行体前屈和后伸运动。
7. 体侧运动　坐位平衡功能好的患者可以不用手扶轮椅，向上伸直右臂向左侧屈体，向上伸直左臂向右侧屈体。坐位平衡差的患者，当伸右臂时可用左手抓住轮椅扶手运动。
8. 体转运动　两臂向前伸直，分别向左右体转。直坐位平衡功能好的患者在体转时，背部可以离开轮椅靠背运动，坐位平衡功能差的患者需靠在轮椅靠背进行体转运动。
9. 屈曲髋、膝运动　两手轮流抱住一侧小腿进行被动的屈曲髋、膝关节，将大腿靠近躯干。

（二）轮椅哑铃操

练习者可根据各人的情况选择哑铃的重量，随着力量的增长可以变换哑铃的重量。

1. **提肩上拉** 两手握哑铃于体侧下垂，右肩上提、左肩上提（右肩恢复原状），两手持哑铃由体前（屈臂提肘）上拉至肩前，两臂向下伸直还原。

2. **肩平举** 两手握哑铃于体侧下垂；两臂伸直，双臂向两侧平举，还原成预备姿势；两臂向前平举，拳心向下，还原成预备姿势。

3. **扩胸运动** 两臂成前平举，然后两臂成侧平举，然后两臂再前平举使哑铃接近，还原成预备姿势。

4. **冲拳运动** 两手屈肘握哑铃于胸前，左手持哑铃用力向前冲拳，将左手收回的同时，右手持哑铃用力向前冲拳。

5. **躬身飞鸟** 两手握哑铃于体侧下垂，上体前屈；两臂侧平举，抬头挺胸，拳心向下，两臂伸直在体前下垂；还原成预备姿势。

6. **双臂弯举** 两手握哑铃于体侧下垂；左手持哑铃屈肘至胸前，上臂紧贴体侧，拳心向后并还原；然后右手持哑铃屈肘至胸前，上臂紧贴体侧，并还原；接着两臂同时屈肘持哑铃至胸前，上臂紧贴体侧，手背向前；两臂伸直还原。

7. **前臂绕环** 两臂屈肘持哑铃，拳心相对；左手开始，两前臂由内向外依次绕环一周；上臂自然下垂，上体正直，抬头挺胸。

8. **上臂绕环** 两臂屈肘持哑铃，拳心相对；左臂开始，向左侧上方伸直，接着由外向内绕环至腰侧屈肘；右臂向右侧上方伸直，接着由外向内绕至腰侧屈肘，两臂依次绕环；然后两臂做由内向外相反方向的绕环动作。

9. **双臂肘屈伸** 两臂伸肘屈肩持哑铃上举；然后屈肘将哑铃置于肩后，肘关节向上；接着两肘向上伸直，持哑铃于头的上方，与肩同宽，抬头挺胸；还原成预备姿势。

10. **双臂肩后伸** 上体前屈，抬头挺胸，同时两臂向下伸直；然后两臂经体侧向后上举；还原成预备姿势。

11. **双臂侧举屈伸** 两手持哑铃于体侧；然后两臂侧平举，抬头挺胸，拳心向下；在两臂侧平举的姿势下进行肘的屈伸。

12. **屈臂扩胸** 两手持哑铃于体侧；两臂侧平举然后屈肘，屈肘约90°，上臂与肩平，拳心向内；然后含胸两肩内收，两肘接近；接着扩胸两肘向外展。

13. **躬身转体** 屈曲肩、肘关节，两手持哑铃置于肩后；然后上体前屈，再抬头挺胸，上体还原直立；接着身体向左侧转90°，再向右侧转90°。

14. **躬身划船** 两手持哑铃于体侧；上体前屈，抬头、挺胸，两手持哑铃在体前下垂；两臂屈肘上拉至胸前，上臂要靠紧体侧，同时躯干后伸坐直还原为预备姿势。

二、偏瘫体操

（一）垫上偏瘫体操

近年来，随着我国生活、医疗水平的提高，老年人的比例逐年增加，现在已经进入了老龄化社会，老年病成为疾病谱中的重要构成。而脑血管意外在老年病中占有很大的比例。如果患病日久没有进行康复训练，就会造成偏瘫患者身体患侧的关节挛缩、异位骨化和废用综合征等结果。长期缺乏活动还会导致他们身体各项功能水平下降，并发其他疾病。偏瘫体操在训练时不需要特殊的器材，简单易行，不但可在医院进行训练，而且适合偏瘫患者在家中进行康复训练，为他们改善功能障碍，提高日常生活自理能力提供了一个康复训练的方法。

偏瘫体操在体操垫上进行练习。每次训练时间约 45 min，每天可以上、下午各练习 1 次。

患者们病情、年龄和体质不同，所以每节操练习的次数也应该不同。有些动作患者不能独自完成时，可以由他人辅助完成。做操时，动作要缓慢，动作尽量标准，做上肢体操时如患侧上肢运动功能差，可由双手叉指由健侧与患侧同时用力进行练习，两手叉指时患侧的拇指在上。

1. 颈部运动　长坐位，头向前屈、后伸，向两侧屈和绕环。
2. 耸肩运动　长坐位，耸肩上提（注意将患侧臂的肘伸直）。
3. 患侧前臂旋后　长坐位，两手叉指，健侧臂与患侧臂肘屈曲 90°，同时缓慢用力，练习患侧臂的前臂旋后练习。
4. 肩、肘运动　长坐位，两手叉指，健侧臂与患侧臂共同用力将肘关节伸直，后进行肩关节屈曲，再将两手置于头后，两肘向外打开，然后将两肘向上伸直，再将两臂伸直缓慢放下。
5. 体转运动　长坐位，两手叉指，两肘向前伸直，轮流向两侧转动。
6. 长坐位体前屈　两腿伸直向两侧分开，两手叉指肘伸直，轮换向两脚方向用力做体前屈。
7. 仰卧起坐　患者的小腿屈曲，可以由他人固定，进行仰卧起坐（双肘一直保持伸展状态）。
8. 腿伸直髋关节外展和内收　仰卧位，两腿伸直后向两侧做髋关节外展、内收，进行外展时可以由他人固定住健侧腿，让患者两腿同时用力做外展，双肘保持伸展状态。
9. 屈腿髋关节外展和内收　仰卧膝立位，双脚着地进行髋关节外展、内收。做内收时，可以由他人固定住健侧腿膝部，让其两腿同时用力做内收，双肘保持伸展状态。
10. 屈膝摆动　仰卧膝立位，两膝并拢向两侧摆动，摆动时背部不要离垫，摆动的幅度要大，大腿外侧尽量接近垫面，如患侧躯干肌张力高，向健侧摆动时大腿接触垫面后要停留一会。
11. 搭放腿练习　仰卧膝立位，患侧腿屈膝、髋搭放在健侧腿上后，再屈膝关节、髋关节返回到膝立位（搭放腿练习时髋关节不要外旋，控制患者踝关节不内翻，双肘保持伸展状态）。
12. 桥式运动　仰卧膝立位，患侧脚或双脚着地，髋关节伸展，臀部离地，两臂向上伸直。
13. 屈腿抱膝　仰卧位，两腿并拢同时屈髋、膝关节，两手叉指抱住两腿膝部，然后两手离开膝部，伸直臂做肩关节屈曲，两腿并拢，同时向前上方伸直控制住速度慢慢放下。
14. 肘伸展练习　仰卧位，患侧臂的肘部向上，如肩关节不稳定可以扶住肘部使其固定，前臂屈曲后向上伸直（如不能伸直，可以由他人一边用手指尖敲击肘部的肱三头肌，一边用另一手辅助前臂伸直）。

15. 肩关节的各种运动　仰卧位，伸直肘手臂与地面垂直，进行肩的屈曲伸展、绕环等动作。在练习时肘要保持伸直状态。

16. 屈膝练习　俯卧位，做患侧腿膝关节屈曲练习（如患侧腿不能完成，可以让其两腿用力并拢，由他人扶助患侧腿，同时用手指尖敲击刺激腘绳肌）。

17. 手膝位支撑　两臂伸直，手指分开撑在垫面，两膝着地进行身体前后移动。（还可肩部向前移动后，健侧腿向后上方伸直或抬起健侧手）。

18. 跪位坐起　跪立位，将髋关节屈曲，臀部坐在脚跟部（身体重心偏向患侧）然后返回跪立位。

19. 跪位练习　双膝着地，髋关节伸展保持住跪位姿势，待平衡能力提高后可以采用单腿跪位，即健侧腿向前迈步脚掌着地，患侧腿膝部着地支撑，平衡能力进一步提高后，可向前伸直两臂做体转练习。

（二）偏瘫木棒操

棒操适用于上、下肢运动障碍程度较轻的患者。器材是一根长度为 80 cm，直径为 3 cm 光滑的木棒。如果患侧手的抓握功能差，可以用弹力绷带将手与木棒绑在一起。如果练习中有些动作完成得质量较差时，可以由他人给予辅助。练习棒操时身体成站立位。每节操练习的次数可以根据各人的情况决定，每天可以上、下午各练习一次。

1. 向前推棒　双脚站立与肩同宽，双手正握棒比肩稍宽，双肘伸直自然下垂；头部向后仰的同时，两臂缓慢用力向前伸直肘关节，然后返回至预备姿势，反复进行。

2. 向上推棒　双脚站立与肩同宽，双手正握棒比肩稍宽，双肘伸直自然下垂；头部向后仰的同时，两手握木棒沿着胸、下颌缓慢向上用力推至头的上方，将木棒放置于颈后，再向上推至头的上方，然后返回至预备姿势，反复进行。

3. 向上画圆　双脚站立与肩同宽，双手正握棒比肩稍宽，双臂伸直自然下垂，木棒置于大腿前；头部向后仰的同时，两手握木棒屈肘沿着腹部向上至胸部后，经下颌缓慢向上用力伸直两肘推至头的上方后，两臂伸直握木棒向前下方画圆返回至预备姿势，反复进行。

4. 向下画圆　双脚站立与肩同宽，双手正握棒比肩稍宽，双肘屈曲木棒置于胸前；两手握木棒缓慢向下方用力伸直两臂后，再向前上方抬起画圆至头的上方，然后屈肘经面前到胸前返回至预备姿势，反复进行。

5. 做肩关节外旋　双脚站立与肩同宽，两肘伸直，木棒成直立状，两手间距3～5 cm 掌心相对握木棒；两臂同时用力做患侧肩关节外旋，稍停片刻后返回预备姿势，反复进行。也可以单独用患侧臂进行练习。

6. 直臂左右摆动　双脚站立与肩同宽，双手正握棒比肩稍宽，伸直两肘进行肩关节左右外展的摆动练习。

7. 体侧运动　双脚站立与肩同宽，双手正握棒比肩稍宽，双臂向上伸直，然后躯干轮流向左、右侧屈做体侧运动。

8. 正向摇辘轳　弓箭步站立，患侧腿在前，双手正握棒比肩稍宽，双臂伸直自然下垂，木棒置于大腿前；头部向后仰的同时，两手握木棒两肘屈曲沿着腹、胸，经下颌缓慢向上用力伸直两臂，推至头的上方后，躯干前屈，两手持棒两臂伸直向前下方画圆使木棒尽量向患侧脚接近，这时身体重心在患侧腿上，然后躯干伸直返回至预备姿势，反复进行。

9. 反向摇辘轳　弓箭步站立，患侧腿在前，双手正握棒比肩稍宽，双肘屈曲木棒在胸前；躯干前屈，两手握木棒向下方用力伸直两臂，使木棒尽量向患侧脚接近，这时身体重心在患侧腿上，然后随着躯干抬起，头部向后仰，两臂伸直做两肩屈曲握棒画圆至头的上方，屈肘经面前返回到胸前至预备姿势，反复进行。

10. 膝触木棒　双脚站立与肩同宽，双手正握棒比肩稍宽，双臂向前伸直，木棒与小腹同高；两腿轮流抬起用膝部触木棒，患侧腿抬起时，膝部要保持正直，健侧腿抬起时，患侧腿要站稳。

11. 蹲起练习　双脚站立与肩同宽，双手正握棒比肩稍宽，双臂向前伸直，木棒与胸同高；两臂始终向前伸直，做屈曲髋、膝关节成半蹲状态，身体重心稍偏向患侧腿，然后站起。

12. 弓步行走　双脚站立与肩同宽，双手正握棒比肩稍宽，双臂向前伸直，木棒与胸同高；迈左腿向前成弓箭步时，两臂与肩一起向左侧转动，迈右腿向前成弓箭步时，两臂与肩一起向右侧转动，弓步的大小根据各人的情况决定。

（三）立位徒手操

立位徒手操以上肢训练为主，适宜于上肢处于部分分离运动阶段和分离阶段的患者进行练习。训练时可对照镜子观察健、患两侧的姿势是否一致。

1. 第一节　两脚与肩同宽，两肘屈曲接近两肋侧，手心向内；两肘向前伸直，两前臂同时进行旋后动作，手心向上；还原为预备姿势。反复进行。

练习时，患侧手可戴分指板；两肘向前伸直时，注意患侧肘关节要接近躯干；运动功能障碍较轻的患者也可轮换进行健、患两臂的运动，提高运动协调性。

2. 第二节　两脚与肩同宽，两肘屈曲接近两肋；然后两臂向前缓慢伸直，伸直两肘的同时，两手腕关节进行背屈；还原为预备姿势。反复进行。

练习时，患侧手可戴分指板；两肘向前伸直时，注意患侧肘关节要接近躯干；运动功能障碍较轻的患者也可轮换进行健、患两臂的运动，提高运动的协调性。

3. 第三节　两脚与肩同宽，两肘屈曲90°接近躯干，两前臂为旋前姿势；然后进行前臂旋后的动作练习，两手心向上。反复练习。

练习时，患侧手可戴分指板；注意做动作时，患侧肘关节要接近躯干，可用健侧手帮助患侧；运动功能障碍较轻的患者也可轮换进行健、患两臂的运动，提高运动协调性。

4. 第四节　两脚与肩同宽，两臂伸直在体侧；然后两臂在腹前交叉（两手背向前），两臂伸直由内向外进行画圈运动；当两臂处于与地面平行的位置时，两手心向上；然后两臂向下运动，手心缓慢翻转向下，然后返回至两臂在腹前交叉的姿势。反复进行。

练习时，患侧手可戴分指板；头可转向患侧注视患侧肘是否伸直；运动功能障碍较轻的患者也可轮换进行健、患两臂的运动，提高运动协调性。

5. 第五节　两脚与肩同宽，两臂伸直在体侧；然后两臂同时由前向后做绕环运动。反复进行。

练习时，患侧手可戴分指板；头可转向患侧观察患侧肘是否伸直；运动功能障碍较轻的患者也可轮换进行健、患两臂的肩绕环运动，提高运动协调性。

6. 第六节　两脚与肩同宽，两臂侧平举，手心向上；然后两臂屈曲，用两手抱住两肩（患侧臂在上）；缓慢将两臂伸直，还原为预备姿势。反复进行。

练习时，患侧手可戴分指板；头可转向患侧观察患侧肘是否伸直；运动功能障碍较轻的患者也可轮换进行健、患两臂的运动，提高运动协调性。

7. 第七节　两脚与肩同宽，两臂侧平举，手心向上；然后两臂屈曲，用两手抱住头；缓慢将两臂伸直，还原为预备姿势。反复进行。

练习时，患侧手可戴分指板；头可转向患侧观察患侧肘是否伸直；运动功能障碍较轻的患者也可轮换进行健、患两臂的运动，提高运动协调性。

8. 第八节　两脚与肩同宽，两臂在体侧伸直；屈曲肩关节向上举起，两手心相对；两手心转向前，两臂由上向下（双手腕关节为背屈姿势）；还原为预备姿势。反复进行。

练习时，患侧手可戴分指板；两手由上向下运动时，注意患侧肘关节要接近躯干。

三、脑瘫体操

（一）第一套体操

1. 头部运动　头部向各个方向运动。
2. 肩部运动　双臂伸直，肩的屈曲、伸展、外展、内收（模仿鸟的飞翔），一侧肩屈曲、另一侧肩伸展。
3. 肘部运动　坐位，肘部的屈曲、伸展，前臂的旋前、旋后。
4. 前臂绕环　坐位，两肘屈曲成90°，两前臂轮流进行向前、后的绕环。
5. 手指活动　坐位，两手的手指进行各种动作的练习，比如数数等动作。
6. 体前屈　坐位，两腿伸直，双臂伸直用手触脚做体前屈。
7. 体转练习　坐位，躯干向两侧转动，两手在体侧左右的垫面进行支撑。
8. 伸膝屈髋　仰卧位，两腿伸直，一条腿伸直抬起后向下落下的同时，另一条腿伸直向上抬起。
9. 桥式运动　仰卧位，屈膝，双脚着地髋伸展，臀部与背部离地。
10. 膝立位摆动　仰卧位，两腿屈膝并紧，向左右摆动。
11. 屈伸髋膝　仰卧位，两腿轮流屈伸髋、膝关节。
12. 俯卧撑　俯卧位，抬头双臂伸直支撑。
13. 飞燕练习　俯卧位，两臂外展，抬头。
14. 手膝位支撑　双手双膝着地，前后移动。
15. 跪位练习　双膝跪位平衡练习，双膝跪位向各个方向移动练习。
16. 翻身滚动　在垫子上进行翻滚练习。

（二）第二套（伸展体操）

伸展体操可以使患者身体各部分肌肉、关节得到充分的牵拉，降低肌张力，使肌肉伸展性和关节的活动度得到提高。

练习伸展体操要注意：①动作要柔和缓慢，不要用力过猛，避免肌肉和关节受到损伤。②动作到位后要将这个姿势保持住，不要做振动的动作。③要保持正常的呼吸，不要憋气。④每节操姿势保持的时间为 10~30 s，做操时要面带笑容，使身体保持放松的状态。⑤当一节体操做完后，间隔 2~3 s 进行放松后，再做下一节操。如患者不能很好地完成动作，可以由别人帮助。

1. 全身的伸展　仰卧位，两手的手指交叉，两肘伸直，肩关节屈曲，两臂尽最大努力放在头部两侧。两腿也要尽最大努力伸直。

2. 腰部和大腿后部的伸展

（1）单腿：仰卧位，两手抱住膝部慢慢地将膝部靠近胸部，另一条腿保持伸直状态。两腿轮换练习。如果患者伸直的腿容易弯曲，可以由他人帮助。

（2）双腿：仰卧位，两手抱住双膝部慢慢地将膝部靠近胸部，头可向膝部靠近成团身状。

3. 颈部的伸展　仰卧位，两手抱在头部后方，头慢慢向后用力；然后用右手扳住头靠向右肩，再用左手扳住头靠向左肩，交换进行。手足徐动型患者在进行头的各种方向伸展时，有许多人会因肩、颈的紧张而不能完成，要消解患者的紧张，慢慢地转动头部。

4. 扭转腰部　仰卧位，左腿屈曲髋、膝关节，用右手扳住左膝，牵拉左侧腰部。左右两侧交替进行（图 8-26）。

5. 牵拉腰背部　从仰卧位开始，两膝伸直，屈髋向头的方向屈体，肩背部与两脚尖着地。两手可以撑在腰的两侧，也可以扶在两侧地面。膝可轻微弯曲，在后背放置一个三角垫则更轻松（图 8-27）。手足徐动型患者因为颈部的紧张在做这个动作时，要注意呼吸。

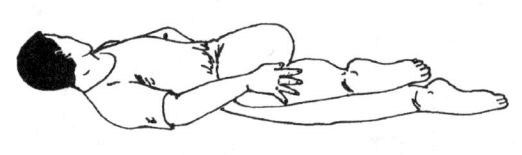

图 8-26　扭转腰部

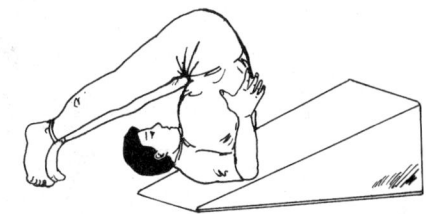

图 8-27　牵拉腰背部

6. 伸展髋关节　仰卧位，两膝屈曲，两脚的位置与髋同宽，伸展髋关节将臀、腰、背部离地。

7. 伸展大腿前部　坐位，右膝弯曲，左腿伸直，两手支撑在体侧。躯干稍微向后仰一些，则对弯曲腿的前部形成牵拉，左右交替进行（图 8-28）。

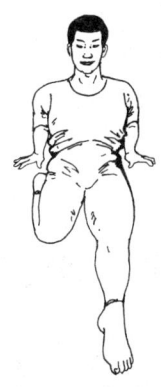

图 8-28　伸展大腿前部

8. **伸展腹部** 俯卧位,两手支撑地面双肘伸直,伸展腹部。手足徐动型患者如果不能伸肘支撑,也可用肘部支撑。

9. **伸展肩部** 俯卧位,从膝、手跪位开始,臀部向后移动,胸部接近地面,伸展肩部。

10. **伸展背部** 膝、手跪位,随着吸气进行仰头、塌腰,呼气则低头,后背向上拱,形成圆背(图 8-29)。圆背的患者采用仰头、塌腰的动作;而仰头躯干后仰的患者采用后背向上拱、低头动作。

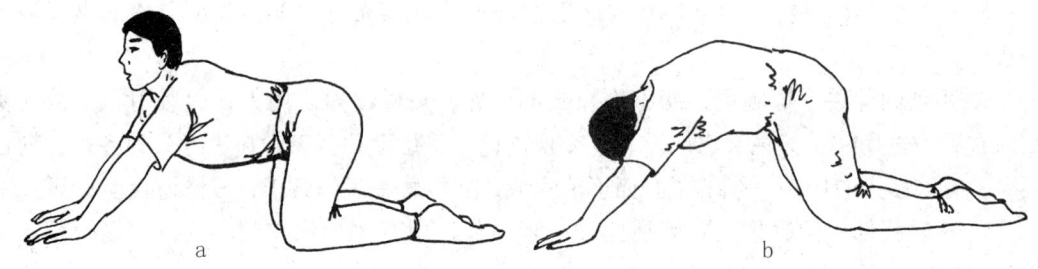

图 8-29 伸展背部

11. **牵拉髋部** 俯卧位,一条腿屈髋外展,另一条腿伸直,两侧交替进行(图 8-30)。髋关节屈曲的痉挛型患者在做这个动作时,臀部容易抬起,治疗师可以将其臀部按住。

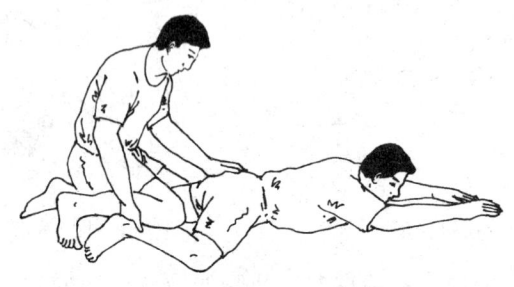

图 8-30 牵拉髋部

12. **牵拉大腿后侧** 长坐位,两腿膝关节伸直,踝关节背屈,然后弯腰用两手抓住双脚的脚趾。如果不能抓住脚趾,可以采用手拿毛巾或绳子套在前脚掌上或者由他人帮助。

13. **牵拉大腿内侧**

(1) 第一种方法:坐位,两腿伸直尽量向左右用力分开,躯干缓慢向前用力前屈。注意:长坐位时向后倒的人,可以靠在墙壁;两腿分开后脚尖内扣(髋内旋)的痉挛型患者,要将其脚尖向外(髋外旋)摆放。动作要轻柔,避免大腿内侧肌肉拉伤和髋关节脱位。

(2) 第二种方法:坐位,两腿屈曲,脚掌相对,尽量使脚靠近身体,用双手握住脚,弯腰前屈。

14. **伸展上肢** 坐位,两手在身体后叉指,两臂向后上方用力;两手在体前伸肘交叉,屈曲肩关节。

15. **手腕背屈、伸展手指** 用一只手的手心部位,将另一只手的四指伸直扳住成背屈,见图 8-31a;将拇指慢慢地伸展,见图 8-31b。

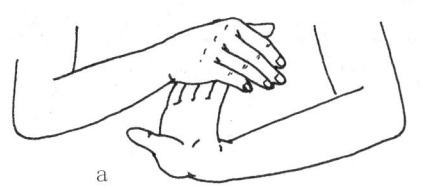
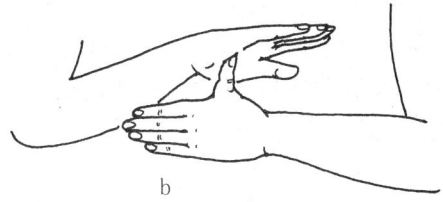

图 8-31　手腕背屈、伸展手指

四、截肢者体操

（一）截肢者伸展体操

肌肉伸展可以提高截肢者身体的柔韧性和活动范围。伸展运动的两种基本形式为静态和动态。静态是指在伸展的位置保持一定时间。这套伸展体操的大部分伸展练习都是静态的，也有一些动态的，动态应有一定的运动范围。初练习者应该重点练习静态伸展，在柔韧性改善后再加入动态伸展练习。

柔韧性好的关节可减少运动中受伤的可能。增强柔韧性的安全有效的方法是进行缓慢、扎实和规律性的练习。在开始前与有经验的治疗师一同根据自身的条件制定一个合适的计划表。

伸展应该在肌肉轻微紧张的位置上保持大约 10～30 s 后放松，同时肌肉的紧张程度应该逐渐下降。如果没有感到紧张减轻，则需适当放松伸展的角度。两次伸展运动之间要彻底放松。做第二次时要比第一次增加一些伸展范围。假肢可能限制肢体的活动，调整接受腔可能会有帮助。

肌肉经过训练会拉紧，伸展运动帮助它们放松并保持柔韧性，还可以缓解紧张，对于身体和精神都有益处。在热身和放松运动中都应该包括伸展运动。

1. 伸展颈部　颈部前屈直到下颌触及胸部；向右转头直到右耳触及右肩；向后转头，尽可能抬高下颌；向左转头直到左耳触及左肩。重复上述步骤。休息 20～30 s，然后按顺、逆时针方向练习，每组 15～20 次。

2. 躯干、肩臂、腹部和股后部动态伸展　将一木棒置于肩部并握持两端如图 8-32；躯干前屈与地面平行，膝关节伸直；扭转身体使左手触右脚；还原，做另一侧；重复 15～20 次；可坐位练习，增加躯干稳定性，减小背部肌肉张力。

3. 腰部和上肢动态伸展　双脚分开稍比肩宽；抬高双上肢至胸部高度，肘关节略屈曲；腰部左右旋转，旋转时尽量使肩部到达身体中线；每侧各 15～20 次；动作可变化为于肩部置一木棒，握住两端；旋转腰部也可以坐位练习。

4. 伸展臂、肩和胸廓　双脚分开与肩同宽；十指交叉，肘关节伸直，双手上举过头；吸气使胸部扩张并保持几秒钟；缓慢呼气同时双手还原至身体两侧；可以坐位练习；变化：双手上举时略微向后可以增加伸展的范围，但要求良好的立位平衡。

5. 伸展躯干侧面肌肉　双脚分开略比肩宽，膝关节可轻微屈曲以保持平衡；双手上举过头，以右手抓住左肘；腰部尽量向右侧屈并保持 10 s，缓慢还原；换手向左侧屈；变化：可以靠墙练习以更好地保持平衡，也可以坐位练习。

6. 伸展肩、臂、胸　双足分开站立，双手手指交叉伸直双肘于背后，尽量向后上方抬起，保持头向上、背部和膝关节伸直；还原，重复练习。可坐位练习。

7. 伸展腓肠肌和比目鱼肌　面向墙，距墙 3 步远站立，单脚跨向前，后腿膝关节伸直；身体向前倾使胸部触墙，后腿足跟不离地面，保持 15 s；柔韧性提高后可离墙更远练习（图 8-33）。

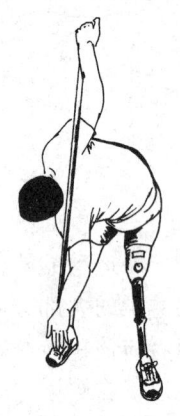

图 8-32　体前屈转身

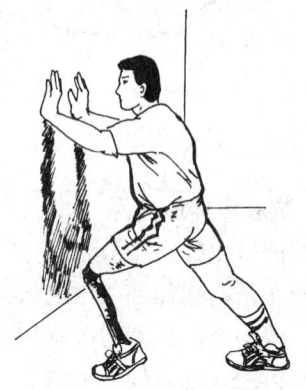

图 8-33　伸展腿部后群肌肉

8. 立位体前屈　两腿伸直进行体前屈，用双手触脚。膝关节可轻度屈曲，当完全伸直时增强了对股后肌的伸展，可提高平衡能力。

（1）第一种方法：两腿分开相距 60 cm 左右，腰部尽量屈曲，双手触健侧脚趾，保持几秒，还原放松。

（2）第二钟方法：两腿并拢站立，腰部尽量屈曲，双手手指触脚趾尖，或手掌触地，保持 10~20 s，还原放松。

（3）第三种方法：两腿交叉站立，双手触脚趾或地面，保持 10~20 s。变化：可以用墙支撑并保持平衡。

9. 伸展股四头肌和髂腰肌　对健侧和患侧的股四头肌和髂腰肌进行牵拉。

（1）伸展股四头肌和髂腰肌：仰卧于地面，健侧腿屈曲膝关节，截肢腿伸直；屈曲的膝关节会离开地面，可以抓住脚（图 8-34），使膝关节向下接触地面，背部放平，保持 15~20 s；放松后换另一侧。有膝关节疾患者勿做此练习。

（2）伸展截肢侧股四头肌：手扶墙支撑，屈曲截肢腿膝关节，抓住踝关节使之紧贴臀部，保持背部伸直；保持 15~20 s，还原，换另一侧。变化：伸展截肢侧时，如图 8-35，使大腿与地面平行。注意：膝关节以下截肢者可练习。

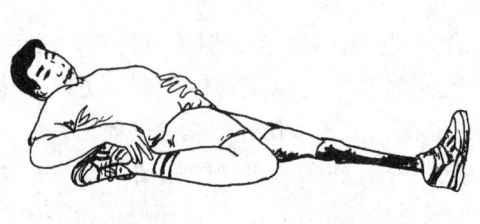

图 8-34　伸展股四头肌、髂腰肌

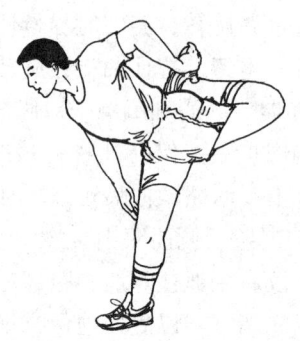

图 8-35　伸展截肢侧股四头肌

10. 伸展股四头肌、腹肌　跪坐于腿上；两腿分开比髋稍宽，健肢脚趾向后，截肢侧足向外；向后缓慢倾倒，以手支撑控制速度，必要时残肢可以脱出假肢；保持20 s，还原至跪坐位；目标是肩部触地面，但早期不要过度伸展。注意：患有慢性膝关节或背部疾病者不宜练习（图8－36）。

11. 伸展臀大肌、髋部肌肉及股后肌　靠墙坐于地面，截肢腿向前伸直，健侧腿向胸部屈曲直至感到大腿后侧、外侧紧张，保持20 s，动作幅度逐次增加。健侧和截肢侧交替进行。伸展截肢腿的动作与伸展健侧相反（图8－37）。

12. 伸展内收肌　在不光滑的地面两腿略分开站立或仰卧；尽量分开两腿，保持背部和下肢伸直；保持20～30 s，缓慢还原。手可置于膝关节以获得稳定性。

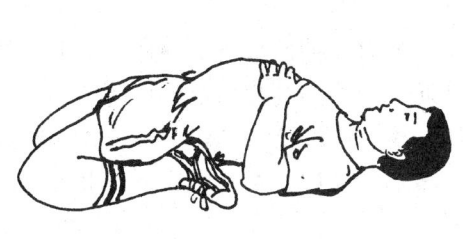

图8－36　伸展股四头肌、腹肌

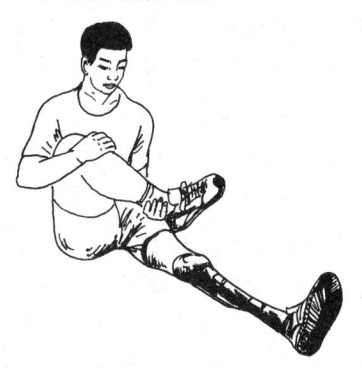

图8－37　伸展髋部肌肉

（二）下肢截肢者器械体操

1. 增强上肢肌肉力量的意义　增强下肢截肢者身体的肌肉力量是非常重要的。

上肢肌肉对于下肢截肢者非常重要，尤其是双下肢截肢者，因为他们需要借助轮椅或拐杖活动。上肢肌肉对于许多体育运动也非常重要。

肩关节是许多运动的关键部位，如游泳、棒球、网球等，甚至在冲刺时，肩关节影响上肢摆动，帮助奔跑者确定速度与节奏。女性的肩关节相对较单薄，局部的锻炼就更为重要。

强壮的胸肌提供耐力。如果上身肌肉发达，驱动轮椅就不易疲劳。

腹肌是躯干肌的组成部分，腹肌无力可导致姿势不良，也可能导致慢性腰痛。

2. 增强下肢肌肉力量的意义　下肢截肢者有可能只注意加强上肢的力量，他们通常不理解增强下肢，包括健肢和残肢力量的重要性。通过锻炼可以使下肢肌肉强壮，防止关节受伤，对于单侧截肢者可以减轻健侧肢体在运动中所受的压力。同时有助于保持身体平衡，改善步态等。在练习过程中方法会有不同，因为每一个截肢个体的残肢条件都是不同的，残肢的长度和结构是关键。

膝关节是人体最大、最复杂的关节之一，周围有许多肌腱和韧带。锻炼不能直接增强肌腱和韧带，而锻炼股四头肌可以间接地增强肌腱和韧带。肌肉越强壮，对肌腱和韧带的支持作用就越强。对于膝关节以下部位的截肢者而言，膝关节肌力的增强和通过韧带保持的关节稳定性的增强至关重要。对于膝关节以上部位的截肢者而言，健侧的膝关节对于保持运动性和灵活性非常重要。

部分下肢截肢者由于平衡功能不良导致站立训练困难。当站立举重时，过多的负荷作用于残肢并通过接受腔传导，此时需要垫更多的袜套。许多下肢截肢者更适合坐位训练以忽略平衡问题。

3. 器械体操练习　在下面一些练习中，假肢提供了必要的支持。

（1）肘关节伸展：两脚分开比肩稍宽，双手抓哑铃上举至臂完全伸直，缓慢放下哑铃至头后。如果站立平衡差，可以坐位练习。

（2）肘关节屈曲：立位或坐位，双脚与肩同宽，掌心向内握杠铃；屈肘使杠接近下颌，缓慢伸展。可以靠墙练习以增加稳定性。

（3）手腕掌屈、背伸：坐于凳子边缘，双手与肩同宽握杠铃；前臂平放在大腿上，腕置于膝上；保持前臂不动，掌心向上持杠铃练习手腕的掌屈，掌心向下持杠铃练习背伸。

（4）引体向上：双手握单杠进行引体向上练习。

（5）向上推杠铃：坐姿，双手比肩稍宽；将杠铃置于颈后部，上举过头至上肢伸直；可在上肢完全伸直位保持几秒钟，然后缓慢放回原位。注意：初学者练习时应有保护。

（6）上提杠铃：屈膝弯腰握杠铃，掌心向后；腿部用力站直提起杠铃，双脚与肩同宽，双上肢伸直；上提杠铃至下颌高度并使之尽量贴近身体；停顿后放下。上提时吸气，放下时呼气。双手间距离越宽，难度越大。

（7）躬身飞鸟：选择两个合适重量的哑铃；坐于长凳一端，双脚并拢踏地面，哑铃置于腿后，上身前倾，胸部触大腿；伸直两臂，上提哑铃至与耳同高，伸肘向上提哑铃。

（8）腹肌练习

1）仰卧位，双下肢伸直，保持足跟并拢向上抬腿，躯干屈曲，双手接触双脚并保持几秒钟。

2）仰卧位，双腿屈膝，固定下肢，两手抱头进行仰卧起坐。

（9）腰背后伸　在床或治疗台上俯卧位，髋关节在床沿，伸直腿固定下肢，两臂交叉抱于胸前，屈体向下，当躯干与腿的角度为45°时进行躯干的后伸，尽量抬高。

（10）髋关节内收、外展　仰卧位，假肢腿负重进行内收；侧卧位，假肢腿在上，负重进行外展练习。

（11）伸髋练习　手膝跪位，假肢腿负重进行伸髋练习。

（12）屈髋练习　站立位，假肢腿膝关节上部负重或抗阻力进行屈髋练习。

（13）增强股四头肌

1）坐位，假肢腿的踝部在股四头肌训练器伸膝关节直到下肢与地面平行，缓慢还原。膝关节以上水平截肢的肢体不能做此运动。

2）靠墙站立，当躯干与髋、髋与膝的角度均为直角时保持 30 s，放松 30 s。隔日重复 3 次，每周延长时间 15 s。

3）肩扛杠铃蹲起：预备时为站立位；杠铃置于背上，保持抬头、背部挺直；下蹲至大腿与地面平行，然后站直。重量要合适，初练习者需要保护。

（14）屈膝练习　俯卧位，双腿伸直，屈膝负重练习。

（15）提踵练习　站立位，双手扶墙，健侧腿用力将足跟提起。

五、颈椎病体操

（一）练习要点

1. 适应证　各种颈椎病患者症状基本缓解期。
2. 禁忌证　急性发作期或者有进行性脊髓受压症状。
3. 出现不适症状时　练习中如果感觉疼痛或者眩晕，是动作过快或者动作幅度过大的原因，可适当减慢速度或者减小幅度，症状加重时应该停止练习。
4. 准备姿势　第一节至十三节为坐位或者站立位，第十四、十五节为站立位。头颈部于中立位。
5. 身体放松　练习时要自然呼吸，身体保持放松状态，动作宜轻松平稳。
6. 动作还原　每一个动作完成后头部都要回到准备姿势。
7. 练习频度　练习体操时，每个动作重复 5~8 次，每日练习 1~2 次。

（二）睡觉姿势

为了缓解、减轻颈椎病的症状，需要各种治疗方法配合。其中睡觉的姿势是非常重要的一环，因为每天睡觉的时间很长，不正确的姿势会影响和加重病情，而合理的睡觉姿势会有利于症状的减轻。

颈椎病病患者应该选择合适的枕头，以荞麦皮为填充物最为合适。枕头内荞麦皮不可填充得过满，使荞麦皮可以在枕头内自由地移动，枕头高度约为 1 拳高。仰卧、侧卧睡觉时，颈肩部与头部之间的空隙需要枕头内荞麦皮填实，使头、颈、肩 3 个部位均匀地得到支撑。

（三）练习动作

1. 第一节　颈部前屈，颈部后伸。
2. 第二节　颈部向左屈，颈部向右屈。
3. 第三节　颈部向左转动，颈部向右转动。
4. 第四节　颈部向左转动后，再前屈；颈部向左转动后，再后伸。
5. 第五节　颈部向右转动后，再前屈；颈部向右转动后，再后伸。
6. 第六节　颈部向左屈，左手从头右侧帮助侧屈。然后向相反方向进行练习。
7. 第七节　下颌内收。头颈部于中立位，下颌尽量向身体靠拢。
8. 第八节　耸肩。头部于中立位，双侧肩同时尽量上耸。
9. 第九节　颈部绕环。低头，头部先从左向右缓慢转动，再从右向左缓慢转动（眩晕者不宜做）。
10. 第十节　手握拳放在额部，同时，头前屈，互相抵抗，持续 5~8 s 后放松。
11. 第十一节　双手手指交叉抱头，向前用力；同时头向后仰，互相抵抗，持续 5~8 s 后放松。
12. 第十二节　双手掌托住下颌，上抬；同时低头下压，互相抵抗，持续 5~8 s 后放松。
13. 第十三节　颈部自我牵引。头部于中立位，一手托住枕部，另一手托住下颌部，双手同时慢慢向上用力牵引，维持 5~8 s 后慢慢放松。
14. 第十四节　对抗性伸展。左手在头上方向上托举，右手在身体一侧向下压，同时头向左上方转动,眼看左手。然后向相反方向进行练习。

15. 第十五节　双手在头上方,手指交叉,掌心向上,同时,抬头眼视双手。

六、肩周炎康复保健操

(一)练习要点

1. 适应证　肩周炎各期患者。
2. 禁忌证　肩部外伤、骨折、手术后的急性期,或者各种原因需要肩部局部制动的患者。
3. 体操练习要点　尽量使患肩向各个方向活动,以达到最大的可能范围。练习时动作应该平稳、缓慢,当患侧肩活动到少许疼痛或者僵硬时应该持续5~8 s,然后还原。
4. 练习次数　每日练习1~2次,每个动作重复5~10次。

(二)练习动作

体操练习时全部采用站立位。

1. 第一节　双臂伸直,健侧手握住患侧手,经身体前方上举。
2. 第二节　健侧手在身体前方托住患侧肘部,帮助患侧手向健侧肩部移动。
3. 第三节　健侧手在身体后方握住患侧手,帮助患侧手一同向上移动。
4. 第四节　面向或侧向墙站立,患侧上肢伸直上举或外展,手指尽量向上爬至最高点,保持数秒。
5. 第五节　双臂屈曲于体侧,分别顺时针和逆时针做肩部绕环运动。
6. 第六节　向前弯腰,患侧抓一重物,分别顺时针和逆时针做"画圈"动作。
7. 第七节　双手持木棒,健侧手帮助患侧手经身体前方上举过头。
8. 第八节　双手持木棒,患侧手在上方,健侧手帮助患侧手向上方举。
9. 第九节　双手持木棒于身体后方,健侧手和患侧手一同向后伸。
10. 第十节　双手持木棒于身体后方,患侧手在下方,健侧手拉动木棒,带动患侧手上移。
11. 第十一节　面向椅背站立,双手抓住椅背,保持伸肘,尽量向下蹲。
12. 第十二节　面向关节训练器,患侧手抓住把手,分别顺时针和逆时针缓慢转动。
13. 第十三节　背向定滑轮站立,双手分别抓住滑轮吊绳一端,健侧手拉动吊绳,带动患侧手做患侧肩部的前屈或外展。

(金　宁　田　罡)

第四节　中国传统体育疗法

我国古代的康复体育运动称为导引。导,指宣导气血;引,本义是开弓,引申为伸展、伸展肢体之意。所以导引就是宣导气血、伸展肢体以治疾病之意。古代的导引不同于现代的"医疗体育",其最大的特点是:形、意、气三结合。东汉名医华佗编制的五禽戏,宋代形成完整体系的八段锦和清初创编的太极拳都是具有导引特点的康复体操。

中国传统体育疗法历经了千百年的考验,直到如今仍在以其独特的功效在康复领域发挥着重要的作用。

一、太极拳

太极拳在我国，甚至在国外，已成为流传广泛的运动健身项目，具有健身和防治疾病的功效。

太极拳创始于清初乾隆年间。山西民间武术家王宗岳用《周子全书》阐发《易经》太极阴阳的哲理来解释拳理，写成《太极拳论》，太极拳这名称才确定下来。据中国武术史学家唐豪等考证，太极拳最早传习于河南省温县陈家沟陈姓家族中，陈氏太极拳的创始人是陈王廷。传承至今太极拳的种类很多，其中流传较广、特点较显著的有以下五派，即：陈式太极拳、杨式太极拳、吴式太极拳、武式太极拳、孙氏太极拳等。

（一）太极拳对人体生理的积极影响

1. 对神经系统的影响　练习太极拳时，要求精神专注，意想小腹（意守丹田），不存杂念，要"用意不用力"和"心静"。这种意念和身体锻炼相结合的方法，都是在中枢神经系统兴奋性提高的情况下完成的，它使大脑皮质形成一个特殊的兴奋灶，而其他区域则处于抑制状态。这样就使大脑得到充分休息，可以打破疾病的病理兴奋灶，修复和改善高级神经功能。太极拳动作的协调性和平衡性要求较高，对神经系统也是一种锻炼，有利于平衡和协调动作的发展。

2. 对心脏血管系统的影响　练习太极拳时缓慢、均匀和细致的动作使四肢、躯干的关节和肌肉活动起来，使毛细血管大量开放，静脉、淋巴的回流加速，因而能减轻心脏的负担。另一方面，心脏血管反射性地扩张，可加强对心脏的供氧，改善心脏营养。这些都有助于保持心脏血管系统的健康。

3. 对呼吸系统的影响　练习太极拳时要求呼吸与动作自然配合，要做到匀、细、深、长，着重腹式呼吸。这对保持肺组织弹性，锻炼呼吸肌，改进胸廓活动度，增加肺活量，提高肺脏的通气和换气功能，都有良好的作用。

4. 对消化系统的影响　由于神经系统对内脏器官调节改善，膈肌和腹肌活动对肝脏和消化道的"按摩"，促进了肝内血液循环，提高了肠胃的张力、蠕动、消化和吸收的能力，改善了物质代谢。因而，练习太极拳者食欲增加，便秘现象减少，血液胆固醇含量减少。

5. 对运动系统的影响　可防止肌肉萎缩，提高肌力、平衡能力与运动的协调性，增加关节韧带的灵活性和柔韧性，防止骨变性和畸形。

（二）太极拳练习方法和注意事项

1. 太极拳练习方法　一般患者可选用24式简化太极拳进行锻炼，目前我国简化24式太极拳已经非常普及，所以省略其动作说明。该套拳法是1956年在杨式太极拳的基础上删去繁难和重复动作，选取24式编成，深受人们的喜爱。

太极拳的动作柔韧、圆活、稳定、缓慢、连贯，涉及到全身各肌肉和关节。练习时，强调用意念引导动作，安详中兼带全神贯注，动作和呼吸自然配合，全身肌肉保持一定的放松和劲力内蓄。

太极拳是徒手进行锻炼的一种健身活动项目，不需要任何器材，而且不需要特别的场地，在庭院中、树荫下或一块空地就可以进行练习。

对于偏瘫患者，为了提高上肢运动的协调性、精确性和立位平衡能力，可以采用整套

24式太极拳进行练习，也可以着重反复练习其中的野马分鬃、倒卷肱、云手等几式动作。

2. 注意事项　对于初学者来说，如果急于求成，盲目加大运动量，很容易造成髌骨软骨软化症。该病由慢性细微损伤积累而成，与技术动作特点和局部训练量过大有明显关系。太极拳的技术特点是膝关节始终处于半蹲位的静力性支撑，此时膝关节的稳定性主要靠股四头肌和髌骨来维持，如果长时间过量单一地锻炼，就容易导致髌骨软骨软化症。所以在练习时要注意以下几点进行预防：

（1）选择适宜的场地：应选择平整、松软的草地或土地，尽量不在坚硬的地面上练习。

（2）准备活动要充分：练习前可先进行几分钟原地慢跑，然后活动一下肢体，再做几节按摩操。

（3）循序渐进：初练习时，腿下蹲的角度小一些，动作的难度逐渐加大。

（4）防止局部负担过重：不要连续练习的时间过长，比如练习一遍后休息一会儿或进行其他的练习后再继续练习。

二、练功十八法

练功十八法对防治颈、肩、腰、腿痛有一定的效果，下面介绍这套练功方法。

练功十八法由三套十八个动作（每套六个动作）所组成。它除了具有增强体质的作用外，主要是有目的地通过各个关节和肌肉群的柔韧性、力量练习，改善软组织的血液循环，活跃软组织代谢和营养过程，以防治软组织挛缩、粘连、退行性变化和萎缩，提高运动系统的功能。

（一）动作特点

1. 动作针对性强　慢性颈、肩、腰、腿痛患者往往有肌肉痉挛、软组织粘连、关节活动功能障碍等情况，而练功十八法针对多发部位的病变，加强关节、肌肉的活动，以达到上述病变的防治。例如，颈肩痛患者往往臂上举、肩胛骨上回旋和内收功能差，斜方肌、冈上肌、冈下肌、菱形肌等常被累及。而左右开弓、双手伸展、展翅飞翔等动作就是针对这种情况的。又如，腰痛者有"板腰"现象，因而编有转腰推掌、叉腰旋转、弓步叉掌等动作来恢复和加强腰部的活动功能。再如，腿痛者常常腿部后群肌肉发生病变，感觉发紧，腿软弱无力。对此情况，编有俯蹲伸腿、扶膝托掌、胸前抱膝等动作。总之，练功十八法的每节动作都突出重点，其主要活动部位、锻炼要求和目的都较明确。

2. 活动全面、形式多样　练功十八法基本上包括了全身主要关节的各种运动，例如头颈旋转、骨盆环转、脊柱牵伸等，这些都是平时较少活动到的。第一套颈肩功，尤其是颈项争力动作，是专门活动头颈部的。第二套腰背功，叉腰旋转就是使骨盆环旋的，双手托天就是使脊柱受到牵伸。此外，第三套臀腿功中的左右转膝，可使下肢三大关节（髋、膝、踝）都得到活动。一些动作中的拳掌变换和手指交叉等，使手部各小关节也得到了活动。

另外，练功十八法既有像展臂弯腰、仆步转体、双手攀足等着重练习柔韧的动作，又有像扶膝托掌、胸前抱膝等着重练腿部力量的动作，还有像雄关漫步这样训练身体协调能力的动作。再有，俯蹲伸腿动作是松紧结合的典型。

3. 节拍缓慢、动作连贯　这是练功十八法的一大特色。病人和老人，由于病变和年龄的影响，动作不便，不能像健康人那样快速有力地活动。节拍缓慢这个特点有利于调动病人或老人的积极性，并可避免和防止由于突然的动作而带来的一些意外事故。

4. 简单易学　由于分套、分节，动作并不复杂，学习和掌握的难度小。另外，可根据病情和体力情况，分套或择节锻炼。

（二）注意事项

1. 动作正确　只有按正确的动作技术和要求去做，才能达到应有的效果。有些患者可能某些部位有功能障碍，有些动作可能一时做不出来，但也要尽量按动作要求去做，不可按"舒适"做法去做。动作正确与否，训练效果很不一样。例如，颈项用力是要求头颈部动的，如果腰部也参与了，那么对颈部的锻炼作用就会减弱。又如，双手攀足时屈膝、展臂、弯腰时挺肚子，俯蹲伸腿时提起脚跟，扶膝托掌时上体倾斜，雄关漫步时没有移动重心等，都是易犯的错误，影响效果。

2. 用内劲　所谓用"内劲"，就是指练习时要做到缓慢有力，以便调整肌肉内部和各肌肉之间力的关系。只有用了"内劲"，才会动员更多的运动单位参加活动，才会使肌纤维之间、肌肉之间的关系易于达到协调。

3. 动作幅度要大　肌肉活动功能和关节活动范围的大小是一致的，动作幅度越大，对被锻炼肌肉的影响越大，酸胀感越明显，其锻炼效果亦越好。例如，弓步叉掌要求动作幅度尽量大，使腰、腿部肌肉有酸胀感；如弓步不够，腰挺不直，腰、腿部肌肉就不会有酸胀感，肌肉和关节活动的范围以及受到的影响就不会大。

4. 要有得气感　所谓得气感，是指锻炼的肌肉要有酸胀、发热和舒适的感觉。练功时，每节动作按照上述3个要点去进行，就会有得气感，效果才会好。

5. 练功要和呼吸配合　练功时，要有意识地尽量使动作和呼吸相配合。一般做伸和开的动作时，应吸气，做屈和收的动作时，应呼气。例如，左右开弓和双手伸展，第一拍时应吸气，第二拍时应呼气。但是，也有些动作和节拍不易与呼吸配合，如俯蹲伸腿，则不必勉强，这时呼吸应自然，切忌憋气。

（三）防治颈肩痛的练功法

这套功主要由头部和肩带的活动组成。通过头部和上肢的活动，可以使颈、肩、肘和手指关节滑利，改善上述部分软组织的血液循环和神经体液的调节功能，改善肌肉及其他软组织的营养代谢过程，松解上述软组织的粘连及痉挛，提高和恢复颈、肩、臂和手指的活动功能。此外，这套功还有助于舒肝利气和消化，也有调节大脑的作用。

1. 颈项争力　分腿直立稍宽于肩，两手叉腰（大拇指向后），头向左转至最大限度（眼看左前方），然后头慢慢转向右侧至最大限度（眼看右前方），再抬头望天至最大限度，低头看地至下颌触胸骨。

注意：头左右旋转及抬头与低头时，上体正直。每一个动作均至颈部肌肉有酸胀感为佳。

适应范围：颈部急性扭伤（如落枕），慢性颈部软组织疾病（如颈项强直）。见图8-38。

2. 左右开弓　分腿直立稍宽于肩，两手虎口相对成圆形（掌心向前），离面部约30 cm，眼视虎口（图8-39a）；两手左右分开至体侧，同时掌变空拳（拳心向前），头向左转，视线过空拳望远处（图8-39b）。向两侧轮流做。

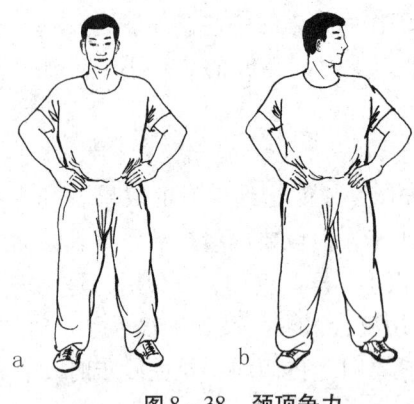 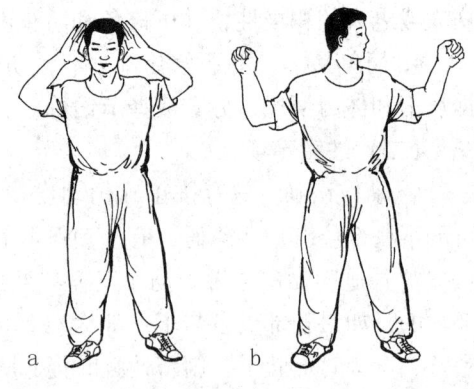

图 8-38　颈项争力　　　　　图 8-39　左右开弓

注意：分手时不能耸肩，肩胛骨向脊柱靠拢，两肘必须保持在同一水平。

得气感：颈、肩部肌肉有胀感为佳，并放射至两臂肌群，同时胸部有舒畅感。

适应范围：颈项、肩、背部酸痛，强直，手臂麻木及胸闷等。

3. 双手伸展　分腿直立稍宽于肩，两臂侧屈，手握空拳，拳高于肩，手心向前（图 8-40a）；两拳松开同时两臂上举，掌心向前，抬头，眼视患侧手指，（图 8-40b）。

注意：上举时，挺胸收腹，不能憋气。

得气感：当抬头眼望手指时，颈部有酸胀感，收腹挺胸时，腰部有酸胀感。

适应范围：颈、肩、背及腰部酸痛，肩关节功能障碍，如上肢提举不便等。

4. 开阔胸怀　分腿直立稍宽于肩。两手交叉于腹前，患侧手在前，掌心向内（图 8-41a）；两臂交叉上举，眼视手背，两臂经体侧画弧下落还原成预备姿势，眼始终看患侧手（图 8-41b）。

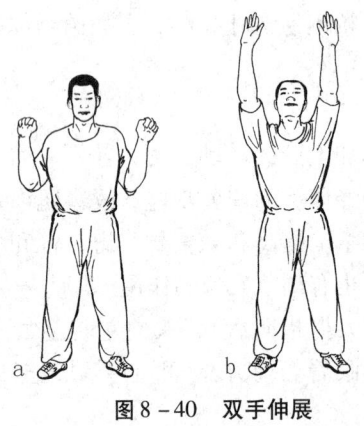 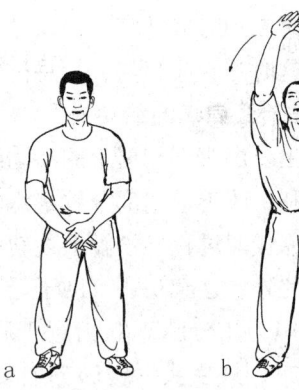

图 8-40　双手伸展　　　　　图 8-41　开阔胸怀

注意：两臂上举时要抬头、挺胸、收腹。

得气感：两臂上举时，颈、肩、腰有酸胀感。

适应范围：肩关节强直，功能障碍及颈、背和腰酸痛。

5. 展翅飞翔　分腿直立稍宽于肩（图 8-42a），两臂屈肘经体侧成"展翅"，肘高于肩。手下垂，手背相对（图 8-42b）。两臂下落时，两手在脸前成立掌，掌心相对，徐徐下按成还原姿势（图 8-42c）。

注意：做动作时不要耸肩，手腕放松。

得气感：肩部要有酸胀感，两肋也要有酸胀感。

适应范围：肩关节强直及上肢活动功能障碍等。

6. 铁臂单提　分腿直立稍宽于肩，左臂经体侧上举成托掌，眼视手背，同时右臂屈肘，手背紧贴腰后部（图8-43）。左右交换。

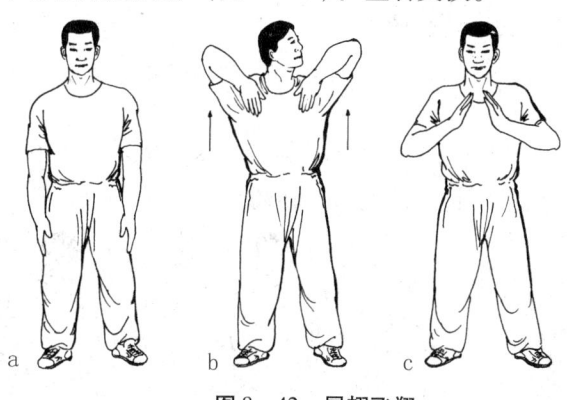
图8-42　展翅飞翔

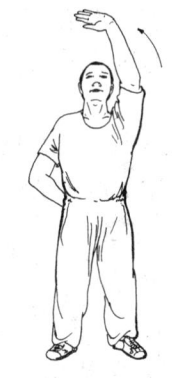
图8-43　铁臂单提

注意：上举手臂要伸直，眼动手动。

得气感：当手臂上托时同时侧颈，肩部有酸胀感，并觉胸部舒畅。

适应范围：肩关节强直，活动不便，颈、肩、腰痛及胃脘胀满。

（四）防治腰背痛的练功法

这套功主要由腰部和髋部的活动所组成，通过腰、髋及腿的活动，使腰段脊柱和髋关节滑利，改善腰部软组织的血液循环和神经体液调节功能，松解上述软组织的粘连及痉挛等，提高腰腹肌的活动功能。这套功还有助于矫正脊柱畸形、调理脾胃，消除胸腹胀满，固肾养精等。

1. 双手托天　分腿直立稍宽于肩，手指交叉于上腹，掌心向上（图8-44a）；两臂上提至脸前，翻掌上托，抬头掌心向上（图8-44b）；两臂带动上体向左侧屈一次（图8-44c）；再侧屈一次；两臂经体侧下落，还原成预备姿势。左右交换。

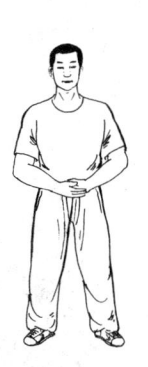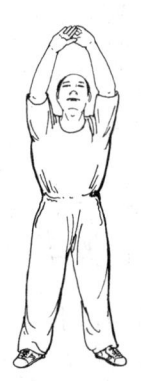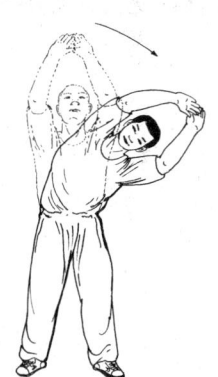
图8-44　双手托天

注意：翻掌上托时，肘要伸直，上体正直。

得气感：颈和腰部应有酸胀感，并放射到肩、臂、手指。

适应范围：颈腰强直，肩肘关节及脊柱活动不便，脊柱侧弯等。

2. 转腰推掌 分腿直立稍宽于肩,双手握拳于腰部(图8-45a);右手立掌向前推出(掌心向前),同时上体向左转,眼看左后方,左肘向左后方顶,与右臂成直线(图8-45b)。然后换相反方向。

注意:转腰时两脚不动,两腿伸直。

得气感:推掌转体时,腰、肩、颈、背应有酸胀感。

适应范围:适用于颈、肩、背和腰软组织劳损,如颈、腰痛伴有手臂麻木、肌肉萎缩等。

3. 叉腰旋转 分腿直立稍宽于肩,两手叉腰,大拇指向前(图8-46a);两手依次用力推动骨盆做绕环动作(图8-46b)。先顺时针,后逆时针转动。

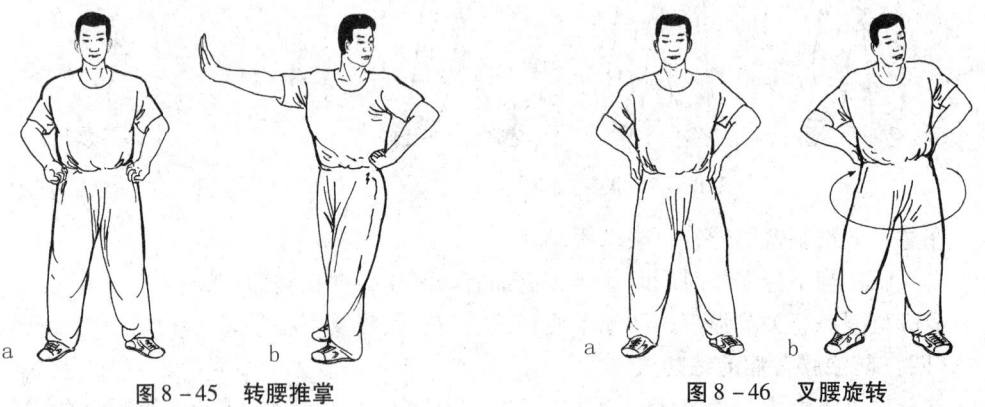

图8-45 转腰推掌　　　　　　图8-46 叉腰旋转

注意:绕环时由小到大,逐步到最大限度。

得气感:腰部要有明显的酸胀感。

适应范围:腰部急性扭伤和慢性腰痛,某些因工作关系身体长期佝偻或某种固定姿势而形成的腰骶部酸痛。

4. 展臂弯腰 分腿直立稍宽于肩,两手于腹前交叉,掌心向内;两臂前上举,挺胸收腹,眼视手背(图8-47a);两臂经体侧下落至侧平举,掌心向上;两手翻掌,同时上体挺腰前屈,两臂体前交叉(见图8-47b、c)。

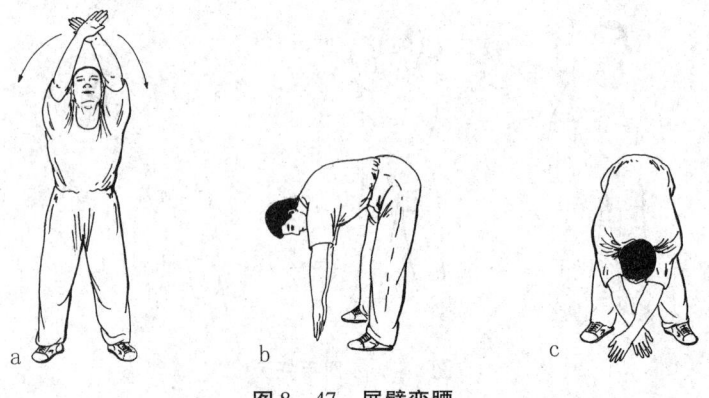

图8-47 展臂弯腰

注意:两腿伸直,手指尽量触地。

得气感:两臂上举,眼视手背时腰部应有酸胀感,双手触地时,两腿后群肌肉有酸胀感。

适应范围：颈、背、腰酸痛。

5. 弓步插掌　直立分腿一大步，双手握拳于腰间（图 8-48a）；上体左转成弓步，同时右拳变掌向前上方插掌，掌心向侧（图 8-48b）。轮流向两个方向做。

注意：做弓步时臂、腰、腿充分伸直。

得气感：腰腿应有酸胀感。

适应范围：颈、腰、背及四肢酸痛、麻木。

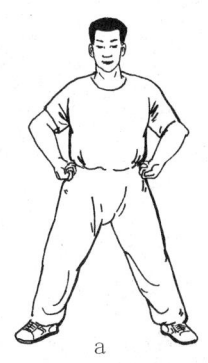 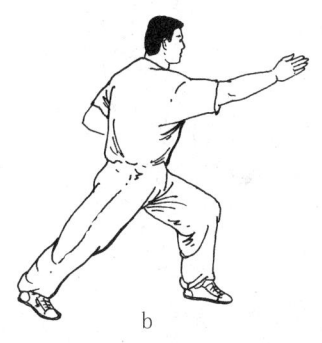

图 8-48　弓步叉掌

6. 双手攀足　立正（图 8-49a）；手指交叉于上腹前，掌心向上（图 8-49b）；两手经脸前翻掌上托，眼视手背（图 8-49c）；上体挺腰前屈，手掌尽量触脚背（图 8-49d）。反复做数次。

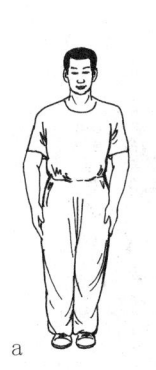 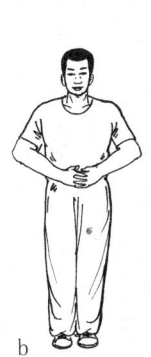 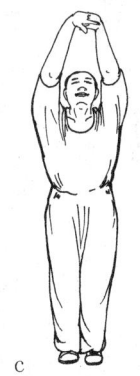 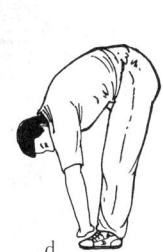

图 8-49　双手攀足

注意：体前屈时，臀部后移，两膝伸直，手掌尽量触地。

得气感：两臂上举和体前屈时腰部和腿部应有酸胀感。

适应范围：腰、腿软组织劳损，转腰不便，脊柱侧弯，腿部酸痛麻木及屈伸不便等。

（五）防治臀腿痛的练功法

这套功主要由臀部和腿的活动所组成。通过髋、膝和踝等关节活动，滑利上述关节，增强腰腹肌、臀部和腿部力量，松解臀、腿的软组织粘连和痉挛，提高上述软组织活动功能。此外这套功还有助于矫正脊柱和骨盆的畸形等。

1. 左右转膝　立正，上体前屈，两手扶膝，目视前下方（图 8-50a）；两腿弯曲，做顺时针方向绕环（图8-50b）。先做顺时针方向，后做逆时针方向。

注意：两膝绕环时，幅度尽量要大。

得气感：在转膝时，膝、踝关节有酸胀感。

适应范围：膝、踝关节酸痛、无力等。

2. 仆步转体　直立分腿一大步，双手叉腰，大拇指向后（图8-51a）；左腿成仆步，同时上体右转45°（图8-51b）。还原成预备姿势。向两个方向轮流做。

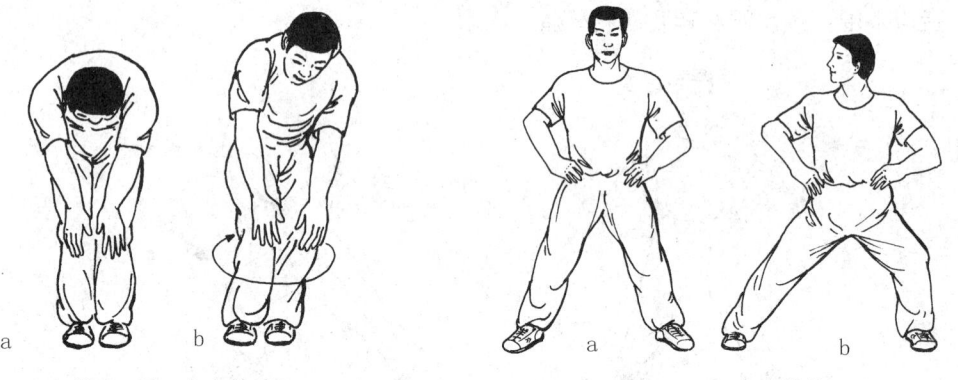

图8-50　左右转膝　　　　　图8-51　仆步转体

注意：仆步时，膝扣脚尖垂直，上体正直。

得气感：仆步伸直腿时内收肌群有酸胀感，弯曲腿时股四头肌有酸胀感。

适应范围：腰、臀、腿痛，髋、膝、踝关节活动不便。

3. 俯蹲伸腿　立正，上体前屈，两手扶直膝（图8-52a）；屈膝全蹲，两手扶膝，指尖相对（图8-52b）；两手掌贴脚背，再两腿伸直（图8-52c）；还原。

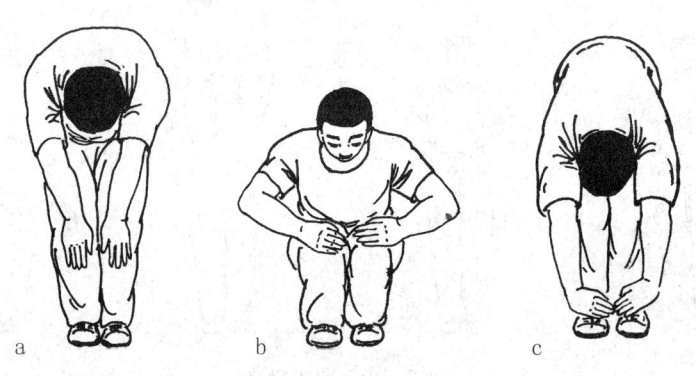

图8-52　俯蹲伸腿

注意：上体前屈膝关节伸直，手掌尽量贴脚背。

得气感：全蹲时大腿的前肌群及膝关节有酸胀感；伸直时，大小腿的后肌群有酸胀感；手掌贴脚背时后部肌群有酸胀感加重。

适应范围：因髋、膝关节活动不便，下肢屈伸困难而引起的下肢肌肉萎缩。

4. 扶膝托掌　分腿直立与肩同宽，上体前屈，右手扶左膝（图8-53a）；上体左转，左臂经体侧上举成托掌，同时屈两膝，重心在两腿之间（图8-53b）；上体前屈，两腿伸直，左手扶右膝（图8-53c）；还原成预备姿势。右臂举时动作相同，唯左右互换。

注意：转体时两脚不能移动，上体保持正直。

得气感：当抬头眼视手时，颈、肩、腰腿部均有酸胀感。

适应范围：颈、肩、腰、腿部酸胀痛及活动功能障碍。

5. 胸前抱膝　立正，左脚向前迈一步，身体重心移至左脚，右脚跟提起，两臂前上举，抬头挺胸（图8-54a）；两臂经体侧下落，同时提右膝，双手紧抱右膝于胸前，左腿伸直（图8-54b）；还原成预备姿势。左右腿交替进行。

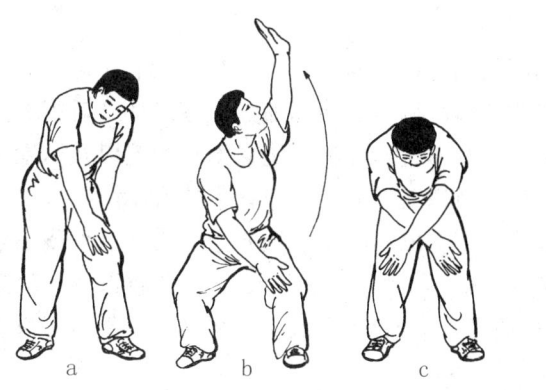

图8-53　扶膝托掌

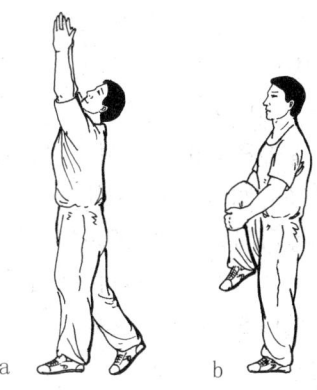

图8-54　胸前抱膝

注意：抱膝时紧贴胸部，支撑腿的后群肌肉和抱膝腿后群肌肉应充分伸展。

得气感：当抱膝时，支撑腿后部肌肉及所抱腿的前部肌肉均有酸胀感。

适应范围：臀、腿酸痛及屈伸功能障碍。

6. 雄关漫步　直立，两手叉腰，大拇指朝后（图8-55a）；左脚前进一步，足跟先着地，然后全脚掌落地，右脚跟提起，重心移到左腿（图8-55b）；右脚跟着地，稍屈右膝，重心后移至右腿，左脚跟着地（图8-55c）。如此重复漫步14次。

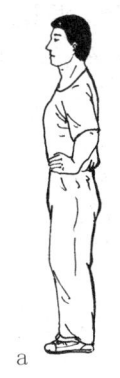 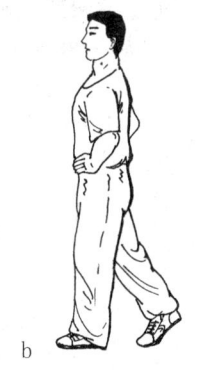 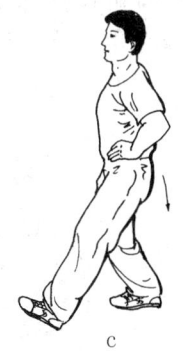

图8-55　雄关漫步

注意：上体保持正直，向前迈步时要挺胸抬头。

得气感：重心在左腿时，左腿及右踝酸胀，重心在右腿时，右腿及左踝酸胀感。

适应范围：下肢酸痛，关节活动不便。

三、八段锦

"锦"乃是珍贵、漂亮的丝织品，将这套由8个动作组成的一套动功，形容为八段锦，可以看出它是深受人们喜爱的一套集医疗、保健和康复功能为一体的健身、祛病方法。

据考证，八段锦是在宋代创编，在长期的民间流传发展过程中又有不同的各个流派，八段锦的动作歌诀经过不断的修改，直至清朝才逐渐定型。这套动功在练习时要求呼吸、形体动作和意念活动为一体。为了便于记忆，将其编为七言歌诀：

两手托天理三焦，左右开弓似射雕，调理脾胃须单举，五劳七伤往后瞧，摇头摆尾去心火，两手攀足固肾腰，攒拳怒目增力气，背后七颠百病消。

（一）练习八段锦的作用

从中国传统医学的角度，练习八段锦可柔筋健骨、养气壮力、行气活血、协调五脏六腑功能。现代医学研究认为，这套功法能改善体液调节功能和加强血液循环，对腹腔内的各脏器有柔和的按摩作用，对神经系统、心血管系统、呼吸系统、消化系统以及运动器官都有良好的调节作用，可纠正机体异常反应，所以对许多疾病都有康复治疗作用。

在练习时，可根据病症选择不同的段式练习。例如胸闷不舒、急躁易怒、郁闷不乐等可采用1、2两式，纳呆腹胀可采用3式，眩晕、耳鸣、失眠、健忘、腰膝酸软、梦遗早泄等可采用5、6式，眩晕、目昏、肩背疼痛等可采用4、7式，肝阳上亢、气血上攻可采用8式。

一般神经衰弱者可采用全套练习，心、脑血管系统疾病患者以练习前4式为宜，呼吸系统疾病患者可多练习1、2、3、7式，消化系统疾病患者可多练习3、5式，颈、腰椎病患者多练习4、5、6式。

作为防病、健身可进行全套的练习。

（二）练习方法

1. 两手托天理三焦　两脚平行分开同肩宽，宁神调息，舌抵上腭，气沉"丹田"，鼻吸口呼。两手由小腹前向前伸臂，手心向下，向前外画弧，顺势转手向上，双手十指交叉于小腹前；随即翻转掌心向下，缓缓由胸前上举两臂，翻掌上托于头顶，目视手背，稍停片刻；松开交叉的双手，自两侧向下画弧，慢慢落于小腹前。稍停片刻，再如前反复练6～8次（图8-56）。

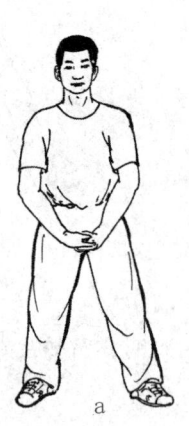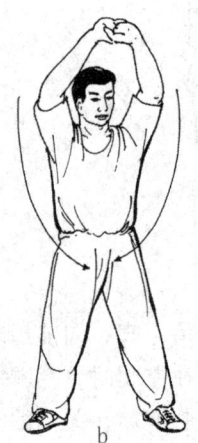

图8-56　两手托天理三焦

2. 左右开弓似射雕　自然站立，左足向左横跨一步，成马步，两膝作内扣劲，两足作下蹲劲，意如骑在马背；手握空拳于髋部；随后两手向胸前抬起与胸相平，左臂弯曲为"弓手"，向左拉至极点，意如拉紧千斤硬弓，开弓如满月；同时右手向右伸出为"箭手"，手指作剑诀（即食指与中指并拢伸直，拇指与另外两指对指状），顺势转头向右，通过食指凝向远方，意如弓箭待机而发。稍停片刻，将两腿伸直，顺势两手向下划弧，收回于胸前，再向上划弧，经两侧缓慢下落于两髋外侧，同时收回左脚还原为站式。再换右足向右，如此左右调换，反复6~8次（图8-57）。

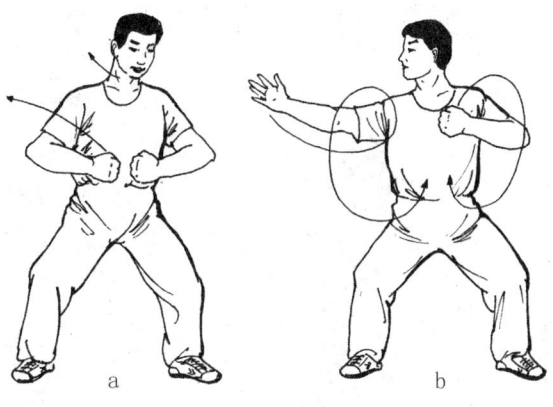

图8-57 左右开弓似射雕

3. 调理脾胃须单举　自然站立，两手心下按，两手同时向前内画弧，顺势翻转掌心向上，指尖相接于小腹前；随即向内翻掌，手心向下，左手自左前方缓慢上举于头上左方，手心上托，指尖向右；同时右手下按手心向下，指尖向前，上下两手作争力劲，稍停片刻；左手自左上方缓慢下落，右手顺势向上，同时相接小腹前，如起式。如此左右调换，反复6~8次（图8-58）。

4. 五劳七伤往后瞧　自然站立，先将左手劳宫穴贴在下腹"丹田"处，右手贴左手背上（女性相反），配合呼吸；随呼气转头向左肩背后望去，设想看到左足心，并以意引气至左足心；稍停片刻，再配合吸气将头转向正面，并以意领气自足心经大腿后面到"尾闾"、"命门穴"。如此左右调换，反复6~8次（图8-59）。

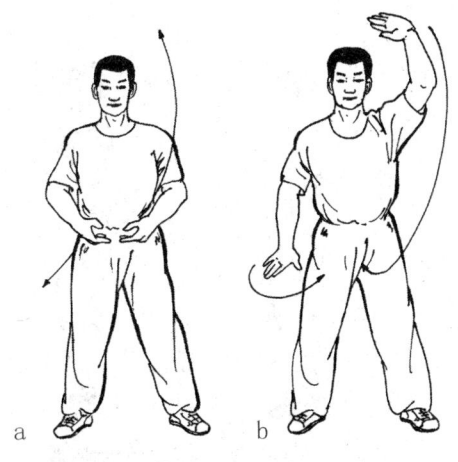

图8-58 调理脾胃须单举

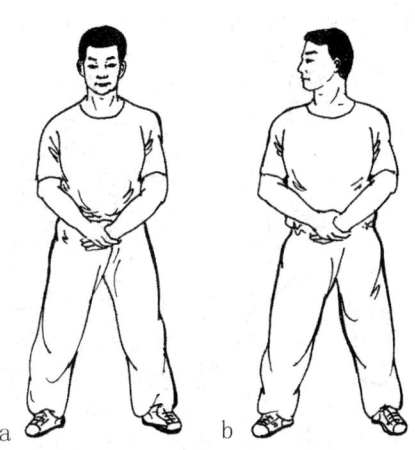

图8-59 五劳七伤往后瞧

5. 摇头摆尾去心火　自然站立，左足向左侧跨一步，成马步，上体正直，目平视，两手反按膝上部，手指向内，臂肘向外撑劲；以意领气由丹田至足心，意守"涌泉穴"；随后以腰为轴，将躯干摇转至左前方，头与左膝成一垂线，臀向右下方作撑劲，目视右足尖，右臂绷直，左臂弯曲，以助摇摆。稍停片刻，即向反方向摇摆，反复6～8次（图8-60）。

6. 两手攀足固肾腰　自然站立，两腿绷直，两手叉腰，四指向后托"肾俞穴"；先向后仰，然后上体前俯，两手顺势从腰部平掌下按，沿膀胱经下至足跟，手向前攀足尖，意守"涌泉穴"；稍停后直腰，手提至腰两侧，意引气至腰，意守"命门穴"，两手叉腰上。如此反复6～8次（图8-61）。

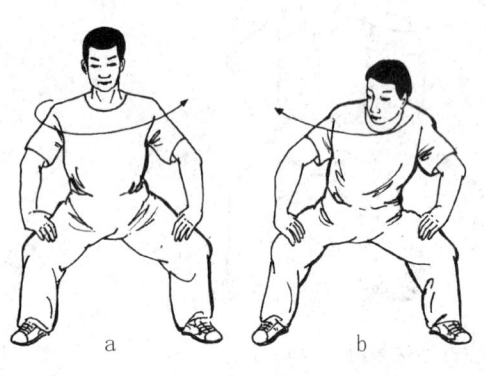

图8-60　摇头摆尾去心火

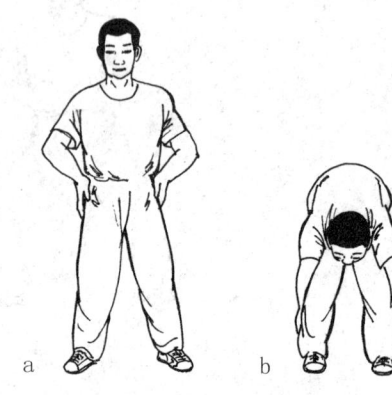

图8-61　两手攀足固肾腰

7. 攒拳怒目增气力　自然站立，左脚横跨出成马步，两手提至腰间半握拳，手心向上意守"丹田"或"命门"，两臂环抱如半月状，两拳相对（拳距约三拳左右）；随即将左拳向左前方击出，顺势头稍向左转，通过左拳凝视远方，瞪目虎视，右拳同时拉向后，使左臂与右臂争力；稍停片刻，两拳同时收回原位，松开虚拳，向上画弧经两侧缓慢下落，收回左脚还原为站立式。如此左右调换反复6～8次（图8-62）。

8. 背后七颠百病消　立正姿势，两臂自然下垂，肘臂稍作外撑，意守丹田；随即平掌下按，顺势提起足跟，配合吸气，稍停后，随呼气将足跟下落着地，身体放松，手掌下垂。提足时头向上顶，落地时稍有振动。如此反复6～8次（图8-63）。最后松静站立，自然呼吸10次收功。

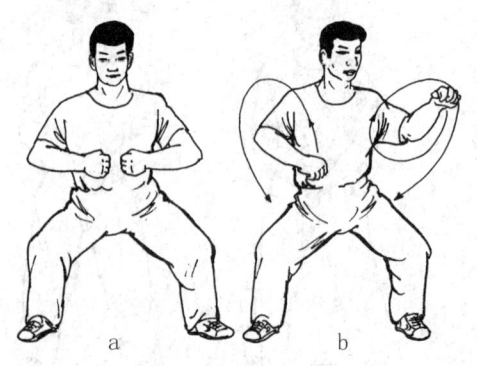

图8-62　攒拳怒目增气力

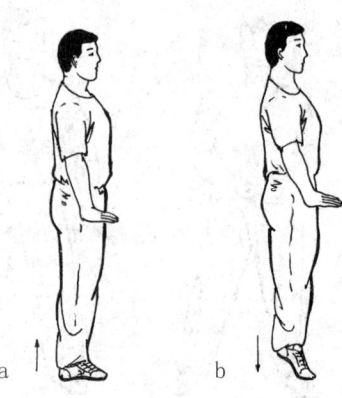

图8-63　背后七颠百病消

四、洗髓易筋经

"洗髓"为内养、内练气功之意。"易筋"为外壮,外练筋骨,是以瘦弱之筋,变换成强壮之筋的意思。洗髓易筋经练后不仅筋强骨壮,更重要的意义在于内练丹田之气,宣通脏腑气血,持之以恒,可收精神饱满,食欲增进,性功能旺盛之功。

练"洗髓易筋经"时双足站立与肩同宽,双腿伸直,挺胸收腹。易筋经共十二个姿势,每做好一个姿势,要力灌全臂,精神内守,心数呼吸。吸气时,自觉有气从丹田而起(丹田在脐下3寸),缓缓由腹而胸,直上咽喉。然后呼气,觉气由喉而下至胸腹,回归丹田。如此一呼一吸,谓之1个字,每个姿势练6个字,也可练16个字,随个人之体质与空闲情况而定。呼吸要平匀,如抽丝抽线,最好不要听到自己的呼吸声,更不宜逼气鼓腹,否则虽练无益。若练6个字,总共12个姿势,约6 min可练完。姿势一旦摆好以后,必须灌劲于手臂,若不用力,仅以手作势,等于无效。手臂用力,内心平静运气。洗髓易筋经是站立练功,若能在练习之前跑步10 min,更有助益。

(一) 练习洗髓易筋经的适应证

急、慢性胃溃疡:若每日早晨或晚上坚持锻炼10～20 min,可使胃肠蠕动功能加强,食欲增进,溃疡面逐渐愈合、消失。

神经衰弱:通过练习可使头晕、耳鸣、昏睡、周身不适的症状消失,提高睡眠质量。

体弱及病后恢复期:坚持练习3～6个月即可感觉到食欲增加,精神饱满,骨骼肌的张力及弹性有所加强。

(二) 练习方法

1. 韦驮献杵第一势　两脚并立,相距二拳,挺胸收腹,头颈端正,二目平视,左手并指翘掌,掌心向右,提至胸前,距胸一拳。右手并指,掌心向地,用力下按,稳于小腹前一拳处。手势既定,灌劲手及臂,精神守舍,心数呼吸,呼吸如抽丝抽线,又平又匀(图8-64)。

2. 韦驮献杵第二势　接前势,两手向前推平,分向两翼,掌心朝下,成侧平举,两手灌劲,心数呼吸(图8-65)。

3. 韦驮献杵第三势　接前势,双手翘掌,提升至前斜上方,两虎口相对,不相碰,成月圆状,眼仰视指尖(图8-66)。

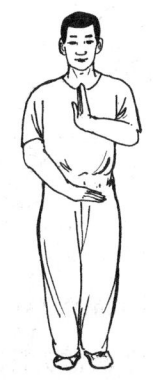 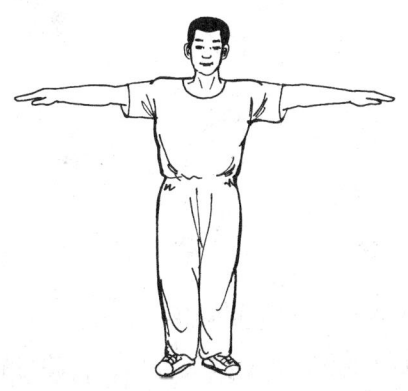 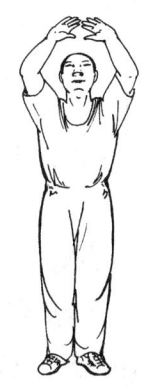

图8-64　韦驮献杵第一势　　图8-65　韦驮献杵第二势　　图8-66　韦驮献杵第三势

4. 摘星换斗势　接前势，左臂移向后背，尽可能提高，右手随上身半左转，将手向左前上方推出，钩掌，目视掌心。然后右臂移向后背，左手随上身半右转，将手向右前上方推出，钩掌（图8－67）。

5. 出爪亮翅势　接前势，左手收回至后背，双手从背后经两侧向前平举，灌力，心数呼吸（图8－68）。

6. 倒拖九牛尾势　接前势，左腿取弓箭步，右腿拖后绷直，上体半左转，左手握拳，腋、肘关节均呈90°姿势，用力下拉。与此同时，右手在后握拳上提，腋、肘亦成90°。然后换对侧，右同左姿（图8－69）。

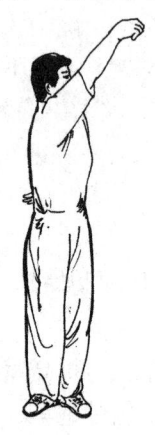 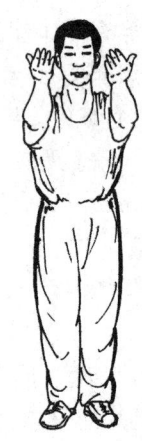 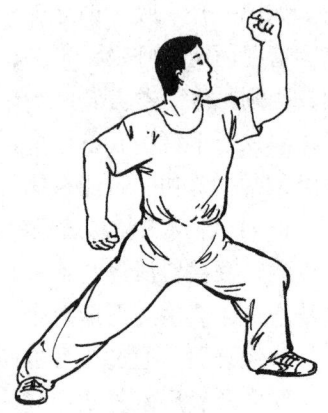

图8－67　摘星换斗势　　　图8－68　出爪亮翅势　　　图8－69　倒拖九牛尾势

7. 九鬼拔马刀势　接前势，左手放于背后，右手掌心贴耳抱头，头向左转，用力与头颈斗劲，互相对抗，然后换对侧，左同右姿（图8－70）。

8. 三盘落地势　接前势，两腿呈坐桩式，足尖内扣，膝向外开，劲灌全腿，双手悬叉于腰前（图8－71）。

9. 饿虎扑食势　接前式，两手五指分开着地，昂首前视，右足取弓箭步，左足后伸挺直，如起跑前之下蹲势，然后换对侧，左同右姿（图8－72）。

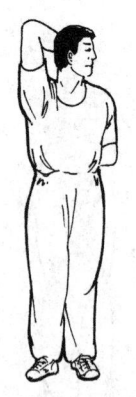 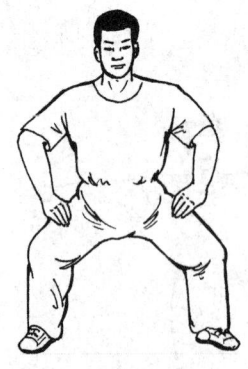 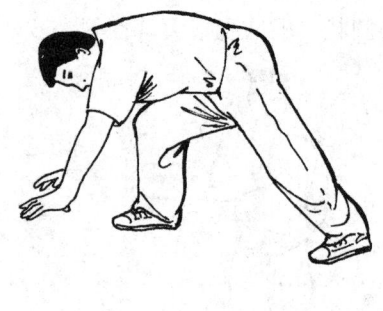

图8－70　九鬼拔马刀势　　　图8－71　三盘落地势　　　图8－72　饿虎扑食势

10. 打躬势　接前势，两足平立，两手抱头枕部，直膝弓腰俯首，尽量使头接近两膝（图8－73）。

11. 躬尾势 接前势，两手十字相嵌，掌心向上，伸臂托天，旋即掌心向下，弓腰，尽量使两手触及足尖，双足跟踮起（图 8-74）。

12. 大鹏展翅势 接前势，两臂向左右分开与肩平，翅掌，指尖朝前，使腕关节与前臂呈 90°，劲灌全臂（图 8-75）。

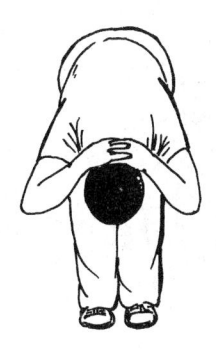
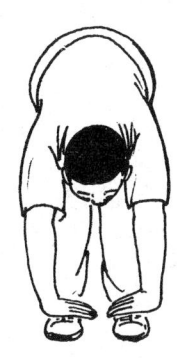
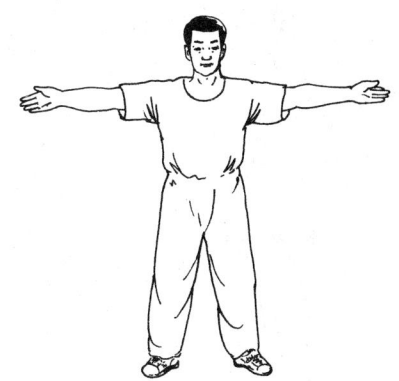

图 8-73 打躬势　　图 8-74 躬尾势　　图 8-75 大鹏展翅势

五、五禽戏

五禽戏现有很多流派，大体可分为古代五禽戏和新创编五禽戏。古代五禽戏为三国时期著名医学家华佗所创，将练形、练神、练气糅合在一起，动作朴实而协调，无病时可五戏皆为，全面健身，有病时可针对性地选择其中一禽之戏重点练习，以康复疾病。现将一种新创编五禽戏进行介绍。其练习方法朴实简单，易于实践。

（一）**虎寻食**

要领：要表现出威猛的神态，要目光炯炯，摇头摆尾，模仿扑按、搏斗等动作。但用劲要刚中有柔。

动作：第一左动，自然站立，左腿向右跨步，右手向左上方画弧横于前额，呈虎爪形，掌心向下，距额一拳远；左手横于后腰，掌心向上，距腰一拳；身向左扭动，眼看右足跟，同时抬头，强视片刻，形似寻食（图 8-76）。第二右动，方向相反，动作相同。

功用：作用于华佗挟脊穴和督脉。用于坐骨神经痛、腰背痛、脊柱炎、肝炎、肝脾肿大和高血压等病。

（二）**鹿长跑**

要领：鹿性纯阳，伸筋奔跑，善运尾闾，坠时沉肩，固肾斜探。

动作：第一左动，自然站立，左腿起步踢出，上体前倾，脚掌距地一拳，右腿微屈，成交叉步；右臂前伸，腕部弯曲，手呈鹿蹄形，指尖下垂与头平；左臂于后，距腰一拳，指尖向上，眼为斜视（图 8-77）。第二右动，方向相反，动作相同。

功用：作用于膀胱经。用于腰痛、腰肌劳损、肾炎、阳痿、月经不调等。

（三）**猿摘果**

要领：猿敏捷好动，机智灵敏，善于跳跃、躲闪。

动作：第一左动，自然站立，左脚迈出，足跟抬起，脚尖点地，右腿微屈提步；左臂紧贴胸下方，指尖下垂呈猿爪形；右臂弯曲上抬，右手从右脑后绕于前额，拇指中指并拢，呈摘果式，眼为动视（图8-78）。第二右动，方向相反，动作相同。

功用：作用于奇穴、八邪穴、心包经、膀胱经。用于上肢麻木、偏瘫、癔病及各种眼疾。

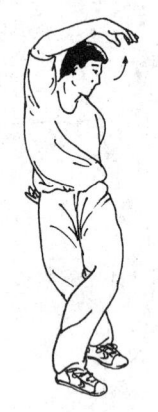 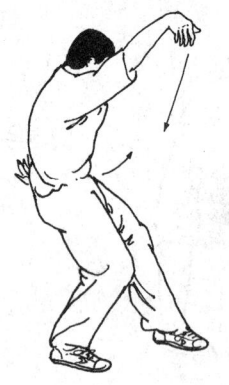 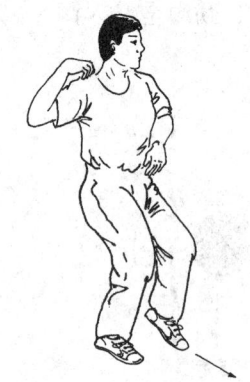

图8-76 虎寻食　　　图8-77 鹿长跑　　　图8-78 猿摘果

（四）熊撼运

要领：熊深厚沉稳，攀缘撼运，善于抗靠推按。

动作：第一左动，自然站立，左腿迈出，脚尖里扣，起动收小腹甩胯，成斜马步，两上臂挟紧，前臂伸平，双手扶于右膝上，手心向上，呈熊掌式，眼平视（图8-79）。第二右动，方向相反，动作相同。

功用：作用于胆经、膀胱经。用于高血压、坐骨神经痛、腰腿痛、消化不良、便秘、尿闭等病。

（五）鹤飞翔

要领：仿效鹤那样昂首挺拔，悠然自得，表现出亮翅、轻翔等动作的神态。

动作：第一左动，自然站立，左腿蜷缩，脚轻轻迈出，平放于地，右腿弯曲成鹤步；两臂平伸，腕部弯曲，指尖下垂，如摄物上提，两手伸开，外抠下按，头随腿向左摆动，眼为环视（图8-80）。第二右动，方向相反，动作相同。

功用：作用于小肠、三焦、膀胱经。用于神经性头痛、前臂痛、肢体偏瘫等。

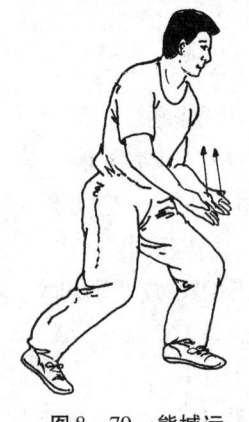 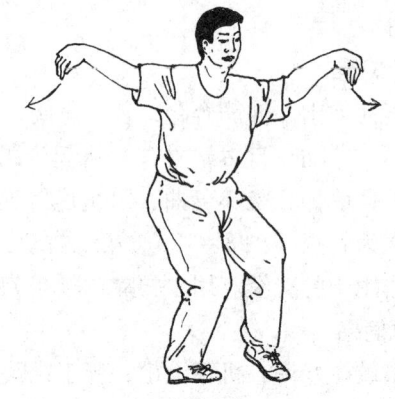

图8-79 熊撼运　　　　　图8-80 鹤飞翔

（金　宁）

第五节 步 行

走步是人体最基本的活动方式。对于健常人来说，走步是非常容易的，但人们往往忽视了走路也是一种健身和治病的方法。步行的优点是在任何地点、时间都可以进行，而且动作缓和，不容易受伤，特别适合年老体弱和患有冠心病、高血压、糖尿病和肥胖症等患者的康复锻炼。

一、步行的作用

俗话说"人老腿先老"，人到了中、老年会感到体力不佳，不愿意多走路，这更加快了人体的衰老过程。

现在，运动不足，营养过剩，已成为"文明病"的重要原因之一。步行正是消耗体内过多能量、消除肥胖的有效处方。俗话说"多走路，健心脏"。散步时，心脏必须加强收缩，心跳加快，心脏血液输出量增加，血流加速。这对心脏是一个很好的锻炼。事实证明，散步具有扩张血管的作用，并能增加血管壁的弹性，降低心血管疾病的发生率。

饭前饭后散步还是治疗糖尿病的方法之一。现代医学证实，散步能提高机体代谢率。

二、步行的方法

（一）正常步行的姿势

步行时身体要放松，头应抬起，目视前方，挺胸收腹，上体正直（快速步行时躯干略前倾），两臂前后自然摆动，步伐稳健，身体重心落在前脚掌，呼吸自然（快速步行时呼吸要配合脚步的节奏）。

（二）变化的步行

一般的步行都是以向前行走为主，但有时也可以变换步行的方向和方式，会取得不同的效果。

比如侧向走，可以侧向并步走，侧向交叉步走；倒退走，可以使腰部肌肉保持有节奏的收紧和放松，改善腰部血液循环，防治功能性腰痛，还可以改善平衡能力，提高身体的灵活性和协调性。

老年人还可练习竞走。竞走的动作扭臀摆臂，动作比较复杂，似乎只有年轻人才可练习。但是美国运动生理学家贝尔·白恩斯经研究证实，对于老年人来说，竞走比健身操和慢跑更为安全，而且健身效果也更好。在进行慢跑和健身操时足部往往落地较重，足部受到地面的反作用力就大，这会给本来脆弱的腿部和足部带来不良影响。相反，竞走时落脚很轻，这对骨质已经疏松的老年人非常合适。另外，竞走是一项全身运动，身体大部分肌肉和关节都可得到活动和锻炼，对心肺功能也大有益处。老年人在进行竞走练习时动作不必十分标准，只要双臂弯曲摆动、双腿伸直、臀部微扭即可。高龄老人可在散步时穿插"慢速竞走"(运动量在竞走和散步之间),既可加强练习效果,又可提高趣味性。

(三) 步行的速度和强度

步行的速度:可以根据练习者的年龄、疾病和身体状况来决定。可以在步行时测量自己的心率,来判断步行时的运动强度。

散步:步行的速度较慢,可以走走停停,老年人和体弱的人适合于散步。

快走:步行的速度较快,运动强度较大,适合于年纪较轻或经常步行锻炼的老年人。

不同速度的步行见表8-2。

表8-2 不同速度的步行

步行方式	1 min 步数	速度 (km/h)
很慢	60~70	2.5~3.0
慢速	70~90	3.1~4.0
中速	91~120	4.1~5.6
快速	121~140	5.7~6.4
很快	140以上	100~110 min 走 10 km

初练习者应该从较慢的速度开始,逐渐增加时间、距离和速度。有效的锻炼时间最短为20 min,每周3~4次,运动中保持一定的心率。

初学者测量脉搏很重要。如果超过最大脉搏的85%,就需要放慢脚步;如果低于70%,就应该加快脚步。最好在运动前、中、后记录脉搏,恢复的时间也要记录。

一些人,特别是老年人,很难保持在最大心率的70%~85%条件下运动20~30 min,这就要求降低运动强度,延长运动时间。

每周步行3 h已经足够。开始时最好间隔1天进行。

(四) 步行能力较差患者的练习方法

若下肢有运动功能障碍,在步行练习时也可以采用侧向并步走、侧向交叉步走、倒退走、弓箭步走和在地面做等距离的标志进行步行练习,以提高步行能力。

(五) 下肢戴假肢者的步行练习方法

美国有研究结果显示了有氧运动对下肢截肢者的好处。10个截肢者参加了为期15个星期的计划来验证步行是否对心血管系统有利并减少行走的负担。其中2例是双下肢截肢,3例是膝关节以上截肢,4例是膝关节以下截肢,1例是足部截肢。在计划开始前的几年中,他们都是坐位生活并且不参加任何锻炼,平均年龄39岁。计划的内容是进行每周规律性的锻炼。受试者锻炼达到他们估计最大心率的60%~80%,在训练前后进行测试。结果显示:应用测力计测量,最大力量增加25%,在跑步机上不同角度行走时心率和耗氧量显著下降。

步行是相对柔和的运动,因为总有一只脚与地面接触,所以对于运动系统没有过度的负担。它可以每天进行,不需要特殊的训练、技术和设备。虽然步行是本能,步行锻炼仍然有一些技术:保持直立的姿势,挺胸;上肢摆动与下肢配合;足跟着地,足趾蹬地;注意节奏。

步行必需的装备就是鞋，这对于单侧下肢截肢者非常重要，因为健肢承担了更多的压力。鞋跟要有坚固的支持，前部的柔韧性要好。新鞋也必须舒适。

大部分的假肢首先被设计用来站立和行走，有时可能需要一些改进，如附加的悬吊或者储能的脚。一个单轴、储能的脚加上一个多轴的踝关节对于下山行走很有帮助，还可以增加膝关节的稳定性。

步行对于下肢截肢者是个很好的开始。也许会有一些问题，包括手术的、假肢的或运动系统的，可以通过手术、更新假肢或改变疗法来解决。如果还不行，可以改为进行一些对残肢压力小的运动，如游泳。

在步行机上锻炼是个好方法。对于戴假肢者来说，上下运动器材可能有困难，所以必须在站立平衡没有问题后再开始。如果发生疼痛，需要调整假肢。

（六）步行注意事项

如果身体比较虚弱，那么一开始应该进行适应性的散步，距离不要过远，时间不要过长，感觉疲劳就要休息。待身体逐渐适应后，可以增加步行的距离和时间。

最好选择空气清洁、环境优美、没有车辆通行的场所进行步行；要注意路面是否平整；倒退步行时速度不可过快，防止扭伤脚踝或跌倒；鞋要合适。

（七）盲人持杖步行方法

盲人在定向持杖行走时要依靠长手杖作为辅助工具进行。长手杖的杖柄可以是直或弯，由塑料或橡胶制成，手杖杆为铝或玻璃纤维制成，手杖头（末端）包头为尼龙或不锈钢材料，杖杆直径为1.25 cm，长度为80~150 cm，可根据身高选择。手杖有折叠式和非折叠式两种，折叠式携带方便。

手杖起到触角的作用。盲人在进行定向行走时，手杖与身体的活动要协调一致，使手杖成为身体的一部分。使用手杖的技术有两种：

1. 两点式触地行走　用握手的方法握住杖柄，手臂保持静止，以手腕为轴，左右摆动手杖，手的位置应在身体中心线前20 cm左右。盲杖的杖头左右触地的距离稍宽于肩约5 cm，杖头在向两侧摆动时略高于地面，弧顶高度离地约2~5 cm。当右脚迈出时，盲杖摆向左侧触地，当左脚迈出时，盲杖摆向右侧触地，手脚的节奏要保持一致。

2. 三点式触地行走　主要用于路面比较复杂的地区和有明显边缘线地区的行走。手臂和身体的动作与两点式相同，不同点为杖头先后探索三个不同的点：路面、路面、某边缘线（墙、路沿）等，前两次触地同两点式，第三次触地需用杖头触击边缘线，这时杖头可能超出肩稍远，不强调节奏，只要走协调就可以。

杖头敲击地面的声音可给盲人许多反馈。可以根据感觉和声音判断出路面是沥青、水泥、石、土、沙、草地等，以及路面是上升、下降还是有沟、坎等。

在进行持杖行走不熟练时，应选择比较空旷或行人较少的地方同时由行家在旁指导。行走时肩不要扭曲，以免偏离方向。手腕要略微上抬，防止盲杖遇到障碍物时突然停止而戳到腹部。

（金　宁　田　罡）

第六节　跑

跑可以分为健身跑和田径比赛中的径赛。赛跑分为立位和轮椅。

一、健身跑

健身跑被称为"有氧代谢运动之王",现在已经风靡世界。健身跑的速度不是很快,是一种随意的、轻松自如的运动,一般是本人的中等运动强度。

健身跑可以提高人体的腿部力量(使用轮椅者的上肢力量),增强心血管、呼吸系统功能,促进人体的新陈代谢,改善消化系统功能,增强体质,防治冠心病、高血压、糖尿病、肥胖症等。

(一) 立位跑步姿势和动作要领

1. 躯干姿势　要求上体保持正常的姿势,稍向前倾,头部自然,面部、颈部肌肉放松,两眼平视。长跑时上体前倾的角度为85°左右。

2. 腿部动作　当身体重心移过支撑点以后,立即开始后蹬与前摆的动作。这时摆动腿膝关节向前方摆出,同时蹬地腿伸展髋、膝、踝关节,最后通过脚掌过渡到脚趾蹬离地面,形成了摆动腿与支撑腿协调配合。后蹬腿蹬离地面后,身体进入腾空时期,要放松蹬地腿部肌肉,并将大腿向前上方摆出,在后蹬大腿向前摆动时,小腿顺惯性自然摆起,膝关节弯曲,大小腿形成折叠姿势,以缩短摆动腿半径。在长跑中,练习者要学会利用腾空时期正确地放松肌肉,以完成长时间的工作。跑步时要用前脚掌着地。为了减少着地时产生的阻力和缓和脚掌肌肉的负担,应将脚落在离身体重心投影点较近的地方。

3. 臂部动作　摆臂时要求以肩为轴,肘关节屈曲约90°角,两臂稍稍离开躯干,双手半握拳,以肘用力前后摆动。摆臂动作幅度的大小应随跑速的快慢而变化,正确的摆臂有助于维持身体平衡,调节步长和跑的节奏。

(二) 轮椅健身跑的姿势和动作要领

两手抓握手轮圈12点位置,两臂同时向前下方用力,将肘伸直,有腹背肌功能的练习者此时躯干要随着两臂同时向前下方用力推按,手离开手轮圈后,两臂要充分放松,随惯性向下、后画弧,然后躯干直立起,再抓握住手轮圈形成下一个动作。

轮椅健身跑时,两臂在手轮圈上摇动的频率要比短距离竞速慢,两臂在用力之后放松的时间比短距离竞速的放松时间更长。中长距离轮椅竞速要求两臂摇动轮椅的节奏感很明显,这样可以使两臂放松更加充分,而且有助于调整呼吸。

(三) 注意事项

健身跑要根据年龄、体质、病情选择跑的速度、时间。

对于没有跑步练习基础者,要从快走开始练习逐步过渡到走、跑交替进行。

二、残疾人运动会径赛项目、医学和功能分级及比赛规则

田径运动会中,以计算时间为准的运动项目为径赛项目,其中走、跑和障碍赛均属于

径赛，在残疾人田径运动会上用 T 代表径赛项目。

下面对残疾人体育中的轮椅竞速和比赛立位赛跑的项目、竞赛规则与医学和功能分级进行介绍。

（一）我国残疾人径赛项目

见表 8-3。

表 8-3 残疾人径赛设项表

残疾类别	级别	100 m	200 m	400 m	800 m	1500 m	3000 m	5000 m	10000 m	半程马拉松	全程马拉松	4×100m 接力	4×400 m 接力
截肢及其他残疾	T42	O	O									公开组	公开组
	T43	O	O										
	T44	O	O	O									
	T45	O	O	O	O	O	f	m	O				
	T46	O	O	O	O	O	f	m	O				
轮椅	T52	O	O	O								公开组	公开组
	T53	O	O	O	O	O	f	m	O	O	O		
	T54	O	O	O	O	O	f	m	O	O	O		
	T55	O	O	O	O	O	f	m	O	O	O		
脑瘫	T35	O	O	O	O	m							
	T36	O	O	O	O	m							
	T37	O	O	O	O	m							
	T38	O	O	O	O	m							
盲人	T11	O	O	O	O	f	m	O	O	O		公开组	公开组
	T12	O	O	O	O	f	m	O	O	O			
	T13	O	O	O	O	f	m	O	O	O			
聋人	T60	O	O	O	O	f	m	O	O	O			
弱智	T20	O	O										

注：O 为男、女均设项，f 为只设女子组，m 为只设男子组。

（二）医学和功能分级及竞赛规则

1. 脊髓损伤的医学和功能分级

下面将脊髓损伤（ISMWSF）平面与径赛的分级相对应：

颈 6 完全性脊髓损伤为 T51 级，颈 7 完全性脊髓损伤为 T52 级，颈 8 完全性脊髓损伤为 T53 级，胸 1 至胸 5 的完全性脊髓损伤为 T54 级，胸 6 至骶 3 的完全性脊髓损伤为 T55 级。

2. 截肢

(1) 医学和功能分级

下面将截肢（ISOD）的医学功能分级标准与径赛的分级相对应：

A2、A（9）为 T42 级，A3、A（9）为 T43 级，A4、A（9）、LAT3 为 T44 级，A5、A7 为 T45 级，A6、A8、LAT4 为 T46 级。

(2) 竞赛规则

1）T42、T43、T44 级的选手在赛跑时必须穿戴假肢，不能单腿跳着跑。其他截肢选手是否穿戴假肢可以选择。

2）T45 级选手在起跑时可以使用垫子以放残肢。

3）接力赛原则上使用传接棒方式（特殊情况可另做规定）。

4）下肢截肢参加轮椅项目的，按照轮椅竞赛规则。

3. 脑瘫的医学和功能分级

下面将脑瘫（CP-ISRA）医学功能分级与径赛的分级相对应：

CP1 为 T31 级，CP2 为 T32 级，CP3 为 T3 级，CP4 为 T34 级，CP5 为 T35 级，CP6 为 T36 级，CP7 为 T37 级，CP8 为 T38 级。

4. 盲人的医学和功能分级

下面将盲人运动员的医学和功能分级（IBSA）与径赛中的级别相对应：

1 级为 T11 级，2 级为 T12 级，3 级为 T13 级。

三、轮椅竞速技术动作

（一）用普通轮椅竞速的技术动作

1. 上肢动作　用手握在手轮圈 1 点位上（呈肩后伸、屈肘的姿势），用大鱼际和拇指指腹紧压住手轮圈向前下方用力推动，手在手轮圈上用力的距离要尽量大，由拇指指腹最后离开手轮圈。当手离开手轮圈后，两臂、两手要立即充分放松，并且随惯性向下后方伸直画弧摆动，然后屈肘，手握住手轮圈成为下一个动作的开始。

颈椎脊髓损伤者在驱动轮椅时可将轮椅的手轮圈改造后，手戴防滑手套，两手的手掌根紧靠压在手轮圈的外侧，同时两臂要向内侧夹紧（胸大肌、背阔肌用力），然后伸肘向前下方用力。

2. 躯干动作　坐位平衡差者臀部要稍微向前坐一些；如果平衡能力较差，腰部可靠在椅背上，背部不靠；平衡能力很差者，背部也要靠在椅背上。

坐位平衡好者坐在轮椅上时，腰、背部不用靠在椅背上，在用力摇轮椅时躯干前屈与两臂一起向前下方用力，随后躯干后伸坐直。由于躯干配合两臂一起向下用力，可增加驱动轮椅的力量，提高速度。

（二）用竞速轮椅的技术动作

在参加较高级别的残疾人轮椅竞速比赛时，一般都使用竞速轮椅。

竞速轮椅与普通轮椅在外型上有很大不同。普通轮椅是四个轮，车身长度短，座位高，脚踏板在前脚轮的前方；竞速轮椅是三个轮，车身长度长，座位低，脚踏板在前脚轮的后方（见图 8-81）。二者在使用上也有一些区别。

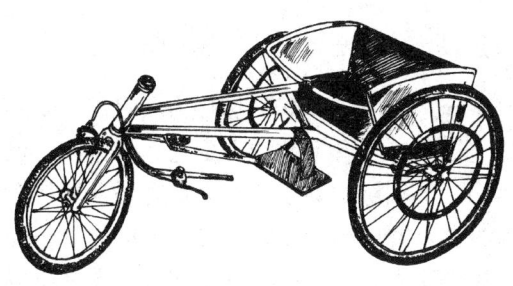

图 8-81　竞速轮椅

1. 上肢动作　两臂的动作与使用普通轮椅的动作大致相同，因为竞速轮椅的座位低、操纵圈小，所以手可以在操纵圈上用力的距离加大，因而两臂的动作也就更大。比赛时要发挥出最大的力量，为了增加手掌与操纵圈之间的摩擦力和避免手擦伤，选手一般都戴缠绕厚厚防滑胶布的手套。在起跑时将双手按在轮椅的辐条上，以便更好地发力。

颈 6 脊髓损伤者在摇轮椅时，也要戴上一双手套，在手套上缠绕厚厚的防滑胶布（尤其在手背的部位要厚）。然后肩关节内旋，用手背贴靠在经过改造的缠绕防滑胶带的手轮圈上，手背贴靠在手轮圈躯干垂直线的后下方，然后做屈肘、提肩的动作，将操纵圈向上拉驱动轮椅。颈 7、8 脊髓损伤者手向上拉到体侧时，掌根接触操纵圈用力向下伸肘完成驱动轮椅动作。

人类运动方式的机械效率很大程度上依赖于运动速度。上肢运动速度是轮椅加速能量持续释放过程中机械效率降低的重要因素。使用传统手动轮椅驱动，速度从 4 km/h 增加至 8 km/h 时，总机械效率下降约 3%（绝对值）。随着速度增加，机械效率进行性下降的原因可能是肢体肌肉协调性减低，从而使推动阶段的驱动力无效。有人建议轮椅高速驱动应划分为 3 个阶段，每个阶段都有其特殊能量需要：①加速阶段，由作用于手轮圈的力产生。②第二加速阶段，由作用于轮椅和使用者向后方下用力的惯性即上肢向后而躯干摆动产生。③减速阶段，轮椅和使用者的加速运动减弱的原因。

轮椅驱动复原阶段很少被重视。复原阶段也叫被动阶段，因为其中几乎没有使用者的肌肉活动。但是，复原阶段速度增至 6 km/h 时所做机械功可达到整个驱动过程中全部机械功的 1/3。高速情况下，有经验的轮椅使用者可通过增加运动幅度而不是改变驱动方式来调整驱动技术。轮椅使用者增加上肢后摆可在握住手轮圈的同时增加部分速度。这种部分加速度表现于复原阶段最后，主要由驱动者高强度肌肉活动产生。复原阶段初期，增加上肢后摆可使轮椅产生额外加速度。增加上肢后摆和增加在手轮圈上的用力距离均可增加肌肉活动，从而增加能量消耗。

2. 躯干动作　因为竞速轮椅的脚踏板离座位近，座位又低，所以要屈曲髋、膝关节，使大腿靠近躯干，这样会使坐位平衡得到改善。但是摇动轮椅时有腹背肌功能者还是比无腹背肌功能者躯干的动作要大。无腹背肌功能者可利用双臂向下按操纵圈产生的反作用力和颈、背部向上用力，获得一些背部向上抬的动作。

3. 转弯动作　竞速轮椅在田径场弯道或是在公路上拐弯时，不能像普通轮椅一样转动两个大轮就可以转弯，而是要拨动小轮上方的转向控制柄进行转弯。

四、短距离轮椅竞速训练方法

在轮椅竞速比赛中 100 m、200 m、400 m 和接力项目属于短距离项目。

在 100 m 训练时主要是提高练习者上肢的力量尤其是速度力量,还要提高两臂摇动轮椅的频率。在 200 m 和 400 m 的训练中除了速度力量之外还要注意速度耐力的练习,另外不要忽视放松能力的训练。在双臂摇动轮椅频率很快的情况下,要掌握双臂在每次用力后非常短暂的时间内肌肉的放松能力。肌肉放松对速度的提高之所以重要,是因为肌肉放松能力减少肌肉本身的内阻力,使血液循环旺盛。有研究发现,肌肉紧张度达到 60% ~ 80%,血液流动将完全中断;肌肉放松时,肌肉中血液流动的情况可提高 15 ~ 16 倍。这样就可以提高最高速度的持续时间,从而提高了短跑的速度。

在短距离轮椅竞速训练中可以应用运动训练法中的重复训练法、间歇训练法、变换训练法等方法进行练习。

变换训练法可以采用以下几种方法:

1. 上坡跑 可以找一段有坡度的路面从低向高驱动轮椅跑,这样可以练习上肢的力量,在路面坡度较大时,躯干要向前屈,以免向后跌倒。

2. 负重跑 轮椅负重竞速训练方法是以强化练习者上肢、躯干力量为目的的一种练习方法。取一个废汽车轮胎,在其上面打两个孔,用一根绳子穿过轮胎,将绳子的两端系在一个用钢筋制成的 S 形钩子的一端上,然后把钩子的另一端挂在轮椅椅座的十字支架上(图 8 – 82)。

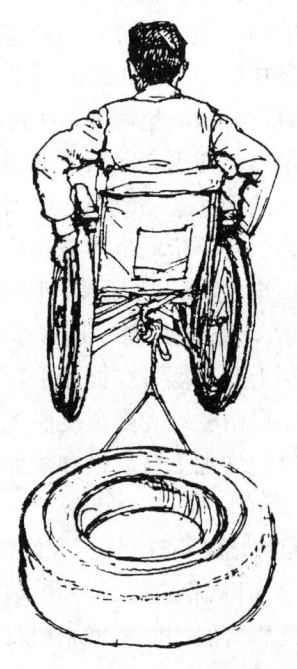

图 8 – 82 轮椅负重跑

残疾患者可以在篮球场、柏油路上进行拖拉汽车轮胎的负重行走。在水泥或柏油路面上拖拉汽车轮胎行走会感到很吃力,这是因为汽车轮胎与地面相摩擦,形成的阻力很大，而此练习就是利用加大轮椅行走时的阻力来训练提高练习者上肢、躯干的力量。

训练的距离可以根据每个患者各自损伤的水平、年龄、性别和身体状况来制定，可以为 50 m、100 m、200 m 等。初练习时，练习者都会反映累、肌肉酸痛、呼吸困难等症状。这是因为负荷强度加大，他们不适应这种强度。但是，随着继续练习，这些症状都会逐渐减轻，上肢、躯干的力量也会随之提高。

为了观察了解他们的训练情况，每次训练都要记录下日期、每个人所行走的距离和所用的时间。

有些练习者经过拉轮胎训练，上肢、躯干的力量有了很大的提高，拉原有重量的轮胎已经不费力了。为了进一步提高他们的力量，可以在汽车轮胎内添加重量，如沙袋或哑铃等。添加的重量要在练习者可以承受范围，不要加得过多。

3. 下坡跑和顺风跑　这两种训练方法都是为了提高练习者的高速运动能力和感觉能力，打破平时练习的速度障碍。

五、轮椅接力赛训练方法

利用轮椅接力赛的方式进行练习，可以提高练习者的训练兴趣，调动起他们训练的积极性。

接力赛的项目可以是 400 m、200 m、100 m，在体育、娱乐疗法中可以采用更短的距离如 50 m 和 30 m，也可以进行绕障碍物的接力赛，总之可以根据所要达到的训练目的和当时具体情况做出变化，制定接力赛方法。

轮椅接力赛可分为两组，人数多时也可分为 3~4 组进行练习。分组要根据练习者平时训练的成绩，将患者按水平将好、中、差合理分开，使每个组的实力基本相同，这样会使比赛的激烈程度增加，使练习者们训练的兴趣更高。如果分组不合理，训练时无论是领先的或是落后的都会感到没有意思，从而不会使出全力去比赛，使训练失去了意义。

在康复中心或医院内，可以在篮球场或开阔的平整地面进行轮椅接力赛。由于场地距离短，可以采用往返接力、迎面接力的方法进行练习。

接力方式可以采用交棒者触摸接棒者身体任何部位的方法进行。在训练时两队相隔间距要大一些，避免轮椅相碰。

六、中、长距离轮椅竞速训练方法

在轮椅竞速的比赛项目中 400 m、800 m、1500 m 为中距离，3000 m、5000 m、10000 m、马拉松等项目为长距离。

训练主要目标是提高练习者身体的有氧代谢能力和合理的技术动作，这样可以提高竞速的速度。

在中、长距离竞速中可以应用运动训练法中的持续训练法、间歇训练法、变换训练法等方法进行练习。

中、长距离轮椅竞速的技术动作与短距离轮椅竞速的方法略有不同。共同点是尽可能地加大两手在手轮圈上的用力距离，同时躯干一起向前下方用力。不同点是中、长距离竞速时两臂在手轮圈上摇动的频率要比短距离要慢，两臂在用力之后放松的时间比短距离竞速的放松时间更长。中、长距离轮椅竞速要求两臂摇动轮椅的节奏感很明显，这样可以使两臂放松更加充分，而且有助于配合两臂的动作调整呼吸。

中、长距离轮椅竞速技术要在合理、有效的基础上注意节省能量消耗。在中、长距离竞速中还会出现"极点"现象。"极点"的产生主要是因为在竞速过程中氧气供应落后于肌肉活动需要，机体产生了缺氧现象，此时往往会出现呼吸困难、节奏紊乱、两臂无力、速度下降，有难于继续跑进的感觉。当"极点"出现时，一定要以顽强的意志坚持住，加深呼吸、调整速度、尽量保持原来的节奏，继续坚持一段距离，呼吸困难等不适感的程度会减轻，呼吸逐渐均匀，"极点"现象很快就会消失。

七、轮椅竞赛规则

1. 轮椅至少有一个小轮子和两个大轮子。
2. 坐轮椅进行 800 m 以上（包括 4×400 m 接力和公路比赛）距离竞赛时，选手必须戴头盔。
3. 轮椅座位的高度不得超过 50 cm；充足气的大轮直径不得超过 70 cm；充足气的小轮直径不得超过 50 cm；轮椅只能使用手动的驱动圈，不得使用机械和杠杆驱动轮椅；800 m 以上的竞赛项目应使用通过手控制前轮向左右转弯的轮椅；轮椅不得装备反光镜。
4. 起跑时前轮不得越过起跑线，到达终点以前轮的轴心到达终点线的垂直平面为准，比赛中选手的下肢不可触及地面。
5. 在田径场进行正式的 4×100 m 或 4×400 m 的轮椅接力赛时，每个队可用两条跑道，可任选其中一条跑道。第二、第三、第四棒的队员可以在接力区前 10 米位置的"预跑"线内起跑，但交接棒必须在接力区内进行。交接棒的方法是交棒队员用手触摸接棒队员身体任何部位完成交接棒。交接棒结束后，交棒人应停留在各自的跑道上，待全部完成了交接棒之后方可离开自己的跑道，以免影响别人交接棒。

八、轮椅越障碍赛

在一些残疾人运动会上设有越障碍赛，其中包括坐轮椅进行的项目，也有立位比赛的项目。这些项目可在康复训练中应用，并且加以修改，对患者进行训练。

挪威人创造了滑雪比赛，滑雪比赛有大回转（Slalom 挪威语）的项目。轮椅越障碍赛是受到滑雪（Slalom）的启发，并结合了田径项目中的越障碍项目发展而成的，所以轮椅越障碍赛也采用了 Slalom 名称。后来又有参照轮椅越障碍的形式，编创了立位行走的越障碍赛。

Slalom 是国际轮椅运动联合会的一个正式比赛项目，这个比赛的目的是为了检验乘坐轮椅的残疾人操纵轮椅技术的熟练性和驱动轮椅的速度。当初这个比赛项目也是本着康复训练的目的编制而成的，是为了让乘坐轮椅的脊髓损伤患者更好地掌握轮椅技术，通过比赛使训练变得活泼有趣。

（一）轮椅越障碍训练方法

在最初练习时要分别将障碍物绕行、上下台、坡等技术熟练掌握之后再综合起来练习。在越坡、台、沟等障碍物时，如果练习者技术还不熟练，治疗师要在障碍物旁进行保护，嘱练习者上台、坡时身体重心要向前移，下台、坡时身体重心要向后移。当反复进行多次的练习，患者们已经熟练掌握之后，可以让他们单独进行练习，并计时比赛。

（二）场地器材

在 110 m 长的跑道上放置 7 对红色的门柱、11 对白色的门柱、一个台的障碍物、一个沟的障碍物、一个坡的障碍物。两个门柱之间的距离是 71 cm。在驱动轮椅跑动时遇到白色的门要面对进入，遇到红色的门时则要将轮椅掉转 180°，背对门进入，有时还要将轮椅转弯 360°后继续向前行走。可以在田径场或者在 110 m 长的柏油路上进行训练。如果没有这样的场地，可因地制宜在现有的场地将器材的摆放进行改造，同样可以达到训练的目的。例如可以在篮球场上将各种障碍物的器材进行折返摆放。

门柱的制作可以参照绕行障碍物行走的方法用饮料瓶子来代替。

（三）比赛规则

越障碍比赛中，轮椅触碰到门柱一次在最终的成绩上加算 3 s，触碰 3 次则加算 9 s，依此类推；碰倒一个门柱在最终的成绩上加算 5 s，依此类推；到达终点的成绩，再加上犯规的时间，用时少者为优胜。选手在比赛时如果从轮椅掉下地面后自己返回到轮椅上可继续进行比赛。

颈 6 以上的四肢瘫脊髓损伤患者需要操纵电动轮椅进行移动。为了使他们操纵电动轮椅的技术尽快提高，可以参照下面的方法：①距离从起点至终点只有 30 m。②没有台、坡、沟等障碍物，而且所设置的门（自己确定）的门柱比一般的门柱要高而且直径大。

（四）脑瘫轮椅越障碍赛

脑瘫患者操纵电动轮椅进行绕障碍的路线与脊髓损伤的不同，没有台、坡、沟等障碍物，而且所设的门也少。

脑瘫患者还可以进行立位障碍赛，只要是可以立位行走并且有下肢残疾（脑瘫、偏瘫、截肢等）的患者均可以进行这种练习。训练的目的是练习他们立位行走时克服各种障碍物的能力，练习身体的灵活性。

行走的距离可以自行设定，障碍物有 3 个：①站立行走用腿迈过的高度障碍物。②站立行走用腿跨过的宽度障碍物。③从障碍物下面爬过去的障碍物。

九、脑瘫者驱动轮椅方式和跑步能力的判断

（一）医学功能分级

因为脑瘫者肢体残疾的部位和程度有所不同，所以他们驱动轮椅和立位跑步可以根据残疾程度进行划分。

CP1 级：严重的四肢瘫，有的患者可以用手腕控制电动轮的控制柄，但也有一些人连手腕控制的能力也没有，所以只能用下颌来控制。

CP2 级：中、重度四肢瘫，可以使用普通轮椅，这个级别中有些人上肢功能较好，可以采用上肢驱动轮椅；如果下肢功能较好，则采用下肢驱动轮椅，可用单脚或双脚驱动轮椅的方法，一般是背对行进方向前进，但也可采用面向前进方向的方法。

CP3 级：中度或非对称四肢瘫，可驱动轮椅，手不能有节奏地握住和松开操纵圈。

CP4 级：上肢、躯干功能好，下肢严重功能障碍，可以正常驱动轮椅（参照脊髓损伤

的轮椅驱动方法)。

CP5 级：中度对称或不对称双肢瘫，上肢功能好，动态平衡功能差，某些痉挛 2~3 级的双肢瘫选手可以跑。

CP6 级：中度手足徐动和运动失调，下肢的功能一般都好，特别是跑的时候。

CP7 级：可以独立步行的偏瘫选手，患侧痉挛 2~3 级，跑的功能较好。

CP8 级：功能障碍小的痉挛 1~2 级的双肢瘫，可自由地跑、跳，下肢也可有轻度的协调问题。

(二) 比赛规则

CP–ISRA 的轮椅竞速规则与 ISMWSF 相同，立位赛跑的比赛规则同 ISOD。

十、截肢者立位跑步

(一) 根据截肢者的不同情况选择

对于上肢截肢者来说，进行跑步没有什么困难，主要注意在跑动时要保持好身体的平衡。上肢截肢者由于一侧截肢，在跑步时会产生不平衡，所以在跑步时要努力加大残端摆动的幅度，如果残端较短还要用肩的摆动和腰的扭动来使躯干保持平衡。

大部分单侧下肢截肢者如果身体健康，可以进行跑步等活动，其中一部分可以在需要耐力跑的运动中成为成功的运动员。在严格的条件下，双下肢截肢者也能达到同样水平。对于残肢软组织有损害或者高位截肢的患者，最好选择不需要穿戴假肢的活动。

对于下肢截肢者来说跑步是最难完成的项目之一。有些下肢截肢者可以进行短跑，但长跑是完全不同的情况，它要求较高的运动能力，还要有合适的能够耐受落地时的冲击力的假肢和残肢。

跑步是一项紧张的运动，它并非适合每一个人。它可能引起下肢皮肤、肌肉、肌腱和韧带的问题。因此，作为一项练习，跑步对于下肢截肢者来说要认真考虑。影响跑步能力的因素包括：外科的处理、截肢的水平、残肢的条件、假肢是否适合以及一般健康状况等。

每个人，尤其 35 岁以上者，在开始跑步练习之前都应该得到医生的许可。在制作假肢前，应该把跑步的需求告诉技师。如果跑步引起疼痛或者炎症，也应该马上咨询假肢技师。

残肢有炎症时不应该延长跑的距离和时间，可以选择步行、游泳等对残肢损害小的运动。

(二) 地面条件的选择

地面的条件可以影响跑步的能力。在草地上跑步，身体的紧张程度要低于在水泥或者沥青路面上。但是，对于下肢截肢者来说，草地可能比较困难。地面不坚硬，石子和洞穴可能使人失去平衡，可能造成残肢的炎症，还影响储能脚的蹬地。但是还是有人喜欢草地，因为它可以减少身体的震荡。水泥地面正好相反，地面不吸收任何力量。因而，坚硬、均匀的地面比草地更适合，它可以使跑步者的步伐保持稳定。塑胶跑道可能是最适合残疾人的地面。

步行机提供均匀的表面，并且可以吸收肢体落地时的冲击力，对于跑步技巧和锻炼心血管系统来说都是一种优秀的训练方式。

（三）假肢的情况

在储能脚发明以前，假肢不能提供跳跃能力，跑步给截肢者带来痛苦并且引起残肢和身体的损伤。储能脚具有良好的性能、较轻的重量并且适用于多种假肢，它可以满足长跑或者跳跃。

膝关节以下截肢者的跑步，假肢重量不应该超过3磅。悬吊方法的改进也减轻了假肢的重量感。因为肢体落地时会产生较大的冲击力，重量必须均匀地通过接受腔分布于假肢。

膝关节以下截肢者跑步时常见的问题是胫骨残端前面皮肤磨破。解决的办法：①适合的接受腔，全面接触，表面承重。②袜套不超过5层。③胫骨各个面负荷均匀。④在胫骨的顶点或者其他压力点，接受腔曲线柔和并且结构坚固。⑤全部或者选择性地在胫骨远端放置凝胶。⑥屈膝步态。⑦预防性的皮肤护理。

膝关节以上水平的截肢者很难用正常的方式奔跑，因为足跟传导过来的冲击力必须通过膝关节屈曲来吸收。传统的膝关节以上的假肢不能满足膝关节的充分屈曲。在膝关节不能屈曲的情况下，人只能用单脚跳跃的方式来奔跑，这种方式不允许双腿同时离地。一种用弹跳思想设计的假肢可以使他们用正常的方式奔跑。

对于膝关节以上水平的截肢者而言，接受腔是否适合是他们能否奔跑的关键。他们还需要一个稳定并且能够屈曲的受控制的膝关节，加上储能脚。通过训练，这些截肢者就可以如愿地奔跑。但是，他们一般只能以这种方式短距离或者短时间地奔跑，长距离奔跑时大多数人仍然使用单脚跳跃的方法。

十一、盲人赛跑方法和特殊竞赛规则

盲人的肢体没有运动功能障碍，但在进行赛跑练习时，由于视力的原因，要采用一些特殊的方法，使他们能够安全地进行跑步。

（一）练习方法

盲人在练习跑步时，可以进行原地的高抬腿、后蹬跑、小步跑、跨步跳等一些专门练习，用来提高其跑步的专项素质。

盲人刚开始练习跑步时速度不要过快，要培养他们听力的准确性，增强其判断能力。在给予声音引导跑步时，周围的环境一定要保持安静，同时教练员或教师对于声音的引导一定要认真负责，避免发生伤害事故。

在有条件的场地（如盲人学校），跑道两侧可设不同的标志，但不能突出地面。练习者可用脚的感觉分辨跑道，熟悉后可以独自进行练习跑步。

训练场地要平整，跑道的周围没有障碍物。

（二）特殊竞赛规则

T11级选手在进行100～800 m跑的比赛时必须使用引导员。比赛时每人两条跑道，一条选手用，另一条引导员用，引导方法可以用肘领、绳环套领或自由跑的方式，引导员可用语言提示。无论采用什么方式，选手和引导员之间的距离不得超过0.5 m。选手和引导员被视为一体，选手越过终点线时引导员必须紧随其后。任何时候引导员禁止推、拉选手向前跑。

T12 级的选手可选择是否需要引导员，如选择引导员，方法同 T11 级。

400 m 以上比赛允许有两个引导员，每个选手只能换一次引导员，必须在终点前 50 m 范围更换，并且不能影响其他选手比赛。在马拉松比赛时，可以更换 4 名引导员，更换地点必须在 10 km、20 km、30 km 处。

T11 级和 T12 级的选手可选择蹲踞式或站立式起跑。

T11 级的选手在参加 1500 m 以下（包括 1500 m）的径赛项目时都必须戴核准过的不透明的眼镜或替代物。

（金　宁　张　红　田　罡）

第七节　田赛项目

田径运动会中，以计算长度为准的运动项目为田赛项目，在田径运动会上用 F 代表田赛项目。

田赛项目包括跳跃项目和投掷项目两大类。其中包括跳高、跳远、三级跳、铅球、铁饼、标枪以及为脑瘫残疾人特设的一些特殊项目。

跳跃项目可以提高腿部的力量、弹跳力和身体的灵活性。投掷项目可以提高上肢和躯干的力量。

一、我国残疾人运动会田赛项目设项

见表 8-4。

表 8-4　田赛项目设项表

残疾类别	级别	跳高	跳远	三级跳	铅球	铁饼	标枪
截肢及其他	F42	O	O		O	O	O
	F43	O	O		O	O	O
	F44	O	O		O	O	O
	F45	O	O	m	O	O	O
	F46	O	O	m	O	O	O
脑瘫组	F35		O		O	O	O
	F36		O		O	O	O
	F37		O		O	O	O
	F38		O		O	O	O
盲人组	F11		O	m	O	O	O
	F12		O	m	O	O	O
	F13		O	m	O	O	O
聋人组	F60	O	O	O	O	O	O

注：O 为男、女均设项，m 为只设男子组。

二、医学和功能分级

（一）脊髓损伤

下面将脊髓损伤（ISMWSF）与田赛投掷的分级相对应：

颈6完全性脊髓损伤为F51级，颈7完全性脊髓损伤为F52级，颈8完全性脊髓损伤为F53级，胸1至胸7完全性脊髓损伤为F54级，胸8至腰1完全性脊髓损伤为F55级，腰2至腰5完全性脊髓损伤为F56级，骶1至骶2完全性脊髓损伤为F57级，脊髓损伤造成轻度的下肢功能障碍为F58级。

（二）截肢者

下面将截肢（ISOD）与田赛的分级相对应：

A2、A（9）为F42级，A3、A（9）为F43级，A4、A（9）为F44级，A5、A7为F45级，A6、A8为F46级。

（三）脑瘫

下面将脑瘫（CP–ISRA）的分级与田赛的分级相对应：

CP1为F31级，CP2为F32级，CP3为F33级，CP4为F34级，CP5为F35级，CP6为F36级，CP7为F37级，CP8为F38级。

（四）盲人

下面将盲人（IBSA）的分级与田赛的分级相对应：

B1级为F11级，B2级为F12级，B3级为F13级。

三、田赛竞赛规则和练习方法

（一）轮椅投掷比赛规则

ISMWSF、CP–ISRA、ISOD等残疾选手凡是在轮椅上投掷的规则都相同。

1. ISMWSF和ISOD投掷项目比赛的投掷区的角度为40°。必须使用批准的固定装置。

2. 轮椅坐位或投掷时使用的铁凳的高度（包括坐垫）不得超过75 cm。

3. F32~34、F51~F56级选手在投掷过程中至少有大腿的一部分或臀部始终接触垫子，直至投掷完毕。

4. F57、58级选手的投掷动作必须从坐姿开始，如果身体抬起则必须至少一只脚与投掷圈内地面保持接触，直至器械出手。投掷支架的任何部分必须在投掷圈边沿垂直平面内。

5. F51~F53级选手非投掷手可以使用皮带或戴手套并固定在投掷椅的支架上。

6. 轮椅的脚踏板如伸出投掷圈，脚踏板不允许向内或外旋转而使单脚或双脚放在不正常的位置。

（二）轮椅投掷练习方法

1. 铅球练习方法　握球姿势为示、中、无名指自然分开，大拇指与小指扶持于球的两侧，用掌根的部位托住球，球的重心放在中指根处。手腕背屈，将球放置在锁骨窝处，也可放在颈部侧方。坐轮椅的练习者坐在投掷凳上进行投掷时，由于投掷凳是固定的，可根据练习者躯干的功能选择投掷姿势。躯干功能好的练习者可采用侧向投掷法，例如右手投掷，在器械出手前，躯干可向右转动，预先拉长左侧腰背肌的长度，然后身体迅速转向投掷方向，抬头、挺胸将球迅速有力地向前上方推出，出手角度以 40°~42°为宜。

躯干平衡能力差的练习者，由于躯干不能转动，可用非投掷手抓住投掷凳旁的金属棒，这样可起到维持身体平衡和躯干转动的代偿作用。在练习时，没有正式的投掷凳，可用非投掷手握住轮椅的扶手辅助躯干运动，还可采用一个人坐在轮椅下固定住轮椅的方法，防止投掷时轮椅的移动。

2. 铁饼练习方法　投掷前的躯干转动和握投掷凳旁金属棒的姿势与铅球相同。握饼方法为拇指和手掌平放贴于铁饼面上，其余四指的第一指关节扣住铁饼边缘，手腕微屈，铁饼上缘靠在前臂内侧。持饼臂自然下垂于体侧，先进行几次"左上右下"的预摆，同时躯干成扭紧状态。随后迅速转身面对投掷方向将铁饼留在身后、挺胸、抬头挥臂掷铁饼。铁饼离开手指后，按顺时针（右手持饼）方向旋转飞行，出手角度约 30°~35°。初学者可先练习在地面滚饼和向空中抛饼，练习拨饼和控制铁饼的能力。

3. 标枪　投掷前的躯干转动和握投掷凳旁金属棒的姿势与铅球相同。握枪方法为将标枪斜放在掌心上，拇指和中指握在标枪把手末端线绳的第一圈上沿，食指斜放在标枪上，无名指和小指握在标枪的把手上。屈臂举枪在肩上，屈肘角度为 90°，枪稍高于头。先向投掷相反的方向转身，将枪引在身后，然后迅速转身、挺胸、转肩、收腹、伸肘、甩腕，使全身力量通过手作用于标枪纵轴投出。出手角度约 30°~35°。

小儿麻痹后遗症、双大腿截肢、脑瘫等残疾在轮椅上的投掷方法均可参照脊髓损伤练习方法。

在投掷比赛中只有 F51 和 F52 级的选手可在非投掷手上使用带子或手套，从而使手固定在金属棒上。F32 级至 F34 级的选手不允许使用手套。

（三）截肢比赛规则和练习方法

跳跃助跑时可以用单脚跳的方式。三级跳的起跳板距沙池的距离为 9 m。助跑方法可参照截肢的跑步方法。

在跳远过程中，如果假肢脱离身体，落地点离起跳板最近，要按此点丈量。

如在助跑过程中假肢落在落地区以外的地面，则判为一次试跳失败。

（四）脑瘫比赛规则和练习方法

脑瘫比赛投掷区的角度为 60°，必须使用批准的固定装置。

脑瘫的田赛除了铅球、铁饼、标枪以外还特设有一些项目。

1. 沙包掷准　这个项目是为乘坐轮椅、严重的四肢瘫患者而设置。在一块布上画上 8 个圆圈，直径分别为 20.3 cm、40.6 cm、60.9 cm、81.2 cm、101.5 cm、142.1 cm、162.4 cm，靶心为 16 分，依次为 14、12、10、8、6、4、2 分。在距靶心 1.08 m 之处进行投掷，投掷的姿势不限，每个人依次投 6 个沙包，总分数多者为优胜（图 8-83）。

2. 沙包掷远　这个项目是为乘坐轮椅、严重的四肢瘫患者而设置。掷远时，面对或背对投掷方向采用任何姿势均可。每个人依次投 6 个沙包，取其中一次最好成绩，投掷远者为优胜。

3. 沙包掷高　这个项目是为乘坐轮椅、严重四肢瘫患者而设置。器材用跳高用的支架，掷高时可分立位和坐位，面对或背对投掷方向均可。投掷者将沙包投过横杆，高度越高越好，比赛规则同跳高比赛规则（图8-84）。

以上几种练习方法是正式比赛中的规则，但是在文体疗法中可以灵活运用，坐位和立位均可，距离也可调整。

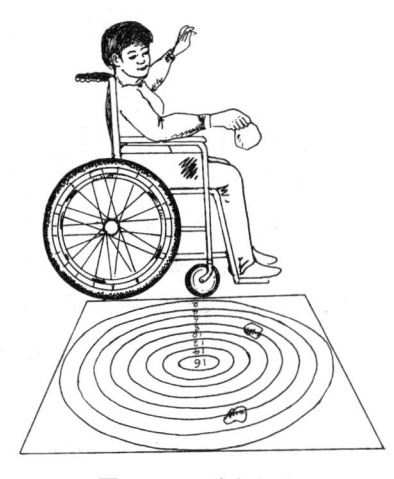

图8-83 沙包掷准

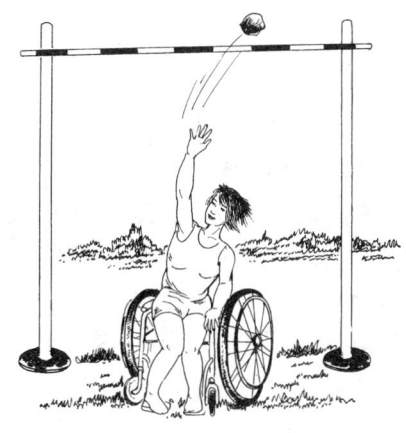

图8-84 沙包掷高

4. 蹬实心球比赛 这个项目是为坐在轮椅上的中到重度四肢瘫患者而设置。上肢的残疾比下肢严重，用单腿或双腿将摆放在地面上的3 kg的实心球蹬出，球未离开脚之前，脚要一直与球接触，用脚的什么部位不限，远者为胜。

5. 踢球比赛 这个项目是为坐在轮椅上的中到重度四肢瘫患者而设置。上肢的残疾比下肢严重，用单腿或双腿将摆放在地面上的直径32 cm的球踢出，用脚的什么部位不限，远者为胜。

（五）盲人比赛规则和练习方法

1. 比赛规则 跳远时F11级和F12级的起跳区为100 cm×122 cm的长方形，在其中铺平白灰、滑石粉、细沙等，以便留下选手脚印。

丈量方法为选手在起跳区的痕迹至沙池内痕迹的距离，如果是在起跳区之前起跳，从起跳痕迹至沙池的距离丈量。

跳高时F11级的选手可以触摸横杆确定方向，若这时碰掉了杆，不算试跳。F12级选手可在杆上放一视觉标志物，但必须得到技术代表的批准。

三级跳的起跳板距离：F11级为9 m，F12级、F13级为11 m。

在进行跳远和投掷时，可由引导员用语言或声音确定方向。

2. 练习方法 在进行急行跳远时，虽然起跳区范围较大，但是如果步点测量不准还是很困难的。可采用从起跳区中心的侧方向起跑的位置助跑，计算好步数后，在起跑点摆放标记。

为了练习发展下肢力量和弹跳力，可进行原地立定跳远和立定三级跳，立定跳远简单易行而且安全。

（金　宁　田　罡）

第八节　游　泳

一、游泳的作用

游泳是一种水中的运动，它可以均匀地发展人体全身的肌肉、身体运动的协调性，尤其对发展心肺功能有重要意义。对于残疾人康复训练来说，游泳更具有独特的作用。

水中运动与地面上的运动有所不同，当身体全部或部分浸入水中时，不论姿势如何都会有一个向上的推力即浮力作用于人体。对身体而言，在水中也有一个向下的力即重力。设身体在水中重量为 W，向上的浮力为 B，当 W＝B 时，身体漂浮；W＞B，身体下沉；W＜B，身体可在任意位置浮游。因为水的比重为 1.0，所以凡是比重小于 1.0 的物体可浮起，大于 1.0 的物体下沉。人体肺内有空气，比重平均为 0.974，小于 1.0，因此大多数人可浮起。残疾人由于肢体运动功能障碍，在地面上受重力影响，独自完成动作有困难，但是在水中靠水的浮力将会比较容易完成。

如果残疾患者肌肉张力过高，从康复治疗的角度讲，应在室内 36℃ 左右水温的水中进行游泳。在这种水温的水中游泳不但可以降低过高的肌肉张力，还可以改善关节的挛缩程度。反之，如果水温过低则会加重肌肉的痉挛。所以有肌肉张力高和关节挛缩的症状者不适合在较凉的水中游泳。

作为残疾人体育运动，在一般的游泳池水温中，在水特有的浮力作用下可以帮助均匀地发展人体全身的肌肉、身体运动的协调性，增强心肺功能。

二、初学游泳的方法

（一）熟悉水性

首先熟悉水，消除对水的恐惧心理。可以用手扶在游泳池的沿上，先把脸浸入水中，适应一些后，将头浸入水中。对初学者，特别是少年和儿童，应反复向其说明人体能在水中漂浮的道理。

（二）水中呼吸

掌握游泳的呼吸方法，进一步消除怕水的心理。手扶池槽，吸一口气后闭气下蹲，将嘴浸入水中，停留片刻后站起，嘴露出水面后，先呼后吸。呼吸练习中的浸水和闭气练习，是消除怕水心理的重要练习。练习时要敢于把头浸入水中，要逐步由浅入深，逐渐延长浸水闭气的时间。

（三）漂浮练习

体会水的浮力，初步学会在水中控制身体姿势的方法，进一步消除怕水的心理，增强学会游泳的信心。

1. **抱膝浮体练习**　原地站立，两脚开立，深吸一口气后低头团身抱膝，自然漂浮至水面。站立时两臂前伸下压，抬头，伸腿，脚触池底即可站立。

2. **展体浮体练习**　两脚开立，两臂在水中前伸放松，吸气后低头，体前倾，两脚轻轻蹬离池底，成俯卧姿势漂浮于水面，两臂两腿自然伸直。站立时收腹、收腿、抬头同时臂下压，然后两腿伸直，脚触池底站立。

（四）滑行练习

进一步体会水的浮力，掌握水中平浮和滑行姿势。

1. 蹬池底滑行练习　两脚前后开立，两臂在水中前伸并拢，深呼气后屈膝体前倾，当头和肩浸入水中时，后腿抬起，前脚蹬底，随后两腿并拢伸直，使身体成流线型向前滑行。

2. 蹬边滑行练习　背向池壁，一手拉水槽，一臂在水中前伸，同时一脚站立，一脚贴池壁。深吸气、低头，在水中成俯卧姿势，然后支撑脚向上收起，两脚掌贴住池壁，臀部尽量靠近池壁。随即拉水槽的一臂向前伸出与前伸臂并拢，头夹于两臂之间，两脚用力蹬壁，使身体成流线型向前滑行。

滑行的练习与游泳技术的学习有直接关系。应多做滑行的练习，增加滑行的距离，延长浸水的时间。

（五）辅助方法

在进行漂浮和滑行练习时，可在练习者的腰背部绑缚增加浮力的塑料泡沫板或浮力背心，或有健全人在身旁保护，待水平提高后除去浮力板独自练习。

三、脊髓损伤者练习方法

在训练初期可以用浮力板或浮力背心帮助患者练习漂浮和游泳动作的训练，游泳的姿势有仰泳、蛙泳、自由泳和蝶泳。

有条件的游泳池可以修一条坡道，从池边坐轮椅下到池中，或者患者乘坐专门用的升降椅下水，这样可避免损伤患者的皮肤。

截瘫者在水中游泳时，主要靠双上肢划动水作为向前游动的动力。

截瘫患者在最初练习时可采用仰卧位的方式漂浮，俯卧位漂浮因为患者髋关节无力而不好维持。在进行仰泳练习时，由于患者脊柱骨折部位以下的麻痹而下沉，这时治疗师要在患者的颈部从下面撑扶，让其颈部尽量伸展，头部向后仰，可使下肢下沉的姿势得到纠正。

在进行蛙泳练习时，首先进行俯卧位漂浮。一般情况下患者头部浸入水中，臀部就会抬起，麻痹的下肢下沉。为了纠正姿势，治疗师可用一只手托住患者的下颌使其抬起，另一只手按住患者的臀部使之沉入水中。待其习惯这个姿势后，可以进行游泳的练习。在游泳时可采用头部浸入水中，双手划动几次后再换气的方法，要注意的是头出水的时机要比健全人早一些。

掌握了仰泳和蛙泳的技术后，可以进行自由泳和蝶泳的练习。

对于颈髓损伤患者来说，只要具有背阔肌和肱三头肌功能，可以用截瘫患者游泳的方法练习仰泳。不完全性脊髓损伤患者往往有散在残存肌力、肌力弱及感觉差的情况，进行游泳锻炼可提高肌力和运动的协调性。

四、脑瘫者练习方法

水的温度刺激和水波冲撞的机械刺激有利于患者全身痉挛状况的缓解，使肌张力异常得到改善,从而便于患者在水中完成各种正确姿势和动作。另外由于水的浮力,减轻了患者的负重,使身体容易克服重力的影响,发展自我控制能力,产生正常运动。

在练习游泳时要注意患者的安全,在最初练习时最好一对一进行练习。有癫痫的患者要根据脑瘫的游泳注意事项进行。

五、截肢者练习方法

游泳是截肢者最佳的运动方式之一,它增强了心血管系统并且运动了身体的主要肌群,不仅增强了力量,而且增加了柔韧性。对于截肢者来说,重要的一点是游泳不对残肢造成损害。截肢者游泳的主要问题是如何进出水。截肢者参加游泳运动时最好使用游泳假肢或拐杖等。虽然不穿假肢也可以享受游泳的乐趣,但最好还是穿上它,以便保持平衡。假肢还可以增加游泳者截肢残端击水的力量。如果经常游泳,应该使用特制的蛙蹼。双上肢截肢者在仰泳出发时,可用一根环形绳索固定在出发台上,用牙齿咬住绳索,双脚蹬住池壁等待发令。

六、盲人练习方法

盲人在游泳时,主要的困难是不知道自己离池壁的距离、方向、位置,容易碰到头。可以采用以下几个办法解决:

有条件的泳池可以在距池壁 5 m 的池底安装喷水泡的装置,待盲人游到这里时听到响声就知道还有 5 m 到池壁。

在泳池两端有人给予提醒(用语言或触觉)。

盲人们尽量在专用的泳道内游泳,均沿泳道的右侧前进,这样可以避免互相碰撞。

七、其他疾病患者练习方法

游泳可以作为一项有氧运动项目在各种疾病的康复训练中采用。对于因下肢关节疾患而行走困难的患者来说,游泳也是非常好的运动项目。

八、比赛项目

1. 自由泳　50 m、100 m、200 m、400 m、800 m、1500 m。
2. 仰泳　50 m、100 m、200 m。
3. 蝶泳　50 m、100 m、200 m。
4. 蛙泳　50 m、100 m、200 m。
5. 个人混合　150 m、200 m、400 m。
6. 接力赛　4×50 m 自由泳、4×50 m 混合、4×100 m 自由泳、4×100 m 混合。
7. 自然水域　5 km。

九、特殊比赛规则

1. 选手可在起跳台上放一层毛巾等防滑物,但不得明显增加高度。
2. 可以选择从起跳台、起跳台旁或是从水中出发,发令前必须有身体的一部分接触池壁，下肢残疾者可以坐位从起跳台出发。

3. 对于保持平衡困难的选手，允许辅助人员协助其在起跳台上保持平衡，如扶住手、腿等，但事先要填好申请表，并得到技术代表的同意。

4. S1、S2、S3 级选手在发令前可用器具将脚固定在池壁上，但不得使用任何推动力。

5. 如选手不能握住出发把手从水中出发，可得到辅助人员的帮助，但出发时不得给助力。

5. 如选手为听力残疾，允许向其传达非语言信号。

6. 辅助人员可在池边对盲人选手采取对腿部敲击、触摸等提醒措施，但禁止指导。

7. 在转身时，必须有身体的一部分接触池壁；上肢残疾无法伸到头部以上的选手，应在转身和结束时用身体上部的某一部分触池壁。

8. 视力残疾 S11、S12 级别的选手，在转身和到达终点时，允许双手不同时触壁，但不能以此提高成绩。肩（肘）关节受限的选手在每次转身和到达终点时，允许用较长的手臂触池壁，但双手必须同时向前做触壁动作。

9. 盲人选手错入别人泳道后，裁判有权判有关的 1 人或 2 人重赛。

10. S11 级的选手在比赛时要佩戴不透明的眼镜或眼罩。

11. 不可使用或穿戴加速的设施、装束、手套，不得戴假肢、矫形器参赛。

十、医学和功能分级

（一）分级方法

S 级为自由泳、仰泳和蝶泳，SB 级为蛙泳，M 级为混合泳。

功能分级以选手陆上和水中运动功能的得分进行分级。

S 级总分为 300 分，SB 级总分为 285 分，M 级则是根据 S 级和 SB 级按公式计算。公式为：$(3 \times S + 1 \times SB) \div 4 = M$ 级

截肢选手根据截肢部位及残端的长度对照分级。

（二）测试内容和评分标准

1. 肌力检查标准与前述医学和功能分级的肌力检查相同。其他运动项目肌力检查中不计 1 分和 2 分，但游泳项目要计算在内。

2. 功能障碍（协调障碍、痉挛、手足徐动、共济失调）

0 分：功能性运动完全丧失。

1 分：严重的肌张力增高、僵硬和（或）运动的协调性非常差，运动范围极度受限，活动范围 <45%。

2 分：严重的痉挛性肌张力僵硬和（或）严重的运动协调障碍，运动范围严重受限，活动范围 45%~70%。

3 分：中度的痉挛性肌张力增高，限制肢体运动和（或）中度运动协调障碍，运动范围受限，活动范围 70%~90%。

4 分：轻度痉挛、肌张力增高和（或）轻度运动协调障碍，运动范围基本正常，活动范围 >90%。

5 分：正常。

3. 入水动作评分标准（S级、SB级和M级）

0分：不能完成起跳入水。

1~2分：在水中出发不需帮助。

1~2分：掉入水中（非功能性）。

3~4分：单腿起跳入水，动作完成差。

5~6分：双腿起跳入水，动作完成差。

7~8分：单腿起跳入水，动作完成好。

9~10分：双腿起跳入水，动作完成好。

7分：双上肢无功能或肘关节以上截肢，起跳入水。

9分：单侧上肢无功能或肘关节以上截肢，起跳入水。

4. 转身蹬池壁的评分标准（S级、SB级）

0分：双腿不能蹬池壁。

1~2分：仅能用一个关节的活动蹬池壁（如踝关节）。

3~4分：单腿蹬池壁，动作完成差。

5~6分：双腿蹬池壁，动作完成差。

7~8分：单腿蹬池壁，动作完成好。

9~10分：双腿蹬池壁，动作完成好。

7分：双上肢无功能或肘关节以上截肢者转身。

9分：单侧上肢无功能或肘关节以上截肢者转身。

（三）分级标准

1. SB1级（40~65分）

（1）颈6完全性脊髓损伤或类似的脊髓灰质炎后遗症。

（2）颈7不完全性脊髓损伤，伴有一上肢神经性麻痹。

（3）严重的痉挛性四肢瘫，躯干控制能力差，上下肢推进运动非常有限。

（4）严重的先天性四肢短缺或残端很短的四肢截肢（A9），严重的骨骼病变，肩关节功能差，类似颈6完全性脊髓损伤。

（5）严重的四肢关节功能障碍，上肢障碍较重。

2. SB2级（66~90分）

（1）颈7完全性脊髓损伤，颈6不完全性脊髓损伤或类似的脊髓灰质炎后遗症。

（2）中度的四肢瘫，躯干控制能力差，四肢有一定的推进功能。

（3）三肢严重畸形。

（4）严重的四肢肌肉萎缩。

（5）骨骼肌损伤，其功能障碍类似于颈7完全性脊髓损伤。

3. SB3级（91~115分）

（1）颈8完全性脊髓损伤，颈7不完全性脊髓损伤，胸1~胸5平面的完全性脊髓损伤，颈7不完全性脊髓损伤或类似的脊髓灰质炎后遗症，胸1~胸8截瘫，伴胸4~胸6外科棒固定。

（2）重度的双肢瘫，躯干控制力尚可，肩和肘有一定的推进力。

（3）骨骼肌损伤，其功能障碍程度相当于上述脊髓损伤情况。

(4) 中度的三肢短缺。

(5) 四肢关节功能障碍，上下肢有一定的推进力。

4. SB4 级（116~140 分）

(1) 胸 6~胸 10 完全性脊髓损伤；胸 9~腰 1 截瘫，胸 4~胸 6 外科棒固定；颈 8 不完全性脊髓损伤，躯干功能较好，类似的脊髓灰质炎后遗症。

(2) 重度双肢瘫，伴有一定的躯干控制能力和适当的肩、肘推进力。

(3) 重度的偏瘫，中到重度手足徐动或共济失调和痉挛状态。

(4) 骨骼肌病变，其功能类似于颈 8 不完全性脊髓损伤。

(5) 软骨发育不全，身高不超过 130 cm，同时伴有推进力差。

(6) 四肢关节功能障碍，有一定推进力。

5. SB5 级（141~165 分）

(1) 胸 11~腰 1 的完全性脊髓损伤，下肢无推进力；类似的脊髓灰质炎后遗症；腰 2~3 完全性脊髓损伤，伴胸 4~胸 6 外科棒固定。

(2) 中度双肢瘫，躯干和上肢功能较好；中度偏瘫；中、重度的手足徐动和（或）共济失调。

(3) 同侧肘上和膝上截肢；A1 级截肢，残肢短于正常的 1/2；A2 级截肢，伴同侧严重的肩功能受限。

(4) 软骨发育不全，身高不超过 130 cm。

(5) 上肢短畸形，下肢功能受限。

6. SB6 级（166~190 分）

(1) 腰 2、腰 3 脊髓损伤，类似的脊髓灰质炎后遗症。

(2) 中度双肢瘫，伴有躯干的轻度痉挛；中度手足徐动和共济失调；轻至中度偏瘫。

(3) A1 级截肢，残肢长于正常的 1/2。

(4) 双上肢短小肢畸形（正常的 2/3）伴有 A2 截肢。

(5) 一上肢麻痹，伴同侧重度的下肢功能障碍。

7. SB7 级（191~215 分）

(1) 腰 4、腰 5 脊髓损伤，类似的脊髓灰质炎后遗症。

(2) 轻度的双肢瘫，上肢和躯干功能轻度受累；轻度四肢痉挛；轻度偏瘫。

(3) A5 级截肢；A3 级截肢，残肢短于正常的 1/2；一侧肘上和对侧膝上截肢（A9 级）。

(4) 重度的下肢关节功能障碍。

8. SB8 级（216~240 分）

(1) 可行走、下肢功能障碍的截瘫。

(2) 脊髓灰质炎后遗症，一侧下肢无功能。

(3) 轻度四肢协调功能障碍或单肢瘫，轻度的偏瘫。

(4) A7 级截肢；A6 级截肢或功能类似的臂丛神经损伤；A3 级截肢，残肢长于正常的 1/2；A2 级截肢；A4 级截肢，残端短于正常的 1/4；A8 级截肢，残肢短于正常的 1/4。

(5) 部分下肢关节功能障碍，一侧较重。

9. SB9 级（241~265 分）

(1) 脊髓灰质炎后遗症，下肢轻微功能障碍和骶 1~骶 2 马尾综合征。

（2）有明显体征的轻度痉挛和（或）共济失调的脑瘫。

（3）A4 级截肢，残肢长于正常的 1/4；A8 级截肢，残肢长于正常的 1/4；足截肢；手截肢，残肢短于正常的 1/3。

（4）不完全性欧勃麻痹或臂丛神经损伤。

（5）髋关节骨骺病，导致运动受限。

（6）重度髋关节功能障碍伴下肢功能受限。

（7）双踝关节僵硬，伴有下肢轻度肌无力。

10. S1 级（40~65 分）

（1）颈 5 完全性脊髓损伤，类似的脊髓灰质炎后遗症。

（2）很严重的四肢瘫，伴头部、躯干控制能力差，四肢推进功能严重受限。

（3）严重的关节畸形，上肢功能严重受限，下肢推进力差。

11. S2 级（66~90 分）

（1）颈 6 完全性脊髓损伤，类似的脊髓灰质炎后遗症。

（2）颈 7 不完全性脊髓损伤，同时合并有一侧臂丛神经损伤所致麻痹。

（3）严重的四肢瘫，双上肢推进力严重受限。

（4）类似于颈 6 完全性脊髓损伤，严重的骨骼肌损伤伴有肩部功能障碍。

12. S3 级（91~115 分）

（1）颈 7 完全性脊髓损伤或类似的脊髓灰质炎后遗症，颈 6 不完全性脊髓损伤。

（2）严重的痉挛性四肢瘫，伴有躯干功能差和上肢推进动作不对称。

（3）重度的痉挛性四肢瘫和手足徐动，头和躯干控制能力差，四肢推进动作协调性差。

（4）中度四肢瘫，伴有痉挛性、徐动性和（或）共济失调性障碍，躯干控制差，中度的四肢推进力障碍。

（5）严重的四肢短缺以及残肢非常短的四肢高位截肢。

（6）四肢关节功能障碍，下肢推进力差。

（7）四肢严重的骨骼肌萎缩。

13. S4 级（116~140 分）

（1）颈 7 不完全性脊髓损伤，颈 8 完全性脊髓损伤，类似的脊髓灰质炎后遗症。

（2）严重的四肢麻痹，累及躯干功能、肩和肘的推进力。

（3）功能障碍类似颈 8 完全性脊髓损伤的肌肉损伤。

（4）严重的三肢短小畸形。

（5）四肢关节功能障碍，上肢推进功能中度受限，可能存在的下肢运动功能严重受限。

14. S5 级（141~165 分）

（1）颈 8 不完全性脊髓损伤，胸 1~胸 8 平面以下完全性脊髓损伤，类似的脊髓灰质炎后遗症。

（2）严重的双肢瘫，躯干功能、肩和肘推进功能尚可。

（3）重度偏瘫。

（4）中度手足徐动和痉挛或中到重度共济失调。

（5）功能障碍类似于颈 8 不完全性脊髓损伤的骨骼肌肉损害。
（6）软骨发育不全，身高不超过 130 cm，并伴有其他残疾导致的功能障碍。
（7）中度的三肢短肢畸形。
（8）四肢关节功能障碍，有中度以上的推进力。

15. S6 级（166～190 分）
（1）胸 9～腰 1 完全性脊髓损伤，类似的脊髓灰质炎后遗症。
（2）中度双肢瘫，躯干功能、肩和肘推进能力尚可。
（3）中度偏瘫，上肢功能障碍较重。
（4）中度手足徐动和（或）共济失调。
（5）同侧肘上和膝上截肢。
（6）A5 级截肢，残肢短于正常的 1/4。
（7）先天性三肢短缺畸形。
（8）双上肢短小畸形（正常长度的 2/3）并伴有 A2 级截肢。
（9）软骨发育不全，身高不超过 130 cm。
（10）A2 级截肢合并有同侧肩关节功能严重受限。

16. S7 级（191～215 分）
（1）腰 2、腰 3 完全性脊髓损伤，类似的脊髓灰质炎后遗症。
（2）中度的双肢瘫，轻度累及躯干和上肢；中度偏瘫。
（3）A7 级截肢；A1 级截肢，残肢短于正常的 1/2；一侧肘上，另一侧膝上截肢。
（4）一侧上肢麻痹，并伴有同侧下肢功能严重受限。

17. S8 级（216～240 分）
（1）腰 4、腰 5 完全性脊髓损伤，类似的脊髓灰质炎后遗症。
（2）轻度的四肢痉挛；轻度的两肢瘫；轻度的偏瘫，躯干功能障碍小。
（3）A1 级截肢，残肢长于正常的 1/2；A3 级截肢，残肢短于正常的 1/3；A6 级截肢或类似功能障碍的完全性臂丛神经损伤；双手掌截肢，残端留 1/4（或掌骨存在）。
（4）下肢关节功能严重受限。

18. S9 级（241～265 分）
（1）步行时有轻度肢体功能障碍的脊髓损伤。
（2）脊髓灰质炎后遗症，有一下肢功能丧失。
（3）有轻度的肢体协调功能障碍或单肢瘫。
（4）A2 级截肢；A3 级截肢，残肢长于正常的 1/3；A8 级截肢。
（5）下肢部分关节功能受限，其中一下肢影响较大。

19. S10 级（266～285 分）
（1）骶 1、骶 2 神经损伤，双下肢有轻度功能障碍；类似的脊髓灰质炎后遗症。
（2）经检查有轻度痉挛和（或）共济失调。
（3）一侧下肢麻痹，一侧髋关节严重受限。
（4）A4 级截肢；双脚截肢；手部截肢，残留少于 1/2。

（金 宁　田 罡）

第九节 篮 球

篮球可以促使人体的力量、速度、耐久力和灵活性等运动素质全面发展，并能提高内脏器官、感觉器官和中枢神经系统功能，还对培养勇敢机智、集体主义和组织纪律性等品质大有益处。

一、轮椅篮球

轮椅篮球是国际残疾人运动会的一个正式比赛项目，作为一项残疾人体育活动，深受世界各国乘坐轮椅的残疾人的喜爱。在康复治疗方面也是一项非常有价值的训练项目（图8-85）。

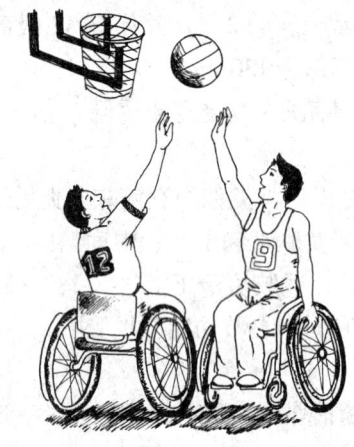

图8-85 轮椅篮球

（一）轮椅篮球的作用

1. 身体全面发展　练习者要驱动轮椅进行快速、长距离的跑动、摆脱、防守、传球、投篮等，所以能使速度、力量、耐久力、心肺功能和灵敏性等各项运动素质全面得到提高。

2. 改善坐位平衡　患者因躯干运动功能差而造成坐位平衡不稳定，通过训练中的传接球、拾球、投篮、抢截球等动作，可提高患者的坐位平衡能力。

3. 提高轮椅技术　因为在轮椅篮球中要连续进行防守、突破、传接球、快速跑动中的急转弯、急停等动作，可以使他们操纵轮椅更加自如，轮椅技术得到进一步的提高。

4. 改善心理状态　轮椅篮球具有竞争性和趣味性，大家在欢快的气氛中进行练习，不但可以提高训练的质量，而且可以改善患者的负性心理状态。

5. 增强凝聚力　轮椅篮球是集体项目，在练习时不但要完成好自己的技术动作而且要与同伴一起配合好才能取得胜利，所以轮椅篮球训练可以培养集体主义和组织纪律性等品质。

（二）轮椅篮球的练习方法

1. 无球的跑动练习　包括不持球驱动轮椅向各个方向跑的练习，快速起动、急停练习，快速跑动时向各个方向不同角度的急转弯练习，跑动中做假动作的练习等。

2. 从地面拾球练习 将球放在地面稳定住，然后驱动轮椅向前，轮椅的大轮靠近地面上的篮球时，用手将球按在手轮圈的 6 点位，利用轮椅向前滚动的惯性将球带起到手轮圈的 12 点位时，迅速地翻手腕将球拿起。熟练后，可以自己把球沿地面向前滚动，然后驱动轮椅上前将球拾起。两手轮流练习。

3. 传接球练习 传接球时应注意手形的正确与否，胸前传球时要注意抖腕、拨指的动作，可以进行胸前传球、上手传球、反弹传球、侧身勾手传球、单手传接球等。还可以进行两人轮流向一人传球练习。

脊髓损伤患者由于损伤平面不同所以坐位平衡能力也不同。但由于患者致残后没有经过训练，所以达不到应有的平衡能力。为了使患者达到应有的平衡能力，在训练初采用轮椅篮球中的各种传接球方法进行平衡能力的训练。比如对 T12 脊髓损伤的患者，开始要求传接球时腰背部离开轮椅靠背但传接球的难度要小，下一步加大传接球的难度，再下一步将一条腿搭放在另一腿上，这样臀部和腿部的支撑面就小了，保持坐位平衡会更加困难。这样循序渐进地练习，提高坐位平衡能力。

4. 运球练习 练习者将球放在大腿上，双手只能连续摇动轮椅 3 次，就要将球接触一次地面，如果双手连续摇动轮椅 3 次以上则判犯规。先进行直线运球练习，熟练后可以进行变换方向的运球练习。

5. 原地投篮 单手投篮时，持球手的手指自然分开，手掌心不接触球，持球于肩上，非持球手放在球侧帮助稳定。投篮时，持球臂的肘不要外张，投篮时用力的顺序为：伸肘、压腕、拨指，球从中指离开。球在空中应向后旋转，还要注意球在空中运行的弧度。

6. 跑动上篮 两人或三人一组互相传球向前跑动，待接近球篮时投篮。然后拿到篮板球掉转方向，向对面的球篮方向传球跑动再投篮。

还可以由一个人在罚球圈顶作为固定的传球人，其他人从球场的中线处持球向前摇动轮椅，距传球人 4 m 左右时将球传向固定的传球人，传球后迅速向前插，接到传回来的球后可以用肩上投篮或低手投篮。

7. 突破与防守练习 两人一组，不持球。一人进行防守，另一人进行突破。突破者利用驱动轮椅快速起动、急停转弯、做假动作进行突破和摆脱，而另一人则积极地驱动轮椅进行拦堵，不让对手突破、摆脱。练习时两人驱动轮椅要转身快、起动快，假动作要有隐蔽性。

8. 战术练习 初期可进行一些简单的战术配合练习，然后练习一些较为复杂的战术配合。

9. 练习比赛 通过上述各种练习后，就可以进行练习比赛了。要将两队按技术水平合理分开，因为两队实力接近能够调动起双方训练的积极性。在练习比赛中要注意集体配合，将掌握的技术充分地发挥出来。

（三）轮椅篮球比赛规则简介

1. 对轮椅的要求

（1）轮椅坐垫的高度：1 分，1.5 分，2 分，2.5 分的选手，坐垫不得超过 10 cm。3.5 分，4 分，4.5 分的选手坐垫不得超过 5 cm。整块坐垫的硬度、密度必须相同，可以对角折叠。

（2）轮椅前侧或者两侧保护用的水平横杆的高度不得高于地面 11 cm。

(3) 轮椅的座位从顶端物质算起，高度不得超过 53 cm。

(4) 轮椅应该有 3~4 个轮子，也就是后侧有 2 个，前侧有 1~2 个轮子。大轮包括轮胎最大直径为 69 cm。

2. 犯规

(1) 阻挡：阻止持球或者不持球的对方队员的非法身体接触。

(2) 撞人：持球或者不持球的队员推及或撞及对手的轮椅。

(3) 背后防守犯规：防守队员从对方队员的背后与其发生的身体接触。即使防守队员正在试图去抢球，从背后与对方队员发生身体接触也是不正当的。

(4) 拉人：干扰对方队员，妨碍其轮椅的自由移动而发生的身体接触。这个接触（拉人）可以由身体的任何部分或轮椅来造成。

(5) 非法掩护：试图非法阻止或延缓对方无球队员到达预定的位置。

(6) 非法用手：发生在防守队员处于防守状态时，用手去接触无论有球还是无球的对方队员，以阻碍其进行。

(7) 推人：队员强行推移或试图推移持球或不持球的对方队员时造成身体或轮椅任何部分的接触。

(8) 非法横越路径：持球或不持球队员，在没有给对手留出时间来停止或改变方向的情况下，突然改变方向并试图穿过对手的路径时所发生的身体接触。

(四) 轮椅篮球医学和功能分级

轮椅篮球分级是在球场上进行，要观察选手投篮、传球、篮板球、轮椅的驱动等动作，给予相应的分级，而不是肌力的测试。目前轮椅篮球分级系统将选手分为 1、1.5、2、2.5、3、3.5、4、4.5 共 8 个级别。

1. 一级

(1) 投篮：投篮时，从手臂举过头顶到完成整个投篮，手臂弧形动作的整个过程中，身体躯干都缺乏稳定性，投篮结束后经常需要手臂来支撑。双手投篮过程中，躯干会与靠背发生接触。

(2) 传球：在一只手有力地传球的同时，需要另一只手抓住轮椅保持身体的稳定性。只有在利用靠背的支撑后，将双手置于双膝上的情况下，才能进行双手胸前传球。必须一只手扶住轮椅或自己的腿来转动躯干，才能接住高于肩膀的来球。

(3) 篮板球：几乎每次用单手抢到篮板球都需要另一只手扶住轮椅来保持身体的平衡。如果将双手举过头顶时，其身体会接触靠背，而短暂的离开靠背会使身体失去平衡。

(4) 驱动轮椅：身体坐直时，选手身体会依靠靠背，通过自己的驱动使轮椅向前或向后移动。一些选手在驱动轮椅时，会将前屈的躯干靠在膝盖上而离开靠背。

(5) 运球：通常在轮椅的侧方进行，但身体会有摇摆，仅能缓慢地加速。一些选手将自己的躯干靠在膝盖上保持平衡，在脚踏板的前面运球。

(6) 理想的坐姿：膝盖高于臀部，将双膝或大腿用皮带束在一起，并将双腿束在轮椅上。轮椅的靠背要和胸部同高，椅垫要宽松以支持不太稳定的身体。可通过将身体束在轮椅上来获得良好的稳定性。

(7) 典型的残疾类型：胸 1~胸 7 腹肌功能障碍的截瘫；脊髓灰质炎的后遗症，累及上肢及躯干的运动功能。

2. 二级

（1）投篮：投篮时，从手臂举起到完成投篮动作，手臂所进行的弧形动作的整个过程中，躯干下部有轻微的作用，导致下部躯干会向侧方移动，以维持一定的稳定性。双手投篮时，躯干能够向篮筐方向移动。

（2）传球：在进行单手或双手传球的时候，身体较缺乏稳定性，需要用另外一只手扶住轮椅或自己的腿。在接位于身体上方的来球时，身体能保持很好的稳定性。可利用轮椅靠背的支持，用双手接住高于肩的来球。

（3）篮板球：常用单手争抢篮板球，而身体会有轻微的晃动。能用双手在头上方争抢篮板球，但同时经常会失去身体平衡，特别是身体与他人接触时。

（4）驱动轮椅：身体不完全依靠靠背，仍能驱动轮椅。一些选手主要是在每一次驱动轮椅，上肢做向前的运动时，腰部会出现不稳定，而这时下肢不运动。

（5）运球：一般在前脚轮侧方运球，在开始的时候身体会不大稳定。一些选手会在前脚轮的正前方运球，并将自己的躯干靠在膝盖上。

（6）理想的坐姿：膝盖高于臀部，将双膝用皮带束在一起。轮椅的靠背要和腰部同高或略高于腰部，会觉得将躯干的下部束在轮椅的靠背上更舒服一些。

（7）典型的残疾类型：胸8～腰1的截瘫；脊髓灰质炎后遗症累及双下肢，无功能性运动。

3. 三级

（1）投篮：在坐直的时候，特别是进行投篮做手臂弧形动作的时候，躯干有非常好的稳定性。在躯干向篮筐方向移动的过程中，躯干不会失去稳定性。

（2）传球：进行单手或双手传球时，可不需要用手臂和靠背的支撑以保持身体的稳定。传球的时候，能够借助躯干挺直腰的力量。可最大限度地转动身体用双手接住高于自己肩膀的传球，而无需靠背的支持。

（3）篮板球：在争夺的时候，可将身体向前移动，然后用双手有力地在头上方争夺篮板球；在争夺身体侧方的篮板球时，身体会有轻微的晃动，经常需要用另一只手扶着轮椅保持平衡。

（4）驱动轮椅：能有力地驱动轮椅，并保持躯干向前向后的平衡。在驱动轮椅时，上肢和下肢能协调地运动。双腿会经常参加驱动轮椅的动作。

（5）运球：可用一只手在前脚轮的前面运球，同时另一只手能够有力地摇动轮椅，使自己很快地加速，躯干能有力地在运球方向上收缩运球。

（6）理想的坐姿：膝关节稍高于臀部，轮椅的靠背低于腰部，以便于身体的转动。

（7）典型的残疾类型：髋关节可屈曲和内收，但不能后伸和外展的腰2～腰4的截瘫；脊髓灰质炎后遗症累及双下肢，仅存轻微的功能性运动；髋离断或双膝上截肢仅存短残肢。

4. 四级

（1）投篮：投篮后，躯干能有力地沿手臂弧形动作的方向移动，在举起双手并拿着球的同时，能向侧方或至少向一个方向旋转（不与对方选手接触）。

（2）传球：躯干能最大限度地屈曲、伸展和旋转，双手向身体的一侧传球时，躯干最少能向同侧倾斜。

（3）篮板球：能将身体向前或向一侧倾斜，用双手争夺高于头部的篮板球。

（4）驱动轮椅：能很快地加速或急停，躯干能最大限度地向前移动。双腿一般不参加驱动轮椅的动作。

（5）运球：在用一只手驱动轮椅的同时，能用另一只手在前脚轮的前面运球。能在很好地保持身体平衡的同时，高速运球和变向。

（6）理想的坐姿：将双膝关节固定在稍高于臀部的位置，这样有助于提高驱动轮椅的灵活性和速度。或可将双膝固定在同高位置，以便获得高度的优势。轮椅的靠背要低，以便身体能充分地转动。戴腿支架或假肢或将身体束在轮椅上，以便更加稳定。

（7）典型的残疾类型：髋关节至少一侧有外展和后伸的腰 5～骶 1 的截瘫；脊髓灰质炎后遗症累及一下肢无功能性运动；半骨盆切除；一膝上截肢，残端短；大部分双膝上截肢；一部分双膝下截肢。

5. 五级

（1）投篮：躯干能向各个方向移动。在双手持球时，投篮时能进行侧向倾斜或两边侧向旋转。

（2）传球：在传球时躯干能在保持平衡的情况下，很好地向各个方向移动。双手向身体两侧传球时，躯干能够同时倾斜。

（3）篮板球：身体能向前或向两侧倾斜，将双手举起来争夺篮板球。

（4）驱动轮椅：能很快地加速或急停，躯干能最大限度地向前移动。双腿一般不参加驱动轮椅的动作。

（5）运球：在用一只手驱动轮椅的同时，能用另一只手在前脚轮的前面运球。能在很好地保持身体平衡的同时，高速运球和变向。

（6）理想的坐姿：将双膝关节固定在稍高于臀部的位置，这样有助于提高驱动轮椅的灵活性和速度。或可将双膝固定在同高位置，以便获得高度的优势。轮椅的靠背要低，以便身体能充分地转动。戴腿支架或假肢或将身体束在轮椅上，以便更加稳定。

（7）典型的残疾类型：一膝下截肢，部分双膝下截肢，髋、膝或踝关节使用矫形器者，一侧或两侧的踝或足的轻度脊髓灰质炎后遗症。

6. 半分的确定　为了体现公平竞争的原则，轮椅篮球近些年来采用半级的方法，其原则是：在两个级别临界时应用，最高分值为 4.5 分。

5 名上场队员医学和功能分级分数不得超过 14 分。

二、颈髓损伤者轮椅篮球

这个项目在我国尚未开展，在日本每年都要组织颈髓损伤者的篮球比赛。我国有为数不少的颈髓损伤者，今后也可以开展这个项目。

（一）场地与器材

球场与轮椅篮球的球场相同，但需两个特制的可移动的低篮筐架（图 8-86）。

（二）练习方法

1. 拾球　颈髓损伤者拾球比截瘫患者要困难，因为他们手指没有运动功能，所以在拾球时要用一只手扶住轮椅扶手使躯干稳定，另一只手可以用手掌根将球带起，然后球落在地面，待球向上反弹起时，再用手把球拍起后将球拾起。

2. 传球、投篮　颈 5 水平损伤者由于肱三头肌没有功能，所以传球时用两手掌根处托

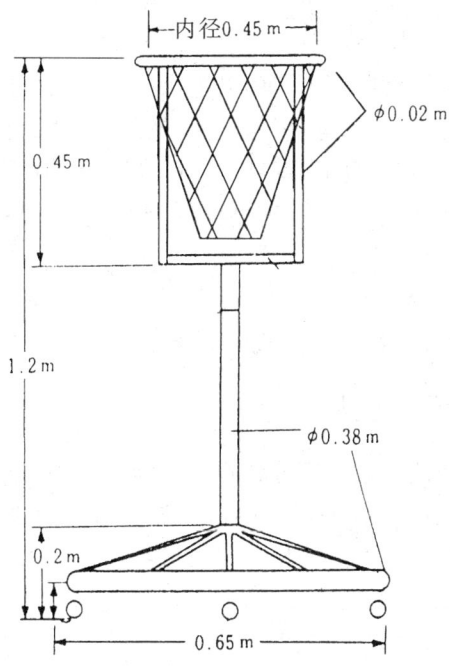

图 8-86　颈髓损伤者用篮球架

夹住球。利用耸肩、屈肘的动作将球传出或投篮。

有肱三头肌功能者，可以用手掌根部夹住球，伸肘进行传球和投篮。

3. 运球　运球方法与一般的轮椅篮球也有所不同，无肱三头肌者因为不能拍球，所以运球时只要摇动两次轮椅后，用两手同时触碰一下放在大腿上的球就可以了。

（三）比赛规则简介

两个低的篮筐架分别放置在两个半场的罚球圈中心，颈 5、颈 6 水平损伤者因为无伸肘功能或是伸肘功能差，所以可以进入罚球圈投低篮筐。

颈 6 水平损伤者（伸肘能力在颈 6 水平损伤者中相对较强的）和颈 7 水平损伤者（伸肘能力在颈 7 水平损伤者中相对较差的）可以在罚球圈外投低篮。

颈 7 水平损伤者（伸肘能力在颈 7 损伤者中相对较强的）和颈 8 水平损伤者要投正常的篮筐。

脊髓损伤轮椅篮球的篮下时间限制区为 10s 限制区。

上场的 5 名选手医学功能分级得分不得超过 11 分，其他规则与普通的轮椅篮球规则相同。

三、截肢者篮球练习方法

篮球运动要求敏捷的起跳和跑动以及良好的控球能力。对于下肢截肢者而言，篮球运动中最难完成的就是跑动中快速转身，最好的假肢也不能满足整场篮球比赛的跑动要求。解决的办法就是苦练投篮技术，尤其是远投。如果残肢忍受不了整场比赛跑动带来的压力，能参加半场比赛也不错。还有一个选择就是参加轮椅篮球，通常是截肢部位较高者或双下肢截肢者。

四、智力残疾者篮球练习方法

智力残疾者在进行篮球训练时,可采用以篮球基本技术为主的练习方法。

1. 运球　分别用右手和左手拍球进行运球,然后两手轮流拍球进行直线的运球。在此基础上,拍球绕障碍物进行 S 形的运球练习,可进行计时比赛。

2. 投篮　先进行原地定点投篮,距离可根据个人情况调整,可进行投篮比赛。在此基础上进行跑动上篮练习。

3. 传、接球　两人或三人一组进行双手胸前传接球、单手传接球、传接反弹球等练习。可分组在规定时间内比传、接球的次数。

五、其他疾病患者练习方法

冠心病、高血压、糖尿病、肥胖症等患者可以根据各自疾病康复训练的运动处方进行篮球练习。冠心病、高血压患者可进行一些运动强度适宜的投篮、运球和传、接球等练习,糖尿病、肥胖症等患者可以进行较长时间的练习。

(金　宁)

第十节　排　球

进行排球训练能促使人体各器官系统的正常发育,使身体得到匀称的发展;使人动作灵活、反应迅速、弹跳力增强。在康复训练中可以采用排球有针对性地对残疾患者进行训练,使他们从中受益。

一、坐地排球

坐地排球是国际残疾人比赛项目之一,主要是为下肢有残疾的人而设的项目。通过坐地排球可以提高他们上肢、躯干的力量,并能使身体的灵活性、反应能力和集体主义观念得到提高(图 8-87)。

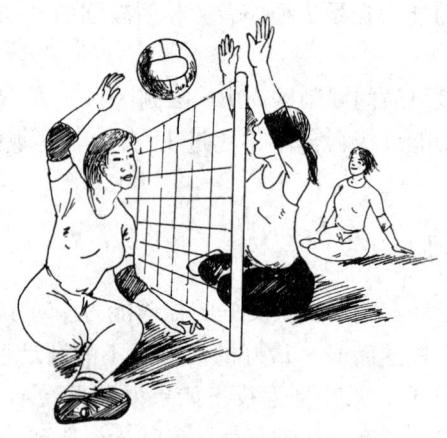

图 8-87　坐地排球

（一）练习方法

1. 移动练习　由于练习和比赛都是坐在地面上进行，所以移动是非常重要的。移动练习的方法为：两手支撑地面，将臀部稍抬离地面后，进行快速移动。可以向前、后、左、右各个方向反复进行练习。

2. 垫球技术　用两手各四指斜错位上下相叠，拇指伸直不隆起，两大拇指指根部分开，两小手指根部靠紧，以利于两臂适度外旋，用手腕上10 cm两前臂的（桡骨内侧）内侧肌肉平整面触球。

3. 上手传球　两手上举置于额前上方，拇指靠近前额，食指靠近头约2 cm，十指弯曲略张开，当球下落至距头约一球高时，开始伸展肘关节，在肘关节伸展半程时手触击球。两肘用力一致向前上方伸臂。两手以及小手指和无名指领先迎向来球，十指触球，触击球时十指较大张开，成内凹半圆形，击球点在额上约15 cm处。

4. 发球　发球是比赛的开始，也是进攻的开始。有目的的攻击性发球可以起到先发制人的作用。

（1）侧面下手发球动作：以右手发球为例。左臂直臂上抛球，球下落时即摆右臂，右手心向网口上沿方向较快加速摆臂，肘关节不弯曲，击球时弯曲五指，手呈勺形手法或握拳手法击球的后中部。

（2）上手发球动作：以右手为例。面对球网而坐，单手或双手将球向上抛起，右臂上抬略高于头，屈右肘，向右侧转体，右手低或平于右肘关节高度，当球下落至头上约一臂加一手的高度时，发力迎击发球，手掌满包触击球的后中处。

5. 扣球　扣球在比赛中有很重要的作用，是得分的主要手段之一。根据二传手与扣球人的距离和二传球的高低、快慢分别适时移动。扣击点位于右肩前上方。

（二）场地器材

因为是坐在地上进行移动和击球，所以场地小、网子低。场地为：长10 m，宽6 m，两条进攻线距中线2 m。网长7 m，宽0.8 m。网高：男子1.15 m，女子1.05 m。

（三）比赛规则

1. 选手比赛时不能穿戴厚坐垫和超厚短裤。
2. 发球时必须在发球区内，腿可在场内，臀部须在底线后面。
3. 只要没影响对手比赛，选手的手、脚可越过中线，但要立即收回。
4. 前、后排进攻时臀部均不可离开地面，后排选手进攻时，其臀部不能触及、越过进攻线。拦网时身体上部必须与地面接触。
5. 选手在比赛时臀部不得离开地面，但在防守区进行防守时，臀部可以暂抬离地面，在进攻区进行防守时，如不是拦网，也允许选手的身体上部暂短离开地面（注：身体上部是指从臀部到肩）。
6. 每局先得25分并领先对方2分为胜1局，5局3胜制。

（四）医学和功能分级参赛资格

1. 截肢类　除了ISOD确定的截肢残疾外，有下列补充。

（1）双手拇指和食指截肢，双手指7个或7个以上截肢，一手在掌指关节和腕关节之间的截肢。

(2) 一足在跗跖关节的截肢，一足在跗中关节的截肢。

2. 其他肢体残疾类的补充

(1) 一上肢功能性短缩大于 1/3（从肩峰到最长手指末节），双上肢肌力降低最少 20 分（每一上肢总分为 70 分，包括前臂旋前、旋后肌力检查），肩关节外展和屈曲不大于 90°，肘关节固定至少在屈曲 45°位置。

(2) 一下肢短 7 cm 以上，双下肢肌力最少减 5 分（每侧下肢肌力总分 40 分）。

(3) 关节活动度检查：髋关节屈曲减少 45°，外展减少 30°；膝关节屈曲减少 45°，伸直减少 45°；膝关节不稳定，膝内翻或外翻最少 15°；踝关节跖屈不超过 5°。

3. 脑瘫类　符合 CP–ISRA 最低标准的选手。

4. 脊髓损伤类　符合 ISMWSF 最低参赛标准的选手。

5. 其他类永久性残疾的选手参赛资格　髋关节脱位；髋关节或膝关节全人工置换术后；下肢血液循环功能障碍；下肢有假关节；膝关节不稳，向前或向后移动范围达 1.5 cm；肩肱关节脱位。

以上所列的残疾，每队只能有两人，比赛时只有 1 人可上场。

仅下列上肢肌力的丧失不具备参加坐地排球比赛资格：一侧前臂旋前肌力丧失 5 分，一侧前臂旋后肌力丧失 5 分，一侧肩关节内收肌力丧失 5 分，一侧手及腕部肌力减少 20 分。

仅下列下肢肌力的丧失不具备参加坐地排球比赛资格：一侧踝关节背屈肌力减少 5 分，一侧膝关节屈曲肌力减少 5 分，一侧髋关节屈曲肌力减少 5 分，一侧髋关节内收肌力减少 5 分。

二、立位排球

（一）比赛规则

因为是立位进行运动，所以在训练方法和场地方面与健全人相同。比赛没有男女的组别区分，可以男女混合进行，网高为 2.43 m。

（二）参加资格

1. A2～A4 级与 A6～A9 级的截肢及其他功能障碍者。

2. 特别的残疾条件　下肢的肌力比正常的肌力低 5 分可以参加立位排球；上、下肢截肢的可以使用假肢和装具（上肢的装具必须是柔软材料），但不能使手杖。

（三）医学和功能分级

1. 4 分　两小腿截肢（A3 级）；上、下肢截肢（A9 级）；两下肢肌力差 40 分；一上肢肌力差 30 分，一下肢肌力差 20 分（如肩、髋关节挛缩）。

2. 3 分　两踝关节截肢（A3 级），一膝上截肢，两前臂截肢（A7 级），一下肢肌力差 30 分，两上肢肌力差 60 分。

3. 2 分　一小腿截肢（A4 级），一上臂截肢（A6 级），一下肢肌力差 20 分，一上肢肌力差 30 分。

4. 1 分　一踝关节截肢（A4 级），一前臂截肢（A8 级），一下肢肌力差 5 分，一上肢肌力差 20 分。

注：单侧上臂截肢（A6 级、A9 级）在比赛时如装戴特殊的假肢，则要减 1 分。

一个队在场上的选手总分数要在 13 分以上。

三、脊髓损伤者练习方法

患者们坐在轮椅上进行排球练习可提高坐位平衡能力，增加上肢和躯干力量。

训练方法：在练习前要讲解技术要领，并且示范。四五个患者排列成弧形，每人相隔 50 cm，治疗师面对患者持球抛向患者。患者可以用上手传球、垫击球和扣球的方法将球击回，治疗师接球后抛给下一个患者，反复练习。待技术熟练后，可以两三人之间相互练习。

四、脑瘫、偏瘫者练习方法

对于可以立位行走的患者，可以用气球代替排球进行训练。因为气球在空中运行的速度慢，适合于脑瘫、偏瘫患者下肢功能障碍行走缓慢的特点。可以用一根绳子代替球网，将患者分为两组进行游戏。根据水平调整规则，如可以几次击球过网，以及场地的大小。也可以让患者围成圆圈进行随意的击打。

不能站立的患者也可以坐在地面上按照立位的方式进行练习。

五、盲人排球

盲人排球是日本残疾人运动会项目。这个项目可以使盲人的身体得到充分的运动，听力得到提高。

（一）场地与器材

场地为 18 m×9 m，周围 3 m 内不得有障碍物。网长为 9.5 m，宽 1 m，网的下缘距地面 30 cm。排球为排球协会认定的 5 号球，颜色要求一致并且醒目，在球内有 3 个小铁铃铛，滚动时发出响声。

（二）规则

上场人数为 6 人，发球位置、位置轮换与正常排球规则相同。球要沿地面滚动，从球网下面通过。必须三次击球过网，不得将球抓住后再将球击出。球出底线或边线后，即为得分或失分。

（金　宁）

第十一节　足　球

足球是一项趣味性很强的运动项目，通过训练可以有效地提高人体的力量、速度、灵敏、耐力等素质，增强中枢神经系统、心血管系统、呼吸系统等内脏器官的功能，培养人们勇敢顽强、机智果敢等优良品质和团结协作的集体主义精神。

一、脑瘫者足球比赛规则

（一）场地与设施

1. 场地　场地必须是长方形，长度最短 55 m，最长 75 m。宽度最短 50 m，最长 70 m。

2. 球门　两门柱之间的距离为 5 m，横梁至地面的距离为 2 m。门柱与横梁必须是白色的。

（二）比赛规则

1. 队员人数　每队上场人数不得多于 7 人，其中必须包括 1 名守门员。如果任何一队人数少于 4 人，比赛不能开始。每队队员必须保持有 1 名 CP5 级或 1 名 CP6 级的选手在场上比赛，或者可以用 6 人出场，并且只容许 2 名 CP8 级的选手同时上场。场下的替补队员为 3 人。

2. 比赛时间　比赛分为两个半场，每半场为 30 min。中场休息不得超过 15 min。

二、智力残疾者练习方法

智力残疾者在进行足球训练时，可采用足球的一些基本技术动作进行练习。

1. 传、接球练习　两三人一组，运用脚内侧、正脚背、脚背内侧和脚背外侧进行练习。

2. 运球　初练习时，可用两脚的内侧进行向前的运球练习，然后可进行脚背内、外侧触球绕障碍物的运球练习。可进行记时比赛。

3. 掷界外球　练习者手持足球进行掷界外球练习。方法是：画一条线，练习者两臂将足球举在头上，助跑几步在线的前面收腹、挥臂将球掷出，两脚跟不得离开地面。每人连续掷界外球 3 次，可比赛看谁掷的距离远。

4. 射门　可将球门分成 9 个区域，也可在墙上画上球门，同样划分 9 个区域，练习者距球门的距离可自行规定，每人连续射门 3 次，比赛谁得分多，见图 8-88 足球门区域分数图。

5	2	5
3	1	3
4	1	4

图 8-88　足球门区域分数图

三、截肢者练习方法

下肢截肢训练方法：足球运动依赖双腿。虽然有些残疾运动员可以和正常人一样在正规的足球场里竞技，但是多数人还是认为奔跑和触球太激烈了。室内足球场地较小，更加适合残疾运动员。如果残疾人感觉穿戴假肢奔跑有困难的话，也可以脱掉假肢，拄拐杖来踢足球，但是规则不允许用拐杖触球。如果运动员中有非残疾人，他也必须拄拐并保持一条腿离地，而且在比赛时间内不得换腿。

四、脊髓损伤者练习方法

脊髓损伤者可以穿戴支具在平行棒内踢球进行练习，可以提高髋部、大腿的肌力。

（金　宁）

第十二节 乒乓球

乒乓球是一项集健身、竞技、娱乐和康复为一体的运动项目。它可以使全身的肌肉关节得到活动，对人体的反应、灵敏、协调能力非常有益处。乒乓球的运动量可大可小，场地和设备也比较简单，不受年龄、性别和身体条件的限制，所以便于开展。

乒乓球在残疾人的康复训练中具有广泛的适应性，可以扩大身体活动范围、改善坐位平衡能力、立位平衡能力和脚步移动能力。

一、脊髓损伤者练习方法

坐轮椅进行乒乓球练习可以改善坐位平衡能力，扩大身体活动范围，提高反应能力等。

（一）坐位练习方法

由于是坐在轮椅上打球，所以乒乓球台面显得高，如果采用直拍握法，那么进行推挡和反手击球时手腕的运动就会受到限制，采用横拍握法击球时手腕不会受到限制，而且球拍控制的范围大。无腹背肌功能者在打球时，可用非持拍手抓住轮椅或支撑大腿的方法辅助躯干运动。为了克服球台面过高的情况，还可以采用将轮椅推上一个木制的台子（高度可为 10~20 cm）上，这样可减小在打球时对手腕移动的限制（图 8-89）。

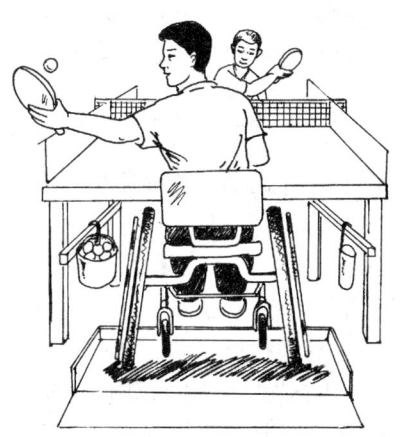

图 8-89　轮椅在台上练习乒乓球

练习步骤大致与健全人相同，进行发球，推挡，搓球，正、反手击球等动作练习。在练习基本动作时击球的速度要慢，难度要小，打球的回合就会多。患者初练习时水平低，可由治疗师陪同练习，待水平提高后可以患者之间对练。在进行比赛时，则要采用凶狠、刁钻的打法，尽力将球击到对手难于击到的位置，争取在前 3 板内得分。

（二）立位练习方法

可站立的不完全性脊髓损伤者和脊髓损伤位置低的患者，可通过乒乓球的训练提高其立位平衡能力和脚步移动能力。

打球时如果立位平衡较差，身体要距球台近一些，将轮椅置于患者身后，如果站立不稳可随时用手撑住球台，或坐在轮椅上。对于立位平衡差的患者，在练习中给予他们回击球的速度不要过快，角度不要过大，击球的回合尽量多一些，这样可提高练习的兴趣。随着平衡能力的提高，可逐渐加大回击球的角度，还可长、短球结合使其进一步提高立位平衡能力。

对于立位平衡能力较好的患者，在击球时要提醒其脚步前后左右小范围地移动，练习中给予他们回击球的速度可快一些，角度可大一些，有意识地调动其脚步移动。

二、偏瘫、脑瘫者练习方法

能独自站立的脑损伤患者通过乒乓球练习，可以改善视觉、听觉、空间感觉、运动协调能力、手眼之间的配合，提高患侧上肢的运动能力、立位静态和动态平衡、下肢的移动能力。

有些患者可以保持静态立位平衡，但在打球时可能保持不好动态立位平衡，可将轮椅置于其身后进行保护，还可将非持拍手放在球台上方，在平衡不好时随时撑住球台。

练习时可以用患侧手横握球拍反复进行推挡练习，有利于肘关节的伸展和前臂的旋后练习。对立位平衡较差的患者，在打球时尽量将球喂在患者能击到的地方，随着立位平衡的提高，可以将击球范围扩大，提高身体活动范围。如果用健侧手握拍打球可以达到利手交换的目的。

三、截肢者练习方法

小腿截肢的残疾人穿戴假肢练习乒乓球与健全人无区别，可以练习脚步移动的灵活性。大腿截肢者可以穿戴假肢练习，也可以不穿戴假肢而使用拐杖辅助身体活动。

四、训练辅助器材

残疾人进行乒乓球练习时由于身体运动功能障碍，产生了诸多不便。所以在练习时可以应用辅助工具帮助他们克服困难。

1. 拾球工具　如坐在轮椅上拾球困难，可采用小抄鱼网将球从地面拾起，还可将直径 8 cm 的硬纸筒的中央穿过两道松紧带（相隔 4 cm，可使球进入，不能漏出）在纸筒上绑住 60 cm 的粗铁丝把，就可以轻易地拾球了。

2. 握拍方法　颈髓损伤者手指无抓握能力，可以用弹力绷带将球拍与手固定在一起，但包扎得不要太紧，20 min 左右就要松一下。还可以将双手固定在一个悬挂的木板上进行击球。

偏瘫、脑瘫者患侧手不能握住球拍，可以用弹力绷带将手与球拍固定，如果控制不好球拍可用健侧手辅助。还可以将分指板加长，用加长的部分击打球。

如果是前臂截肢，可用弹力绷带与加长的乒乓球拍柄固定进行练习。

五、比赛规则

（一）立位乒乓球比赛规则

残疾人的立位乒乓球比赛规则与正常规则相同。

（二）轮椅乒乓球比赛规则

1. 发球要从对方球台的端线出界，如从边线出界，则需重发。

2. 发球如果过网后停留在台面上或是过网后又向球网方向反弹也需重发。

3. 如果接球选手在球从边线出界前击球，则为合法，无需重发。

4. TT1、TT2 级选手如果由于身体残疾的限制，裁判可以容许其不合法地发球。

5. 双打比赛时，发球者与接发球者的位置要按规定，接发球后该对选手可随意击球，不受轮流击球的限制，选手的轮椅不得越过球台中线的延长线，否则被判失分。

6. 在比赛时，不得用非持拍手撑扶台面击球。除非击球后利用支撑球台恢复身体平衡（但球台不能被移动）的情况。

7. 在团体赛和分级赛时，双膝以上的部位不能绑在轮椅上，在公开赛时捆绑是可以的。

8. 打球时可安置脚垫，但比赛时脚垫和脚不能接触地面，否则判失分。

9. 对轮椅坐垫的尺寸、数量和形状没有严格的限制。

（三）比赛分组

（1）站立位比赛：TT6、TT7、TT8、TT9、TT10 级。

（2）轮椅比赛：TT1、TT2、TT3、TT4、TT5 级。

（3）公开级：TT6~TT10 级、TT1~TT5 级。

六、医学和功能分级

乒乓球比赛共 10 个级别，TT1~TT5 级为坐轮椅比赛，TT6~TT10 级为站立比赛。

（一）TT1 级

1. 颈 6 完全性脊髓损伤，躯干运动功能丧失，持拍上肢肘关节的伸展、腕关节的屈曲、手的抓握功能丧失，残疾上肢运动的协调性明显不同于正常上肢。

2. 脑瘫选手对称性或非对称性四肢瘫，躯干严重平衡功能障碍，上肢痉挛 3~4 级，相当于 CP2 级选手。

（二）TT2 级

1. 颈 7 完全性脊髓损伤，躯干运动功能丧失，肘关节伸展功能正常，手指伸肌肌力尚可，手的运动协调性好，但持拍手的抓握和腕部肌肉功能减弱。

2. 脑瘫选手中的三肢瘫，躯干严重平衡功能障碍，上肢痉挛 2~3 级，相当于 CP3 级选手。

（三）TT3 级

1. 颈 8~胸 7 完全性脊髓损伤，躯干运动功能障碍，躯干的腰部需紧靠椅背，躯干位置的改变需通过非持拍上肢完成。由于躯干旋转功能丧失，上肢向后的运动功能障碍，不能随意地驱动轮椅。

2. 脑瘫选手中的严重双肢瘫，上肢功能障碍，躯干中度平衡功能障碍，下肢严重痉挛 4 级，相当于 CP4 级选手。

（四）TT4 级

1. 胸 8~腰 1 完全性脊髓损伤，上肢功能完全正常，坐位平衡功能好，躯干有前屈、后伸和旋转功能，但运动范围增大时要借助非持拍手的帮助，躯干无非持拍手的帮助不能进行侧向的运动，能自如地驱动轮椅。

2. 脑瘫选手中的中度双肢瘫，躯干中度平衡功能障碍，下肢中度痉挛为 3 级，相当于

CP5级选手。

(五) TT5 级

1. 腰2~骶2完全性脊髓损伤，躯干功能正常，可随意进行屈伸、旋转以及侧向运动，操纵轮椅自如，也能用下肢驱动轮椅。

2. 脑瘫选手中的轻度下肢瘫，躯干轻度平衡功能障碍，下肢轻度痉挛为2级，相当于轻度的CP5级选手。

(六) TT6 级

严重的上下肢功能障碍如：①严重的偏瘫，持拍手功能受累。②严重的双肢瘫，持拍手功能受累。③严重的手足徐动，动作迟缓不自主，挥拍动作不顺畅，平衡功能差，活动能力差。④持拍手的截肢，合并有下肢的截肢或类似上述截肢情况的先天性畸形。⑤双膝上截肢。⑥持拍手和下肢多发性关节功能障碍。⑦肢体和躯干的肌肉萎缩或其他神经肌肉的病变。⑧类似上述情况的不完全性脊髓损伤。

(七) TT7 级

1. 非常严重的下肢残疾，动态和静态平衡功能差 ①严重的双下肢脊髓灰质炎后遗症。②单侧的膝上及另一侧的膝下截肢。③类似以上不完全性脊髓损伤。

2. 持拍手中至重度的残疾 ①持拍手或双肘上截肢。②单肘下截肢，短于正常的1/3。③先天性、多发性关节挛缩症上肢功能障碍。④类似的先天肢体短缺畸形。

3. 中度脑瘫，持拍手受累 ①持拍手轻度受累，下肢中度受累。②持拍手中度受累，下肢轻度受累。

(八) TT8 级

1. 下肢的中度残疾 ①单下肢无功能的脊髓灰质炎后遗症。②单侧膝上截肢。③膝、髋关节僵直。

2. 双下肢中度受累 ①脊髓灰质炎后遗症。②双膝下截肢。③类似的不完全性脊髓损伤。

3. 持拍手中度残疾 ①单肘下截肢，残端长于前臂的1/3。②肘僵直，上臂内、外旋受限。③肩僵直或冻结肩。

4. 中度偏瘫或脑性双肢瘫 持拍手几乎正常，下肢有中度的残疾。

(九) TT9 级

1. 下肢有轻度的残疾 ①下肢脊髓灰质炎后遗症，但有较好的功能。②单侧膝下截肢。③膝关节僵直，髋关节僵直。④严重的髋关节或膝关节病变。⑤脊膜膨出并有部分功能障碍。

2. 持拍手轻度的残疾 ①经手或手指的截肢，但不能抓握。②腕和手指僵直，手无抓握功能。③肩、肘关节运动中受限。

3. 非持拍手严重或中度残疾 ①单侧肘上截肢，残端不长于1/3。②一侧臂丛完全损伤，上肢完全麻痹。

4. 轻度的偏瘫或单肢瘫 持拍手几乎正常，下肢有轻度问题。

(十) TT10 级

1. 很轻的下肢残疾 ①单侧踝僵直。②前足通过趾骨的截肢，至少切除1/3脚掌。

2. 很轻的持拍手残疾 ①手指截肢或先天性畸形，有抓握功能。②腕僵直，有掌握功能。③手无力或一上肢某一关节无力。

3. 中至重度的非持拍手的残疾　①单肘下截肢,残端不长于前臂的1/2。②臂丛神经损伤,但上肢有些残留的功能。③短肢或类似的障碍,短小的手臂不长于前臂1/2的畸形。

七、盲人练习方法

盲人进行乒乓球练习,可提高他们的听觉、反应能力和身体的灵活性。这项运动不仅娱乐性强,还使身体得到充分的活动。

由于盲人乒乓球既有锻炼价值又具有娱乐性,而且安全性高,所以适合于在我国推广。

(一) 场地与器材

训练或比赛均要在室内进行,室内要安静,球台周围无障碍物。

球台的高度、长度和宽度与健全人的相同。如果制造新球台最好,对普通球台进行改装也可以。球台边线和端线外侧钉上木框,木框厚度为1 cm,比台面高出1.5 cm,木框要去掉棱角,表面光滑。球台的颜色要求为白色或深绿色,如果是白色,就画白线,如果是绿色就画黑线。为了表示中线,这线可凸出或凹下一点,便于用手触摸分辨。台面上的线均为1 cm宽。因为双方击球要沿着台面滚动从网下通过,所以网子下缘距台面是4 cm。球内放入3个重0.6~0.8 g的钢珠,使其滚动时发出响声。球拍的大小、形状和重量没有限制,但必须是木制的,拍面平坦而且有硬度,不准贴胶皮。

(二) 练习方法

在训练或比赛时均要戴眼罩。所有的击球均应在台面滚动。发球时,要使球静止停在自己右半场发球区内,然后发球人要向对方说"要发球了"等对方回答"准备好了"后,5 s之内必须将球发出。球在不触网的情况下将球击到对方接球区,是成功的发球。如果触网,或未击到对方发球区,为失分。比赛采用11分制,每人连续发两个球,同健全人规则。发球时不得将球拍压在球的上部滚动过去,击球要发出响声。

(三) 比赛规则

1. 发球犯规为失分　以下情况为发球犯规:①没有在正确位置发球。②球未发出去。③发球时手未离开球。④发球时,挥动球拍未击到球。⑤球触到网。⑥球未过网或触到网柱上。⑦球碰在对方接球区侧框后,又弹到界外。⑧球未达到对方的接球区。⑨球触到侧框,没有达到防守区。⑩球触到端线的框后出界。⑪球触到端线的框后离开台面触到球拍或身体。

2. 以下各种犯规为失分　①比赛时选手移动球台。②手扶在台面上。③握住边框。④服装碰到球网(发球前可用手触摸中线和木框以确认位置)。⑤比赛时持拍手或球拍触球前,身体其他部位在台上先触球。⑥击球或发球时球拍(包括手)连续击了两次球。⑦球拍击球时,球拍或手腕将球压住,形成短暂的静止状态。

八、其他疾病患者练习方法

常见的内脏疾病的患者可以根据各种疾病的运动处方的运动强度和时间进行乒乓球的练习。

(金　宁)

第十三节 羽毛球

羽毛球可以发展练习者身体的灵活性、协调性,提高上下肢及躯干的运动能力,改善呼吸、循环系统功能,还可以增强体质。羽毛球活动在室内外均可进行,可以2人单打,也可以双打,还可以3对3练习。羽毛球的运动量可以自行控制,可大可小,场地要求也不高,既可锻炼身体,又可使心情愉快,娱乐性很强,不同年龄、性别的人均可自行调整运动强度进行这项活动。

羽毛球也可在康复训练中应用,通过羽毛球的训练可以提高立位、坐位平衡能力,下肢移动能力,上肢、躯干的运动能力和身体的灵活性。

羽毛球是国际残疾人运动会的比赛项目,其中包括轮椅和站立两种比赛。下面将其特殊规则和医学功能分级进行介绍。

一、比赛规则

(一)球场

1. 场地类别

轮椅式单打场地与双打场地分别如图8-90、8-91、8-92、8-93所示。

站立式(腰以下残疾的1级、2级)单打场地如图8-94所示。

腰以下残疾的站立3级和腰以上残疾类型的比赛场地与正常人的标准球场相同。

球网高度:从球场地面起,球网中央顶部高度和双打边线处网高分别是:轮椅式:1.372 m和1.40 m。站立式:1.524 m和1.55 m。

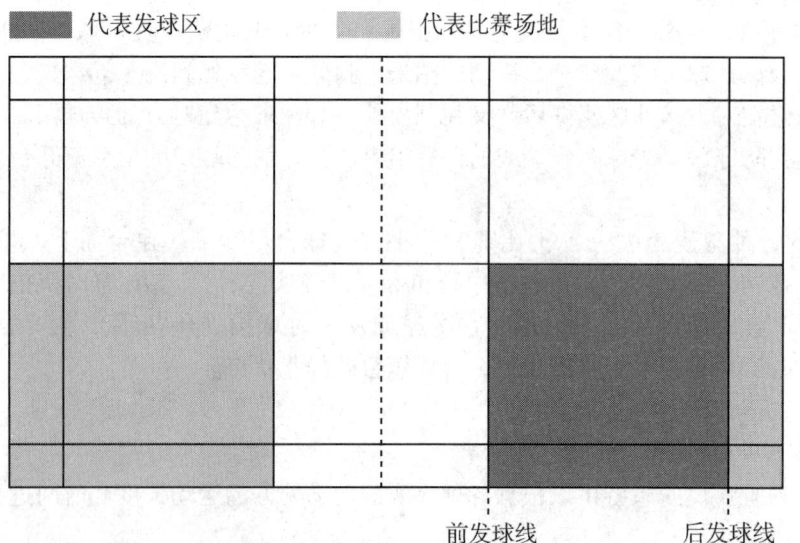

图8-90 轮椅3级单打羽毛球比赛场地和发球区

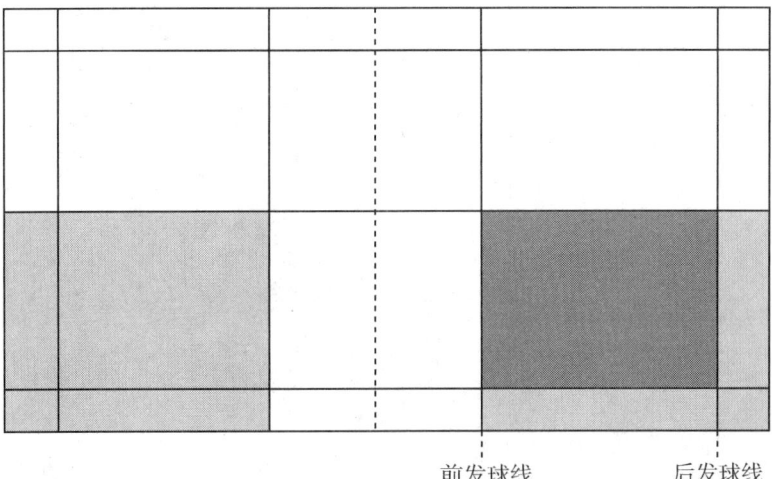

图 8-91　轮椅 1&2 级单打羽毛球比赛场地和发球区

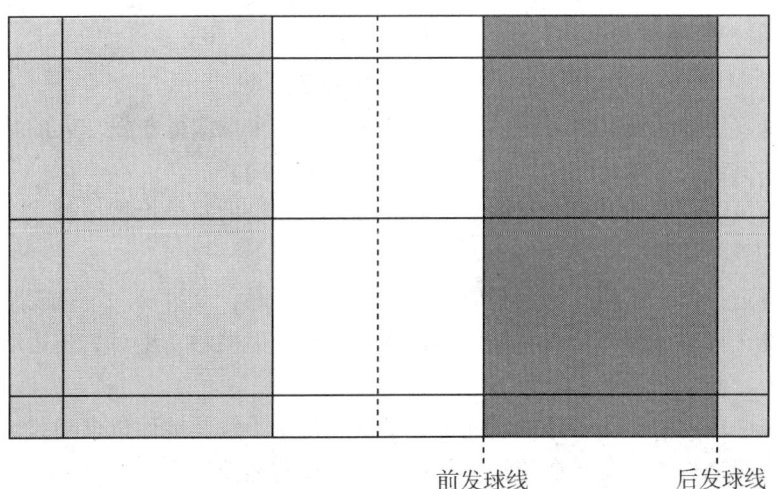

图 8-92　轮椅 3 级双打羽毛球比赛场地和发球区

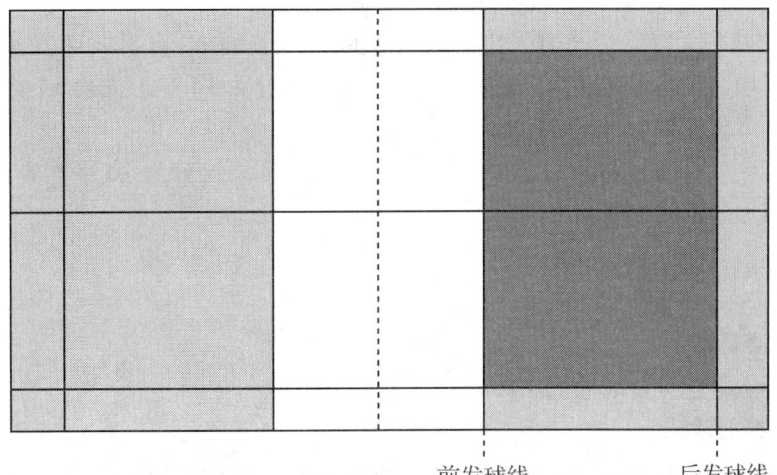

图 8-93　轮椅 1&2 级对打羽毛球比赛场地和发球区

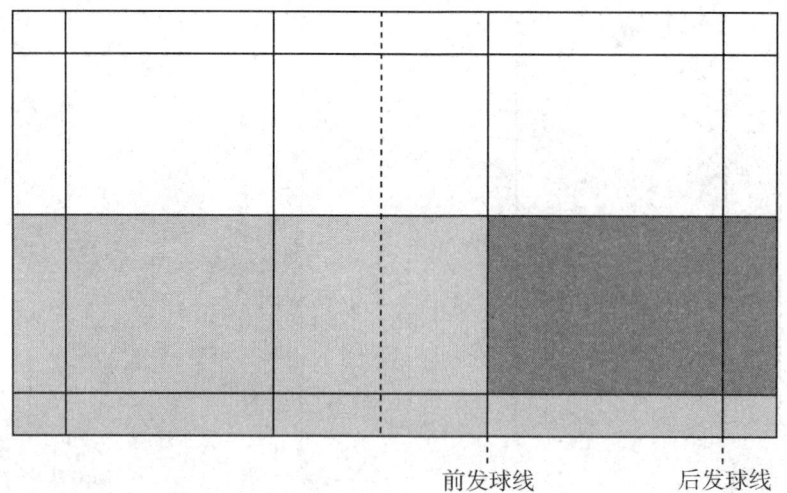

图8-94 站立腰以下1&2级单打羽毛球比赛场地和发球区

(二) 比赛的特殊规则

1. 发球

(1) 轮椅式比赛队员发球时球拍击中球的瞬间,整个球应低于发球人的腋下。

(2) 发球员或接发球员的同伴应站在相邻的发球区内。

(3) 运动员击中球的瞬间,其躯干应有一部分与轮椅的座位保持接触。

2. 身体与轮椅接触

(1) 比赛进行中,运动员的双脚应保持与脚踏板接触,双脚可固定在脚踏板上。

(2) 比赛进行中,运动员双脚任何部位都不得与地面接触,绝对禁止运动员用脚支撑和制动。

(3) 在击中球之前和击中球的瞬间,运动员不得用手触及地面以求支撑。

(4) 在比赛进行中,安装在轮椅上的脚踏板不得与地面接触。

(5) 运动员的身体可用一弹性带固定在轮椅上。

(6) 可在轮椅上安装一个可延伸至主轮外的支撑后轮。

3. 记分方法 无特殊情况时采用三局两胜制。记分方法,只有发球方才能得分。男子双打、单打均为先得15分的一方为胜一局。如果比分为14平,先得14分的一方,可选择不加分继续比赛到15分。或加赛至17分。

女子双打、单打均为先得11分的一方为胜一局。如果比分为10平,先得10分的一方,可选择不加分继续比赛到11分。或加赛至13分。

二、医学和功能分级

(一) 参赛标准

所有参赛选手应符合最低残疾标准。

(二) 轮椅羽毛球

1. 躯干有残疾 躯干在前屈位时,无力伸直抬起,没有侧方的运动功能;L4 脊髓损伤;双膝上截肢,残端短于正常的1/3。

2. 躯干无残疾 一侧膝上截肢；双膝下截肢或双膝上截肢，残端长于正常的1/3。

（三）立位羽毛球

1. 非持拍手残疾 肩和肘的肌力低于3级，肩的外展运动范围≤25%；肘的屈曲范围<25%；有痉挛的单肢瘫或臂丛神经的损伤；不能拿球拍或球。

2. 持拍手残疾 击球向上方的肌力<3级，肩伸展或肘伸直运动只有正常的30%~50%；有轻度痉挛的单肢瘫和手足徐动。

3. 下肢残疾 最少一下肢在跳起、站立和行走时无蹬地的能力；髋、膝、踝关节僵直；髋关节伸直减少20°，膝关节伸直减少30°；踝跖屈肌力低于3级；膝关节伸展肌力低于3级；髋关节伸展肌力低于3级；双下肢功能丧失类似于上述一下肢；同等的偏瘫、一肢瘫、双肢瘫的CP选手；一侧膝下截肢。

三、康复体育训练方法

（一）脊髓损伤者练习方法

患者坐在轮椅上练习羽毛球可以提高他们的坐位平衡能力，扩大身体活动范围，增强判断能力和灵活性。

截瘫患者在练习时可以由4~5名患者，每人相隔1 m左右，围成一个扇面形。与治疗师相距4 m左右，最初由治疗师将球抛向患者，练习正、反手击球，待水平提高后可以由治疗师用球拍与患者练习。待水平进一步提高后，可将患者分为两组对打。在击球时如果来球距自己身体较远，可用非持拍手握住轮椅扶手伸拍去接球。可用铁丝弯成一个长把的钩子自己去拾球。

颈髓损伤者通过羽毛球练习，可提高坐位平衡能力和上肢的肌力。由于握拍困难，可以用弹力绷带将球拍与手固定在一起进行练习。为了提高击球的效率，可将球用一根细绳悬挂起来练习击球。

（二）偏瘫、脑瘫者练习方法

偏瘫、脑瘫患者通过羽毛球练习，可改善上下肢的运动能力、立位平衡能力、协调性、反应能力和灵活性。

对于运动功能障碍较轻的患者，要用患侧进行击球练习。练习初期治疗师与其练习时尽量将球击到患者容易击到的位置，待水平提高后可加大一些活动范围。然后患者之间练习。由他们自己拾球，因为拾球也是训练的一部分。

对于手抓握功能、立位平衡和脚步移动差的患者，可以参照颈髓损伤的练习方法击打悬挂的羽毛球。偏瘫患者为了训练肩关节外旋和前臂旋后，可进行反手击打羽毛球的练习。如果患侧上肢运动功能非常差，也可用健侧握拍进行练习，以达到利手交换、加大身体活动范围和娱乐的目的。

为了提高患者的训练兴趣，还可仿照排球练习中击打气球的方法，只不过是用羽毛球拍击打，气球在空中移动速度慢，适合这部分患者练习。可分组隔着网进行练习比赛或围成一个圆圈轮流击打气球。气球不要充气过足，否则容易破损。

（三）截肢者练习方法

上肢截肢者可用弹力绷带将患者截肢臂的残端与球拍相固定进行羽毛球练习，可提高截肢臂的肌力。

下肢截肢者可以穿戴假肢进行练习，也可不穿戴假肢用腋杖进行练习。如果是大腿截肢，练习时球速要慢一些，击过去的球尽量在其身体附近，范围不要过大，使其能够努力击到来球。

（四）其他疾病患者练习方法

常见的内脏疾病的患者可以根据各种疾病的运动处方的运动强度和时间进行羽毛球的练习。

（金　宁）

第十四节　网　球

网球运动可以提高上肢和躯干的力量、耐久力，下肢移动的速度和身体的反应能力、判断能力、协调性等。

网球在康复训练中除了上述的作用之外，还可以促进患者的肢体协调运动，增强立位和坐位平衡能力、轮椅的操纵灵活性，发展盲人的听力等。

一、网球的基本技术

立位的网球技术动作与健全人的相同，不过残疾人脚步移动慢，他们可以练习对墙击球或在小场地练习短式网球，如果在正规网球场练习可以进行双打，这样可减小活动范围。网球的基本技术有击落地球、截击空中球、发球。

（一）正拍击球

这是网球技术中最基本的击球方法。

1. 握拍法　可采用东方式握拍法：用一只手握拍，虎口对准拍柄的正上边，手掌在球拍的后面，但是和拍面在一个平面上，目的是为了能握紧球拍和抵制球的冲击力。

2. 击球动作　向后拉球拍时，球拍头高于手腕，然后直线向后拉拍，保持拍面垂直于地面，避免球拍前倾。击球时要绷紧手腕握紧球拍，有助于控制球，而且有力量。球拍从稍低于腰部处开始逐渐上升，向前挥动至齐腰处时击球。击球点正对髋前，拍面垂直于地面。球离开拍面，球拍要随着击球的方向做随挥的动作。

（二）反拍击球

1. 握拍法　把手从正拍的握拍位置向左（对右手握拍的而言）转动四分之一，使大拇指置于拍柄的后部，击球时能向着球推动球拍。

2. 反拍击上旋球　一旦意识到要打反拍时，立即转肩侧身对着来球，持拍做后摆动作，拍头略低于来球，肘部自然地靠近身体，眼睛一直注视来球。尽快向球移动，球拍向上挥出击球，才能打出带有上旋的球来。击球时要绷紧手腕，才能击出稳定的球来。击球后，手臂和球拍做随挥动作。

3. 反拍击下旋球　能自如地打反拍上旋球后可进一步学习下旋球。握拍用东方式来打下旋球比较困难，所以要采用大陆式的握拍方法。这种握拍方法介于东方式握拍法正手与反手之间，其握拍方法是将球拍侧立起再从上面抓住拍柄。

球拍必须从上向下削球以产生下旋，因此球拍上摆要比反手上摆起得高。要用球拍的中心部位稳定地击球，球拍不要过分后斜，否则会出现打不过网的软球。击球时手腕要绷紧，手腕不能下垂，使球在齐腰部时击球。击球后将球拍送出，继续前挥，挥拍动作在高处结束。

（三）发球

在端线后，肩膀侧对球网。用手指尖轻轻拿球，将球抛向右脚的前上方，抛球的最高点在身体和握拍的手臂充分伸展时球拍的顶部。

切削发球：用反握拍法可以使拍面擦击球的背面和侧面，再加上手腕的扣击可控制发球旋转的程度。有些人的抛球和击球动作协调不起来，可以用计数法来帮助：数"一"时两臂向下；数"二"时抛球，臂向前上方举起，挥拍臂移向体后；数"三"时球拍举起向前完成击球动作。

二、轮椅网球

（一）训练方法

轮椅网球适合于脊髓损伤、脊髓灰质炎后遗症、双大腿截肢和其他下肢功能障碍，不能独立行走，需乘轮椅移动的患者。

轮椅网球的特殊之处是驱动轮椅跑动代替用腿跑动，所以驱动轮椅不灵活或移动速度慢就无法打好网球。练习者用双手同时驱动轮椅，持拍手用大鱼际处驱动操纵圈反复练习快速起动、急转弯变向跑动、之字形跑等各种方向短距离跑动。

（二）轮椅网球规则

1. 允许来球在地面落地两次再将球击回，来球第一落点必须在场内，球第二次弹跳起后可落在场地内或场地外。

2. 在开始发球的一瞬间，发球选手必须保持静止状态，在击球之前该选手允许推动一次轮椅。

3. 发球时轮椅的任何一个轮必须在端线后、中线和边线延长线的区域内，另一个轮子可超过端线或中线。

4. 发球时如发球者故意用下肢协助平稳或制动则判为发球失分。

5. 如果四肢瘫选手不能按规则发球，允许一人为其将球抛到地上。

6. 轮椅被视为选手身体的一部分，所以当轮椅在场内时球触在轮椅、穿戴、携带之物上则判为失分。

7. 击球时有一部分臀部没有与轮椅接触时为失分。

8. 如果在分级卡上注明可用脚驱动轮椅，但不准在以下时刻用脚接触地面：摆动身体准备击到球时，发球姿势开始到球拍击打到球时。若违反此规则为失分。

9. 当轮椅选手与健全人选手一起比赛时（配对双打），轮椅选手按轮椅比赛规则，健全人按正常规则。

10. 有严重残疾无法驱动轮椅，在生活中使用电动轮椅的选手，可在比赛中使用电动轮椅，并且一直使用。

(三) 医学和功能分级

参赛者必须有医学诊断的永久性运动功能的残疾。

1. 一侧或双下肢的功能障碍，必须符合以下标准　骶1脊髓损伤并有功能障碍，髋、膝关节的僵硬或关节固定及人工关节置换，跖趾关节的截肢，类似上述3项的下肢残疾。

2. 一侧或双上肢的功能障碍，必须符合以下标准　颈8脊髓损伤并有功能障碍，上肢截肢，上肢短肢畸形，上肢的肌肉病变，类似上述4项的上肢残疾。

3. 以下4项中最少有1项符合标准，包括与上肢或躯干无关的残疾　不能连续协调完成在头上方击球的动作，不能连续协调完成前后击球动作，不能用手动方法完成驱动轮椅，比赛的过程中持拍而不用绑或辅助装置时的能力差。

轮椅网球比赛为公开赛。

三、短式网球

这个项目是健全人的运动项目，通常适合于儿童和老年人。但因为该项目具有场地小、球体大而轻、飞行速度慢等特点，所以对脚步移动慢的下肢功能障碍者非常适合，可用于康复训练。能够站立进行移动的患者，如偏瘫、脑瘫、截肢、脊髓灰质炎后遗症等，可以选择立位的短式网球练习。使用轮椅的患者也可以进行轮椅的短式网球练习。

1. 场地器材　场地使用羽毛球场地，长13.4 m，宽6.1 m。球网使用羽毛球网，但网下缘接触地面。网中央高度80 cm，支架处高度85 cm。

球是用有弹性的海绵制成，球体直径8 cm。球拍比正常的略小。

2. 练习方法　初练习者可以对着墙进行击球练习，熟练后可以在场地上进行单打练习，或4个人进行双打练习。在康复训练时，患者移动速度慢，所以接球可在球落地两次后击球。技术动作可参照基本技术部分。

3. 规则　发球与羽毛球一样，要落在接发球区内。第一次发球失误，可再发第二次；每方连续发球两个，一次在左半场的端线后，另一次在右半场的端线后；接球需要在球第一次落地后击球，第二次落地后击球为失分。得分采用11分制。

但是在康复训练时对于脚步移动慢的患者，可参照轮椅网球规则，球可落地两次后再击球。

四、盲人网球

训练方法、比赛规则与短式网球基本相同。不同点为：接球可在球落地两次后击球；球要能发出响声，可将短式网球从中间切开，将球中间的海绵掏出乒乓球大的圆洞，放入一个盲人乒乓球，再将两半球粘起。

训练时可由旁边的人提示球的运行方向，球场的环境要安静。

五、其他疾病患者练习方法

常见的内脏疾病的患者可以根据各种疾病的运动处方的运动强度和时间选择普通网球或短式网球进行练习。

六、训练场地

可以在室内外进行练习,能在网球场地练习最好,但如没有网球场地,也可以找一面墙,对着墙练习。或者用网球练习器(网球用一根弹力绳与固定装置连在一起,将球向前击出后,球还会返回来),锻炼效果也是不错的。

(金 宁)

第十五节 台 球

台球是一项文明高雅、轻松愉快的体育活动。台球原理奥妙无穷、千变万化,具有浓厚的趣味性、艺术性和科学性。经常打台球既能锻炼身体,又能调节精神生活、陶冶情操。在文体疗法中采用台球作为训练项目,可起到增强患者上肢运动功能和愉悦身心的作用。轮椅台球是国际残疾人比赛项目之一。

一、基本技术

(一)握杆方法

将右手拇指立起、食指伸直做成一个叉架,把球杆放在上面;然后左右推动球杆,同时用左手扶稳球杆前部,测量出球杆的重心位置。从这个重心点向球杆尾部移动 10 ~ 20 cm,这段距离范围便是一般握杆的合适部位。

右手按要求握好球杆后,面朝球台上要击打的主球方向站立。球杆平握,杆头指向主球,并与主球离开 6 ~ 9 cm 的距离。握杆的右手要和裤缝线对齐。球杆的指向必须与主球的行进方向成一直线。

右手握杆时,手腕要能自由活动,拇指和食指应轻轻握实杆,其余3个手指虚握。出杆击球时要前后摆动手腕,利用腕力把球打出去。

平背式架杆手势:先把左手手掌伸直,手心向下平按在球台面上;再分开5个手指,食指、中指、无名指和小指向手心方向弯曲,使手背向上拱起;然后抬起拇指,使食指指根和拇指之间出现一个凹槽,球杆就可以自如地架放在这个凹槽里。这种架杆手势的特点是简单易学,适合于打直径较小的球如 5.25 cm 的英式斯诺克和直径为 5.71 cm 的美式十六彩球。

(二)击球动作

先要试杆,进行反复多次前后送拉球杆,直到认为得心应手后方可出杆击球。右臂和手腕不要过分用力,要如钟摆那样前后自由运动。右手握杆击球时,主要利用手腕关节轻轻地甩腕发力击球。右手握杆不要握得过紧,那样会影响甩腕动作,或造成出杆偏斜。

二、轮椅台球

这是国际残疾人运动会的一项比赛项目,规则与国际台球协会大致相同,下面介绍不同点。

(一)规则

练习者在击球时脚不可着地,臀部不得离开轮椅,颈髓损伤者可以使用让球杆稳定的

222 文体疗法学

装置。

(二) 分级和组别

男女为一个组别进行比赛。四肢瘫为一个组，截瘫为一个组。

三、站立位台球

偏瘫、脑瘫、截肢、精神病、智力残疾、癌症、常见的内脏疾病等患者进行台球练习，除了可达到运动健身、娱乐的目的之外，上肢功能障碍较轻的患者通过台球的练习还可提高上肢功能的协调性、精确性。

（金 宁）

第十六节 硬地滚球

硬地滚球以前是为只能依靠轮椅行走的脑瘫残疾人而设置的运动项目，现在发展为其他残疾类别者也可以参加这项比赛。它可改善脑瘫患者的上肢运动功能，并具有趣味性。在康复训练时，偏瘫、脊髓损伤等患者也可将其作为训练的项目。偏瘫患者可用患侧手臂练习，改善其肢体运动功能；颈髓损伤者可以练习上肢力量；胸腰段脊髓损伤患者可将其作为娱乐活动来调节情绪。

一、比赛规则

（一）场地与设施

1. 场地 场地为表面平坦、光滑的木地板，场地必须清洁。
场地大小为 12.5 m×6 m（图 8-95）。

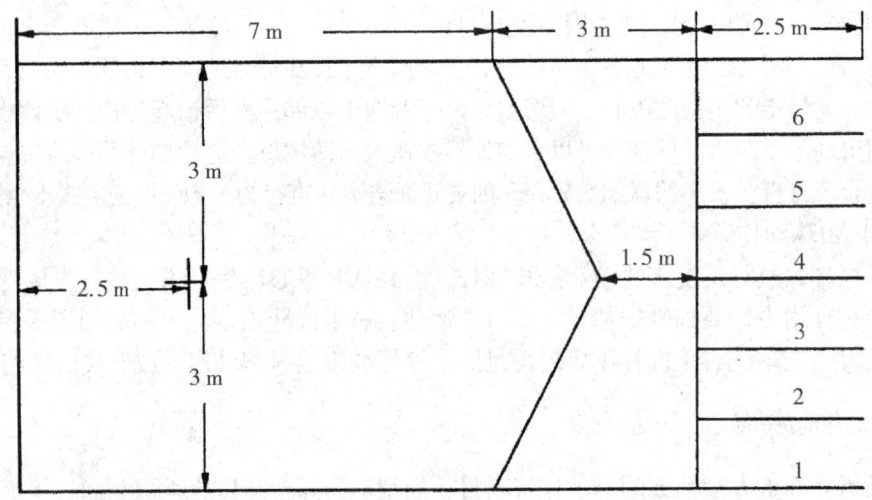

图 8-95 硬地滚球场地

投掷区被划分为 6 块，目标球（白色球）投入"V"形区域内时，掷球无效。场地中心的"+"标记是重新放置目标球的位置。

2. 比赛用球 6个红色球，6个蓝色球和1个白色的目标球。

比赛用球标准重 275 g ± 12 g，周长为 270 mm ± 8 mm。

3. 比赛项目 竞赛项目分为7个：BC1个人赛，BC2个人赛，BC3个人赛，BC4个人赛，BC3双人赛，BC4双人赛，BC1和BC2队员组成的团体赛。比赛没有性别的限制。

（二）比赛形式

1. 个人赛 个人赛分为4个回合，比分打平的情况下除外。每个回合持目标球的运动员开球，下一局轮换发球权。每场4个回合，每人有两回合发球权。每个运动员有6个彩色球。持红色球的一方在3号投掷区比赛，持蓝色球的一方在4号投掷区比赛。

2. 双人赛 双人赛分为4个回合，比分打平的情况下除外。每场比赛中每个运动员有一次发球权，由在2号到5号投掷区的运动员轮流发目标球。每个运动员有3个彩色球。持红色球的一方在2、4号投掷区比赛，持蓝色球的一方在3、5号投掷区比赛。

双人赛球的数量：每对队员最多1个目标球，每个运动员最多3个彩色球。一回合剩下的所有的球，以及由替补使用的球，应放在指定区域内。

3. 团体赛 团体赛分为6个回合，比分打平的情况下除外。每场比赛中每个运动员有一次发球权，由在1号到6号投掷区的运动员轮流发目标球。每个运动员有两个彩色球。持红色球的一方在1、3、5号投掷区比赛，持蓝色球的一方在2、4、6号投掷区比赛。

团体赛球的数量：每队最多1个目标球，每个运动员最多两个彩色球。一回合剩下的所有的球，以及由替补使用的球，应放在指定区域内。

（三）计分方法

裁判员在双方投出所有的球（包括罚球）后开始计分。

由最靠近目标球的一方胜出得分，先决定负方哪个球最靠近目标球，每个比这个球近的胜方球可得1分。

如果两个或两个以上不同颜色的球与目标球距离相等，又没有其他的球更靠近白色球，双方每个这样的球都可得1分。

在每个回合结束后，裁判员应确认在成绩单和记分板上的比赛成绩是正确的。运动员和队长有责任确保得分被正确记录。

整场比赛结束时每一回合的得分相加，得分高的一方获胜。

如果裁判员测量两种颜色的球间隔相近时，裁判员同意队长或运动员（个人赛）来监督。

如果双方打平，将进行加时赛。加时赛的得分不计入该运动员的得分中，只决定哪一方赢得比赛。

不能用手臂将球投掷出去的选手，可以使用辅助的斜板将球滚入场地，也可用脚将球踢进场地（图8-96）。参加比赛的为CP1级和CP2级选手。

二、医学和运动功能分级

医学和运动功能分级为4个级别。

1. BC1级 相当于CP1级或CP2级的下肢脑瘫运动员。选手在躯干运动时受限制，坐位平衡差，但仍可以投掷球，通常举臂可以超过肩。

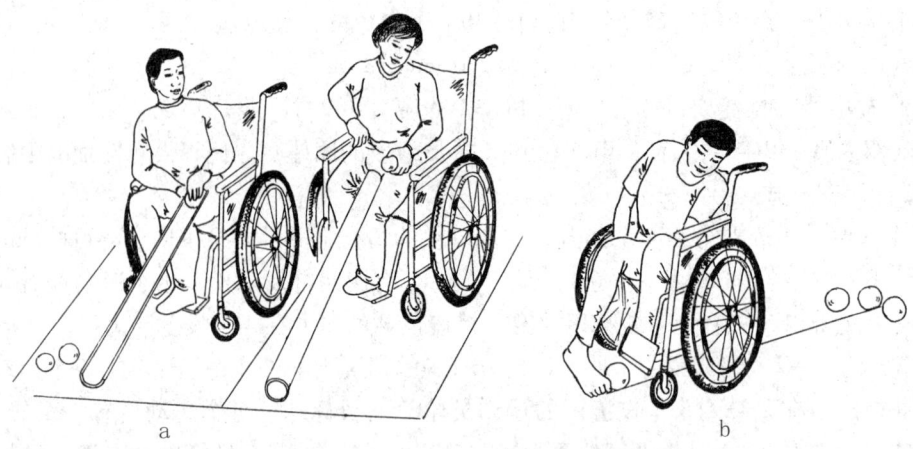

图 8-96 使用斜板投球和脚踢球
a. 使用斜板投球　b. 用脚踢球

2. BC2 级　相当于 CP2 级的上肢脑瘫运动员。选手坐位平衡较好，可以从地板上将球拾起，但投掷球时仍有不规则摆动，举臂可以超过肩。

3. BC3 级　相当于重度 CP1 级运动员。运动员不能完成握、拾、掷、投等动作，只可以利用滑板、滑道等辅助装置完成练习或者比赛。

4. BC4 级　除了脑瘫运动员外，也可以是有严重功能障碍的其他残疾运动员。他们有明显的身体协调性障碍，投掷球时控制能力很差，往往采用手腕下垂、摇晃等不规则的动作进行投掷球。

三、练习方法

可根据选手投掷球的方式进行练习。用手臂投掷的练习顺序为：

①手的抓握练习：将球抓起，然后松开放下的练习。②掷远练习：采用上手、低手和侧向的投掷方法将球投到 13 m 远。③掷准练习：将球投到离目标球最近的位置。④战术练习：如果本方的球占据有利的位置，可以将球投在能够阻挡对方球接近目标球的位置上。

（金　宁）

第十七节　保龄球

保龄球具有娱乐性、趣味性、竞争性和技巧性，给人以身体和意志的锻炼。由于是室内运动，不受时间和气候的影响，也不受年龄、性别的限制，是一项既强身又有趣味的运动。

保龄球除了具有健身和娱乐的作用外，在康复中还可作为一项训练项目来应用。脊髓损伤患者坐轮椅进行保龄球运动可练习上肢肌力、坐位平衡，偏瘫、脑瘫患者练习保龄球可改善上肢运动功能障碍，对于智力残疾、精神病、癌症和常见内脏疾病患者来说保龄球也是一项很好的运动。

一、基本技术

1. 持球方法 以右手持球为例。把球托在身体的右侧，位置应在下颌至腰部之间。右手在下方，将保龄球的重量全部置于右手，左手在侧面轻轻扶住即可。把中指和无名指插入相应的指孔，再把拇指插入拇指孔，食指和小指自然分开。手腕可以伸直或向内侧弯曲。这个姿势必须始终如一。

2. 助跑 抓好球后，选好助跑的起点。以4步助跑为例，迈右脚为第一步，第一步要小而慢；第二步、第三步要大而快；第四步为滑步，要更快且步幅为一步半，滑步终止时，脚尖距犯规线7 cm时制动。

3. 摆臂 右手持球，肘部弯曲90°，球与肩成一条直线。左右手同时把球并向前推至肘部伸直为45°时，右手向前下方下摆（这时左手离球）、后摆、向前回摆。摆动以肩为轴，要放松，像钟摆一样。上体稍前倾，左臂逐渐向后伸出，以保持身体平衡，右手腕自然伸直，拇指指向10点钟位置，回摆至体侧时放球。

4. 直线球投法 初学者通常练习直线球入门，直线球就是始终不左右弯曲，沿一直线向前的球。投直球的瞬间，拇指要置于正上方即在球的12点钟的方向，正对着目标；中指与无名指置于正后方，即在球的正后方6点钟方向后方，手掌心正对球瓶区。然后，站在第27块木板的边线上，与犯规线成90°角，开始摆动。当球出手时，先将拇指抽出指孔，接着顺势以中指及无名指由后将球拉上推出，球要落在第20块木板上。投球后，手掌心仍然向上继续上扬做"持续动作"。

二、康复训练方法

可进行正规的保龄球练习，也可因地制宜用一些简易的替代品进行练习，同样能够达到锻炼的目的。

残疾患者在医院进行康复训练时，可找6~10个饮料瓶，在瓶中放入一些沙子，将瓶子摆成所需要的图形。如果是脑瘫儿童，可用小皮球进行练习；如果是成年人，可选用稍大的球进行练习。

乘轮椅练习不需要助跑，投球时非持球手扶住轮椅扶手，躯干前屈并向持球手方向倾斜，持球手尽量靠近地面，将球沿地面滚出。

脑瘫、偏瘫患者可采用立位或跪位进行练习，采用手膝位练习时用患侧手持球时由健侧手在旁支撑，或患侧手臂支撑、健侧手臂投球。

（金 宁）

第十八节 轮椅橄榄球

轮椅橄榄球是专门为颈椎损伤的残疾人设立的一项运动项目。由于比赛激烈、观赏性强，是一个深受欢迎的残疾人体育运动项目。

一、比赛规则

比赛在两队各 4 名队员间进行。所有队员必须坐在轮椅上，并且根据现行的医学功能分级系统进行分级。每支球队在场上队员的级别分值总数不能超过 8 分。各支队伍在拥有球权时都尽力通过触及或超越对方球门线来得分。球可以在规则允许的范围内向任何方向传、掷、拍击、滚、运。比赛结束时，得分多的一方获胜。

（一）场地

1. 比赛场地　与国际篮联规定的标准的篮球场一样，28 m×15 m。但是，只需画出边线、端线、中线和中圈即可。

中圈半径为 1.8 m，位于场地中央。半径应画到中圈标线的外沿。

球队的前场指对方底线（球门线）内沿到中线的区域，而场地的另一部分包括中线的区域为后场。

禁区是位于两边之间的长方形区域，它的两条线与底线垂直。这两条线由底线向场地内延伸并与端线的平行线相交。这些线应该与场地的界限颜色相同，宽度与中线一样，并且尺寸有以下规定：从底线的内沿到与端线平行的禁区的标记线外沿为 1.75 m。与底线垂直的禁区的两条标记线的外沿之间为 8 m。

门柱-门线：两个圆锥状门柱要有正方形底座，高度不低于 45 cm。门柱要置于界外，门柱有两个侧面与底边线接触，一边放于端线内侧，一边放于禁区靠近边线的一侧。接触到所述的区域的边界意味着进入了禁区的范围。位于门柱之间的端线部分即为门线。

（二）器材要求

1. 比赛用球　球是标准的排球（6 磅气压，纯白色），由主队或比赛组织者提供。

2. 轮椅　因为轮椅被认为是运动员身体的一部分，违反以下规定的轮椅将被禁止在比赛中使用。

（1）轮椅的最大宽度：由于轮椅的宽度取决于运动员身体的尺寸，应该没有最大的宽度，然而，最宽也不能超过两个轮子边框外沿之间的距离。轮椅的任何部分都不能超过轮子的外沿。轮子上禁止有向外延伸的横杆或增厚物体。

（2）长度：轮椅的长度是指大轮子的最前端和椅子的最前端之间的距离。这个长度不能超过 46 cm。再加上轮子的最大宽度（70 cm），总和不能超过 116 cm。

（3）高度：轮椅扶手到地面的距离最高为 53 cm，测量时以扶手横杆的中间和管子（横杆）中空的中间为准。

（4）轮子：轮椅有四个轮子。两个最大的在后边，直径不超过 70 cm，要有防护板，在与其他轮椅相撞时起作用。用于手扶的轮圈只有一个，是一体的。

两个小的在前面，有不同的轮轴。小轮的轮胎之间至少要有 20 cm 的距离（以轮胎中心为准）。从与小轮框架相邻的位置算起，轮胎的宽度不得超过 2.5 cm。测量时，以从轮胎的内沿到框架的外沿为准。

（5）防翻装置：在轮子的后面必须装有防翻装置，装上这样的设备，轮子的任何部分必须在它的前面。如果这种小轮是可以旋转的，那么，它的轮胎向后不能超过后轮的最远端。防翻轮的底部与地面之间的距离最大为 2 cm。

(6) 缓冲器：中空或者是实心的缓冲器必须是圆的，没有棱角或突起，管子的弯曲必须是自然的，不能有褶皱、棱角。管子或实杆的直径最小为 0.635 cm 即 6.35 mm 或 1/4 英寸。所有缓冲器连接处的弯曲都有弧度。

(7) 挡板：在"车体"前边的挡板，用来固定保险杠的前端和后轮，统一要求 11 cm。这一尺寸只是用于露在前面的挡板部分。同缓冲器一样，挡板的底部距地面不低于 3 cm，顶部不高于 20 cm。

(三) 比赛中的规则解释

1. 比赛时间　轮椅橄榄球比赛分为 4 个小节，每节 8 min，中间有休息。在常规时间里，第一节和第三节之后休息 1 min，第二节后休息 5 min。第一个加时赛与常规时间比赛结束之间有 2 min 间隔，之后每个加时赛之后都休息 1 min。每个加时赛时间为 3 min，直到比赛结束。

2. 判定得分　当球员轮椅的两个轮都到达场外（两门柱之间）时，将判得分。规则规定，在球员或其轮椅得分之前，持球队员必须拥有对球的控制权。这就需要将球放在大腿上或是把球放在身体或者轮椅的某一部位完全持有球权，球并没有碰到地面。如果运动员与球有接触，但球正从身体上滚落，没有控制好球，该球员对球没有控制权。

3. 控制球的定义　当出现以下情况时，可认为是球员控球：队员有球权，或者在"比赛中"或"活球状态下"，主动持球或准备持球（用手、大腿或把球顶在轮椅上），或者牢固地持球，不会被对手轻易地抢走，或者在运球过程中。

当一个球队的球员控球时，认为球在该球队的控制下，直到球被对方抢走或被判死球为止。在传球时，仍然认为该队控球。

4. 运球　正常的在地上拍球推进被视为"运球"。漏接或在拍球时，失去对球的控制，不视为"运球"。当球员控球时，必须在 10 s 内处理球。在运球时，对拍球的次数、轮椅的旋转和移动没有限制。

5. 争球　争球应该符合以下条件：①双方球员同时拥有对球的控制权。②活球落入双方球员手中或轮椅之间。③球夹在轮椅下面。④双方同时将球打出界。

6. 在禁区内 10 s 违例　在本队控制球时，任何球员都不能在对方禁区内连续停留超过 10 s 的时间。处罚：丧失球权把球推进到前场。

7. 15 s 内过半场　在后场获得球权后，必须在 15 s 内过半场。这时球要与前场有接触。处罚：丧失球权，在距离违例地点最近的边线处发界外球。

8. 球回后场　在前场控制球的队员不能带球回后场。

9. 一般犯规　在争抢球或防守对手时（规则中规定）违反规则的行为。处罚：进攻犯规，丧失球权。

10. 撞人　是指非法的、用过快的速度或过大的力量向对手进行冲撞，很有可能会产生危险。

11. 在哨响前冲撞　在比赛还未开始时的任何粗野行为或有利于自己的行为。每支队伍在上下半场都各有一次受到警告的机会。在裁判的哨响之后才可以开始合理冲撞。

12. 禁区内犯规　当 4 个防守球员有 1 个进入禁区时发生。这个球员将会受到处罚。

13. 拉人　用手或身体的其他部位抓住、抱住或其他方式来限制对手的自由移动。不管什么原因，靠在别人身上使其利益受到损害。

14. 推人　在起始的合法冲撞之后，仍继续用力转动后轮或用力推横杆移动轮椅即被判罚犯规。当一个球员有如下行为时，被认为是非法推人：试图把对手从合法区域推到非法区域，推自己的队友以帮助其防守或得分。

15. 非法用手　球员用手或前臂抢球或防守球时，如果侵犯了对手的合法立方体即竖直原则，则被判犯规。如果在保护球或传球时超出了正常的身体动作而进行冲撞，即为非法用手。

16. 使转动　从身体轴后面或从轮椅背后进行冲撞，致使对手在水平方向或竖直方向有转动，威胁到了别人的安全。防守犯规：罚出场 1 min，处罚在 1 min 之后或对方进球后结束。当对方马上得分时，裁判判进攻方得 1 分时，犯规的处罚取消（裁判员应有手势）。

17. 罚分　当一方队员持球并且马上要进球时，如果对方犯规，则判给进攻方得 1 分，如果判罚进球，罚出场 1 min 将会取消，但是技术犯规时例外。

二、医学和功能分级

根据运动员躯干的坐位平衡、运动能力，以及上肢控制球与驱动轮椅的能力，分为 0.5、1、1.5、2、2.5、3、3.5 等 7 个不同分值。

三、练习方法

轮椅橄榄球的场地采用一般的篮球场，球就是普通的排球，这些条件比较好满足。虽然正式比赛要求队员必须是乘坐轮椅而且上肢有运动功能障碍的残疾人，但是作为康复训练来说，如果没有那么多这类残疾人，也可以考虑与其他乘坐轮椅的残疾人一起进行练习，不过在分组练习时要考虑双方实力的均衡。

（金　宁）

第十九节　击悬挂球

这个练习项目主要为颈椎脊髓损伤患者的康复训练而设置。

一、拳击球

在网兜中放入一个篮球或实心球将其挂起，高度与坐在轮椅上的患者的胸部等高。两个颈髓损伤患者相对而坐，距离视两人手臂长度而定。

根据患者上肢力量，在手腕部绑缚沙袋，用手击球练习。可采用伸肘击球，伸直手臂肩关节内收、外展的方法击球，可提高颈髓损伤患者的上肢力量。

二、头顶球

在网兜中放入一个篮球或排球将其挂起，高度与坐在轮椅上的患者的头部等高。两个颈髓损伤患者相对而坐，距离以球摆动起来后，头能顶到为准。

两人轮流将球顶向对方。此练习可提高患者颈、肩部的力量。

（金　宁）

第二十节　太极柔力球

太极柔力球是山西省晋中市卫生学校的体育教师白榕，于1991年发明的一项将传统太极化的运动方式与现代球类相结合的球类运动。太极柔力球是一项全身性的运动，它可以使颈、肩、肘、腕、腰和腿得到全面、均衡的发展。它不但集健身、娱乐、竞技、表演等活动方式为一体，而且易于掌握和普及。

太极柔力球的器材简单，对场地的要求不高。场地可大可小，可在室内或室外进行练习。太极柔力球的运动量可大可小，动作难度可简可繁，尤其适合中老年人、慢性病患者和肢体残疾人进行练习。

一、基本技术

1. 肢体动作　上肢主要以肩关节运动为主，肘和腕关节与肩关节形成一个弧形，并且在运动中保持这个弧形。运动时动作要圆滑自然，肩关节、胸和背部要放松。两腿微屈分开站立，身体重心在两腿之间，前脚掌着地，脚跟微提，便于向各个方向移动。移动多采用滑步，有利于更快地选择支撑点和旋转轴。腰腹要将上肢和下肢的动作协调起来。

2. 握拍方法（均以右手为例）　正握法是手心向上，拇指和食指捏住拍把梯形处与拍面平行的两个平面，其余手指顺势扣握，掌心空出，以便拍子在手中运转自如。反握法是手心向下，其余动作相同。

3. 基本动作　为使练习者熟悉球性和掌握基本动作可进行以下几个练习。

（1）左右弧形摆动：持拍在体前做弧形钟摆式的摆动，球不离开拍面。体会对球离心力的控制。

（2）左、右抛接迎引：体会将球引入拍的感觉。在弧形摆动的基础上，让球稍离开拍面，然后用拍框边缘对着下降的球，由切线角度迎引接纳入拍中，要无声无息地将球引入球拍。

（3）正、反手迎、引、抛：轮换采用正、反手将球放在拍面向上抛起，持拍向上迎球，用拍框边缘对着下降的球，由切线角度迎引接纳入拍中。

（4）两人相对抛接：两人相距3 m左右练习（熟练后可增加远度），可采用下手迎、引、抛练习或下手迎、引，上手抛练习。

在掌握了以上技术后可进行一些难度较高的练习，如背后抛接、带球左右旋转、正手水平右旋接抛球、反手水平左旋接抛球等。

二、坐位练习方法

下肢残疾者可根据病情选择坐在凳子上或坐在轮椅上。如果患者坐位平衡差，可用非持拍手扶住轮椅扶手保持平衡。坐位练习可采用个人练习,将各种动作编排成一套太极柔力球健身操,使身体得到充分的运动。还可采用两人面对抛接、三人三角形抛接、一方两人的面对抛接、围成圆圈形随意抛接的方式。由于是坐位练习,无法进行脚步移动,所以抛出的球一定要准确,尽可能使对方可以接到球,以使练习顺利进行。

在患者技术还不熟练的情况下,可采用治疗师站在圆圈中心接患者抛来的球,再将球依次抛向每个人的方式。这会提高训练的质量,使患者对训练有热情。

三、竞赛方法

有太极柔力球表演项目竞赛和太极柔力球竞技两种比赛。

(一) 太极柔力球表演项目竞赛

1. 竞赛内容 分为规定动作和自选动作,其中又分为集体项目和个人项目。集体项目为 8~12 人。

表演项目要求技术全面,要有摆、抛、旋、转等基本动作的结合,每个技术环节要体现迎、引、抛的准确动作,动作要舒展大方、规范、准确,连接合理。

在艺术表现力方面要求动作优美、协调、舒展轻快、具有观赏性和对形态姿势、造型方面的要求。

服装要求整齐、美观、大方、高雅。

2. 评分方法 共 100 分。其中技术动作 50 分,印象分 20 分,艺术性 30 分。

(二) 太极柔力球竞技

1. 场地 中老年组场地长 10 m、宽 5 m,两条端线由半径 2.5 m 的半圆组成。

青年组单打场地长 12 m、宽 5 m,双打场地长 12 m、宽 7 m,所有场地线宽度 5 cm。中线把场地分为两个面积相同的区域。前、后区分界线是进攻限制线,向两侧无限延长。老年组限制线距中线 2.5 m,青年组限制线距中线 3 m。

老年组发球区为前后区分界线与端线所组成的 2.5 m 的半圆区域,青年组发球区为两边线的延长线内与端线后的区域。

球网长 8 m,宽 0.8 m。高度:老年组为 1.7 m,青年组为 1.65 m。

2. 比赛方法 设男、女单打,男、女双打,混合双打和男、女团体赛(出场顺序单、双、单)。单项比赛为 3 局 2 胜,团体比赛为 3 盘 2 胜。老年组每发 3 个球后、青年组每发 5 个球后交换发球权。

胜 1 球:双方利用发球与接发球或在任何一回合中利用合法还击使对方失误或违例。

胜 1 局:在比赛中某方领先对手 2 球以上,老年组满 11 分,青年组满 21 分。

失分:发球时踩线,两脚移位,球入拍后弧形引化及抛球动作不明显、不连贯、折向发力,球未过网,球出界,抛接球时硬性撞击,引化中断,引化持球,限制线前接抛球,接抛球时脚步移动两步以上,折向发力等。

(金 宁)

第二十一节 射 箭

射箭本来是一项古老的技艺，现成为体育比赛项目。如今射箭成为大众进行娱乐、健身的运动。射箭不但娱乐性、趣味性很强，而且可以提高上肢、躯干的肌肉力量，眼与手的协调配合能力，身体的平衡和稳定性。

射箭是国际残疾人运动会的一项比赛项目，其中包括站立位和轮椅的比赛。对于脊髓损伤者来说，射箭是集康复训练和娱乐为一体的理想运动。早在1948年，英国的Guttman就已经将射箭这项体育运动引入到康复训练之中，脊髓损伤患者通过射箭运动可使竖脊肌、三角肌、胸大肌、菱形肌、斜方肌和背阔肌的力量得到强化，坐位平衡得到改善；下肢运动功能障碍的患者进行射箭练习还可以提高立位平衡能力和身体的控制能力。

一、练习方法

射箭者侧身对靶面，两腿分开与肩同宽，身体垂直于地面，眼平视前方，身体摆正放稳。以左手持弓为例，右手捏箭放在箭台上，将箭压在制动片下，箭尾槽扣在弦的箭扣上，将3片羽毛的主羽与瞄准窗左侧相垂直，箭位于右手食指和中指之间，用食指、中指和无名指的第一关节处钩弦。这时眼看靶心，两臂向靶方向举起，箭成水平，两肩下沉，拉开弓，使肩、肘、手连成一条直线。满弓时右手食指贴在下颌骨上，拇指轻靠颈部，将弓弦固定在下颌与鼻尖上，小臂与箭成一条直线。满弓后，稳定姿势开始瞄准，眼、准星和靶心成一条直线。同时，继续使拉距加大，使箭头拉过制动片就可以将箭放出了。放箭结束后，整个动作保持2s后再收势。

颈椎脊髓损伤患者使用一些特殊的辅助具也可进行射箭训练，比如用于代替手指关节屈曲拉开弓和伸开手指射出箭的撒放器。撒放器可由皮子与金属或塑料与金属制成。

初练习者使用弓的磅数要轻一些，这样比较容易掌握基本技术，待水平提高后可根据本人的力量挑选合适的弓，弓的磅数越大，射程就越远。

在练习时一定要注意安全靶盘的后面和周围不要有人，避免发生伤害事故。

二、医学和功能分级

（一）最低参赛标准

以下任何一条均为最低标准：①上肢肌力减少25分。②躯干肌力减少20分。③下肢肌力减少15分。④整个肢体肌力减少25分。

（二）分级标准

坐位：ARWl（ARW1-C），ARW2。站位：ARST（ARST-C）。

1. ARWl 坐轮椅的四肢瘫或类似的残疾。

（1）上肢：运动范围、肌力和控制能力明显受限。

（2）躯干：差或无平衡能力。

（3）下肢：无功能，由于截肢，运动范围受限，不能控制关节运动（包括不能长距

（4）三肢瘫、四肢瘫或上肢痉挛严重的双肢瘫（痉挛2~4级）。

（5）双膝下截肢并单侧人工髋关节置换或双膝上截肢残端短于1/3，或双上肢截肢。运动和控制功能受限。

（6）最低残疾标准：一上肢肌力减少5分，且躯干肌力至少减15分；双下肢肌力减少35分；躯干肌力减少8分，且双下肢肌力减少20分。

2. ARWl－C　ARWl级中残疾较重的在特殊情况下放在ARWI－C级。

最低残疾标准：一上肢肌力减少20分，且躯干肌力减少15分；双下肢肌力减少35分；躯干肌力减少8分，且双下肢肌力减少20分。

3. ARW2　为坐轮椅的截瘫或类似残疾。

（1）上肢：功能正常。

（2）躯干：功能从好到弱到不能控制平衡。

（3）下肢：由于截肢或肌力差双下肢无功能。

（4）截瘫，上肢好的严重的双肢瘫；中度躯干平衡失调；下肢中度痉挛3级；双膝下截肢。

4. ARST　站立组。

（1）下肢：不能长距离地行走。

（2）最低残疾标准：一下肢肌力减少10分；双下肢肌力减少15分；整个肢体肌力减少25分；双下肢残缺相差7 cm。

5. ARST－C　为上肢有严重残疾的ARST级的运动员所设置。

最低标准：每上肢肌力减20分，拉弓的手臂肌力减少40分。

三、比赛规则

（一）比赛项目

男子组90 m、70 m、50 m、30 m各36箭，女子组70 m、60 m、50 m、30 m各36箭；室内比赛25 m、18 m，颈髓损伤男、女组均为50 m、30 m。

90 m、70 m、60 m使用122 cm的靶，50 m、30 m使用60 cm的靶。室内比赛25 m、18 m使用40 cm的靶。

（二）规则

立位无特殊规则，轮椅射箭比赛的特殊规则如下：

选手的脚必须放在脚踏板上；脚踏板不得接触地面；不得以任何方式顶拖轮椅；轮椅的大轮和小轮必须分别在起射线的两侧；射箭时轮椅的任何部分均不得用于支撑持弓臂，轮椅的扶手可卸下来；可以使用不超过15 cm厚的坐垫，可使用5 cm厚的靠背垫。

颈髓损伤组的选手因手的功能丧失，需要使用撒放器、合成弓或反曲弓、绷带和躯干支撑器。

另一轮椅组的规则较为宽松，这组的选手要使用符合国际箭联规则的射箭装备，坐位平衡差的选手（胸8以上）可以使用绷带或躯干支撑器。

（金　宁）

第二十二节 举 重

无论是否参加体育运动,肌肉状态对于健康都非常重要。举重练习可以增强肌肉力量,使肌肉粗壮,肌肉的血液循环增加,肌纤维的毛细血管数量和密度增加,肌肉内酶的水平增加。举重训练还使骨骼、韧带和肌腱强壮,并增强消化系统的功能。

举重训练可以使人肌肉丰满,精神倍增,使残疾人强壮,提高他们的肌肉力量和耐力,还可以帮助他们重建自信心。

一、卧推举重

卧推举重是国际残疾人运动会比赛项目,脊髓损伤、小儿麻痹后遗症、双下肢大腿截肢等患者通过卧推举重训练可以使上肢、躯干的力量很快地提高,对于驱动轮椅和拄拐行走都有很大的帮助。

(一)训练方法

练习者仰卧在凳面上,两手握住杠铃杆的距离不得超过 81 cm(以食指为基准),然后将杠铃推起,两臂必须伸直(图 8-96)。

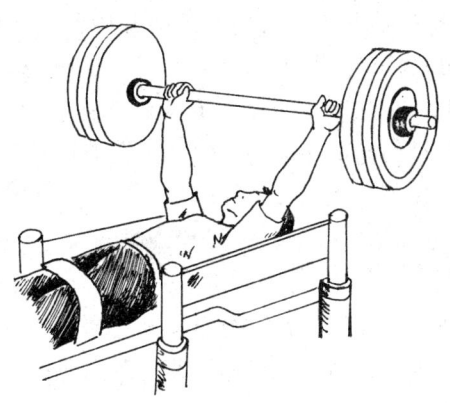

图 8-96 卧推举重

举重练习主要以最大力量训练为主,增长最大力量主要是改善肌肉内协调能力、增大肌肉体积和肌肉收缩力量,其训练方法参照最大力量训练方法。

在训练之前一定要充分做好准备活动,尤其是上肢、肩和胸部,这样可避免在训练中受伤。用于运动的负荷强度非常大,所以在每次、每组的训练间隔时间内要充分放松用力的肌肉,放松的方法有自我按摩和他人帮助按摩。

(二)医学和功能分级

1. 参赛资格　截肢 A1 至 A4 级,所有符合脊髓损伤最低标准的选手,所有符合脑瘫最低标准的选手。年龄满 14 岁方可。

2. 分级方法　脊髓损伤、截肢、脑瘫及其他各种残疾者为一个组进行比赛,共分为 10 个级别。

(1) 男子组：48、52、56、60、67.5、75、82.5、90、100、100 以上 kg 级。
(2) 女子组：44、48、52、56、60、67.5、75、82.5、82.5 以上 kg 级。

3. 截肢选手附加体重方法　每一踝关节截肢增加 1/54 体重，每一膝关节以下截肢增加 1/36 体重，每一膝关节以上截肢增加 1/18 体重，每一髋关节摘除增加 1/9 体重。

脊髓损伤、脑瘫和其他残疾选手参赛不用增加体重。

选手必须可充分伸展手臂，肘关节弯曲不得超过 20°。由于肘部畸形不能充分伸展手臂时，由于下肢因解剖或神经问题不能伸直时，必须记录在分级卡上。

（三）比赛规则

1. 选手比赛时，应保持头部、躯干（包括臀部）、腿、脚跟平伸在椅上的姿势。
2. 比赛时允许戴假肢和戴有鞋的支具，杠铃应平行地置于选手上方的支架上。
3. 双手食指的间距不得大于 81 cm，可使用无拇指握法。
4. 可用绷带将自己固定在椅面上，绷带的宽度不能超过 10 cm。脑瘫者为了限制不自主运动，在靠近臀部的位置可用两根绷带，其他残疾因特殊情况经认可也可用两根绷带。绷带可系于从踝部到臀部以下的任何位置。
5. 选手可要求加磅员帮助将杠铃拿下支架，只能为双臂伸直的高度（不得放到胸前），等候裁判的信号（口令和手势）。收到信号后，选手将杠铃下降到胸前停稳，然后双臂同时推出直至直臂，停稳后，裁判发出"放回支架"口令并向后挥动手臂。
6. 下列情况被判为失败　①不遵守裁判发出的开始和结束的信号。②比赛时位置的移动，如头、肩、臀部或脚从椅面上抬起，手在杠铃上侧向移动。③当杠铃降至胸前时，上移、跳动或下沉。④在上举时双臂不平衡或有下沉动作。⑤推举结束后没将双臂伸直。⑥在开始和结束的口令之间，加磅员接触到杠铃。⑦在上举时有意使杠铃与支架接触，有利于上举。⑧推举的时间延长。

二、其他方式的力量练习

在康复体育训练中，还可以使用杠铃进行身体其他部位的力量练习，比如可双手握杠铃进行屈肘，发展肱二头肌力量，肩扛杠铃做下蹲可提高股四头肌的力量等。可根据练习者所需进行最大力量训练或耐力训练。

（金　宁）

第二十三节　射　击

射击是残疾人运动会的一项比赛项目。通过射击可以提高身体的控制能力、坐位平衡、立位平衡和上肢稳定性、手与眼的配合能力和培养细致、沉着、坚毅等优良品质，射击还具有较高的挑战性。

一、练习方法

射击可以在各级残联的组织下进行训练。在医院不可能接触真正的枪支进行训练，但是可使用激光打靶步枪进行练习。这种设备不会造成人身伤害事故，但训练的效果与真正的射击是相似的（图8-97）。

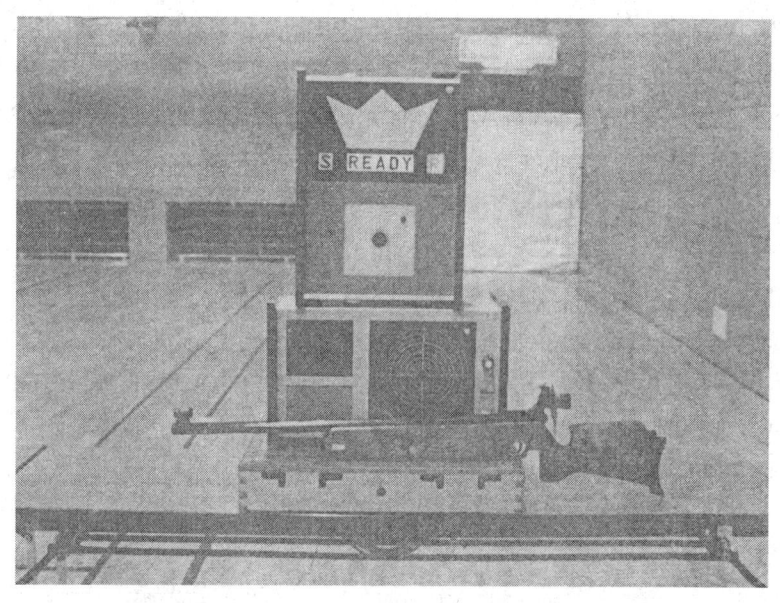

图8-97 电子射击设备

射击的技术要领：将眼睛—枪的准星—靶心这三个点连成一条线，身体（尤其是上肢）要尽量保持稳定，当三点成为一条线时，扣扳机时要屏住呼吸（避免细小的抖动），要求只用食指稳定、适时地扣扳机。

二、比赛规则

1. 将轮椅、凳子、椅子、坐席统称为射击椅。

2. SH1级选手采用坐姿比赛。不使用轮椅但使用合适高度的椅子时，坐姿角度不限；椅子坐面与水平面误差不超过5°；射击椅的椅套厚度不超过5 cm；选手的脚必须能够离开地面而不失去平衡，保持躯干的稳定。

3. 使用射击椅取坐姿的选手在射击时，枪管中心距地面高度不得超过150 cm。

4. SH1B和SH2B级选手其脊柱长度的60%以上无靠背。

5. 允许将一条小腿（膝关节以下）捆绑在射击椅上，也允许将膝关节以上截肢的双大腿捆绑在一起，如大腿捆绑在一起就不能捆绑在射击椅上。

6. 步枪射击时，立姿要求持枪上臂、肘部与躯干相靠，以躯干为依托使持枪臂稳定。跪姿要求持枪手臂肘部以同侧腿为支撑点保持稳定。

7. 轮椅射击有坐位、跪位和立位三种射姿。立位射击不使用射击架，跪位射击非扣扳机手臂不能支撑，卧位射击用双肘支撑。

三、医学和功能分级

（一）参赛的最低残疾标准

1. 参加手枪项目非射击上肢残疾　①经腕以上截肢。②肌力最少减30分。③严重的关节运动受限、肌力减低或协调障碍类似以上两种情况。

2. 参加步枪项目上肢最轻残疾　①肘下截肢，前臂短于正常的2/3。②单侧肌力减少30分，双侧减少50分。③严重关节运动受限类似以上两种情况。

3. 参加手枪、步枪项目下肢最轻残疾　①经踝截肢。②一侧肌力减少20分，双侧减少25分。③由于肌力或协调障碍造成严重的关节运动受限类似以上二种情况功能障碍，但将单膝或踝僵直在功能位，或单髋人工假体除外。单纯侏儒不符合最低标准，不能参加比赛。

（二）分级方法

根据比赛中是否使用射击台，分为SH1、SH2两个级别，每个级别又根据残疾选手的功能状况分为若干个亚级别：

SH1：SH1A—SH1B—SH1C。SH2：SH2Aa—SH2Ba—SH2Ca，SH2Ab—SH2Bb—SH2Cb。

SH1级选手比赛时不需要射击台。

SH1A：躯干功能正常，可选择坐姿或站姿，坐椅子无需靠背。

SH1B：坐位选手下肢无功能或有严重的问题，但骨盆控制力好，允许使用低靠背的椅子。

SH1C：下肢无功能，躯干平衡功能无或差，可使用高靠背的椅子。

SH2级选手有上肢永久性残疾，而不能支撑步枪的重量，因此在射击时需采用射击台。射击台a型（软弹簧）用于手功能好的选手，b型（硬弹簧）用于手功能差的选手。

SH2A：单上肢无功能或双上肢有严重问题，但躯干功能好，坐姿椅子无靠背，也可选用站姿。

SH2B：坐位选手下肢无功能或双上肢有严重问题，但骨盆控制力好，允许使用低靠背的椅子。

SH2C：下肢无功能，躯干平衡功能无或差，可使用高靠背的椅子。

（金　宁）

第二十四节　击　剑

击剑是一项古老的运动项目，具有速度快、技巧性强的特点。通过击剑训练可以提高动作速度、反应能力和判断能力，还可培养沉着冷静、善于观察思考等优良品质。

轮椅击剑是残疾人运动会的比赛项目。残疾人通过击剑练习，除了上述作用之外，还可以改善坐位平衡能力。另外，击剑还可作为一种娱乐活动，愉悦身心。

一、练习方法

下面主要介绍花剑的练习方法。

（一）花剑

花剑只能刺不能劈打，刺中有效部位为躯干部分。由于刺中部位小，剑又轻，所以突出技术和战术技巧。

姿势为身体侧面向前,持剑手臂弯曲,剑头指向前方,两眼平视,另一只手可自然抬起,也可抓住轮椅扶手。

进攻方法有向对方有效部位直刺、转移刺(在伸直手臂使剑头向前移动中,由所对的目标绕经对方手腕向另一个方向螺旋刺出)、变换交叉刺(自己的剑头经过对方的剑头,交叉移动,向另一目标刺出)。

防守动作是为了防止被刺中,用剑根部挡开对方做的各种动作。剑尖移动防守有沿直线、半圆弧线、圆弧线移动,加上用力程度不同,又分为格挡式和击打式。防守后立即转为攻击称防守还击。

(二) 佩剑

动作可以刺和劈,有效部位是上半身。

(三) 重剑

动作是刺,有效部位是上半身。

在康复训练中可借鉴击剑中的规则和技术动作,将其加以改编。比如用细木棍代替剑,持剑手戴厚手套进行击剑动作的练习。可戴有面罩的头盔作为保护。

二、比赛规则

(一) 轮椅击剑框架

固定轮椅的框架平放在正方形的金属击剑台上,将轮椅安放在框架上并固定住。轮椅与连接两个框架的中轴连杆成110°(±2°)的钝角。能够对选手之间的距离进行调节,以适应不同臂长的选手。

(二) 选手的装备

若选手的握力或控制力严重受损,在得到击剑分级人员的同意后,可将剑绑在持剑手上。如果不戴手套,绷带必须绑住持剑手臂的袖口并保护好持剑手。

轮椅的靠背从坐垫算起不低于 15 cm,同时必须与水平保持 90°(±2°)。在持剑臂一侧不允许安装扶手,在非持剑臂一侧的固定扶手从轮椅坐垫表面向上不低于 10 cm。轮椅必须完全绝缘、有永久绝缘的涂层或使用可拆卸的接地外罩。坐垫不是必须使用的装备。如果使用坐垫则必须与轮椅座尺寸大小相同,最大厚度为 10 cm。轮椅最大高度从地面到扶手为 53 cm,座位的宽度为选手坐在轮椅中间时,每边不超过其髋部 3 cm。允许将选手绑在轮椅上。

(三) 攻击采取实战姿势

在每次交锋或交锋后,选手必须竖直坐在轮椅的中央,并采取实战姿势。即:持剑手臂弯曲、剑身不接触并抬起剑头(图 8 - 98)。如选手的脚离开脚踏板或身体离开座位为犯规,第一次犯规判黄牌,如再犯则判红牌。

如果比赛时选手失去平衡或改变了坐姿或轮椅松动,以及出现任何可能对选手造成危害时情况,应暂停比赛。

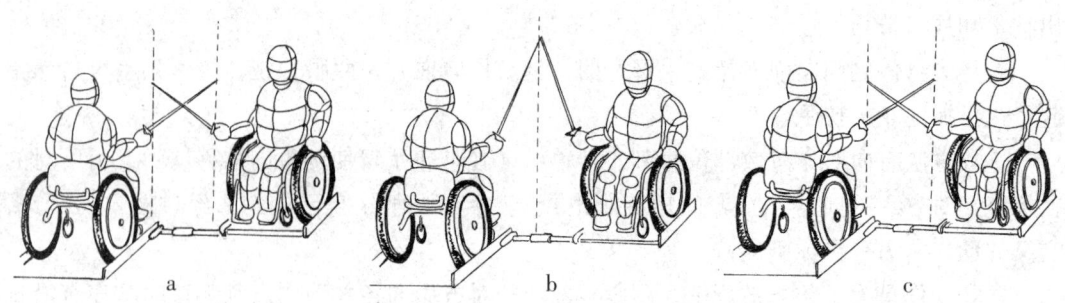

图 8-98 击剑实战姿势
a. 花剑　b. 佩剑　c. 重剑

三、医学和功能分级

最低参赛资格为类似 A4 级截肢的下肢功能障碍，脑瘫选手要实地检查。

1. 1A 级　坐位平衡功能丧失，持剑的手和伸肘功能障碍相当于颈 5、6 完全性四肢瘫，剑需用绷带固定在肢体上。

2. 1B 级　坐位平衡功能丧失，持剑的手功能障碍，有伸肘功能，相当于颈 7、8 完全性四肢瘫，剑需用绷带固定在肢体上。

3. 2 级　坐位平衡差或一般，胸 1~胸 8 完全性截瘫，持剑手正常；CP4 级选手。

4. 3 级　坐位平衡良好，下肢无支撑功能，胸 9~腰 1 完全性截瘫；截肢的 A1 级；CP5 级。

5. 4 级　坐位平衡良好，下肢有支撑功能，腰 4 以下完全性截瘫；CP7、CP8 级选手。

（金　宁）

第二十五节　自行车

自行车训练有许多种类，各类残疾人或患者通过自行车训练可以达到增强下肢力量、改善心肺功能、身体的平衡能力、协调性和减肥等目的。在室外进行自行车运动还可使心情变得愉快。

最常见的为普通自行车，其既可锻炼身体又可作为交通工具。固定的功率自行车可在室内全天候训练，由于其具有多种检测功能所以在医院进行康复是不可缺少的。脑瘫患者训练专用的三轮车和两轮车既可练习患者的平衡能力和身体的协调性，又是一种快乐的运动。盲人可与健全人或视力正常但肢体功能障碍的人一起进行双人自行车的练习，是一件非常有意思的运动。

一、普通自行车、功率自行车的练习方法

自行车是一种经济实惠、普及性的交通工具，我国几乎每个家庭都有，用于健身具有广泛的群众基础。自行车运动能提高心肺功能，增强下肢肌力和身体耐力，还可一边健身、一边欣赏路边的景色，称得上是融娱乐和健身为一体的高效率健身健美方法。不足之

处是受天气影响大，功率自行车可作为补充或代替的手段。

（一）常见内脏疾病者练习方法

自行车对于高血压、心脏病（病情稳定）、糖尿病、肥胖症等患者是一项很好的运动。这些患者可骑普通自行车进行户外活动，天气不好时或病情需要监护时可在室内的功率自行车上练习。要参照各种疾病的运动处方进行练习。

（二）脊髓损伤、脊髓灰质炎后遗症者练习方法

腰3完全性脊髓损伤、下肢有运动功能的不完全性脊髓损伤和有一定下肢功能的脊髓灰质炎后遗症患者可在室内进行功率自行车的训练。通过练习可提高下肢肌力和心肺功能。有些患者不能控制踝关节，可用绷带将脚与踏板固定住进行练习。根据患者的情况设定功率和运动时间。

（三）脑瘫、偏瘫者练习方法

共济失调的患者可在室内骑功率自行车，练习下肢运动的协调性和控制能力，设定的功率不要过大。一些下肢功能较好的患者可利用自行车进行中等强度、时间较长的有氧运动，提高身体的耐久力和心肺功能。如患者的脚不能与踏板一起协调运动，可用绷带将脚与踏板固定住进行练习。

（四）盲人练习方法

盲人可以由正常人作为引导员一起进行双人自行车的练习，在练习时引导员在前面引导方向，盲人在后面一起用力蹬车，详细方法参照双人自行车的练习方法。

（五）截肢者练习方法

截肢者可以通过自行车运动受益，而且很少有受伤的风险。这项运动对于残肢的压力很小，可以增强股四头肌、腘绳肌和髋部肌力，提高心血管系统和肌肉的耐力。开始时不要进行抗阻练习。膝关节以下水平的截肢者一般应该穿戴假肢练习，膝关节以上水平的截肢者可以选择不穿假肢。

下肢截肢者可以同正常人一样训练。开始时要缓慢培养耐力，逐渐增加距离。这样可以防止残肢出现水疱。如果短距离训练就出现水疱或者疼痛性的炎症，就必须调整接受腔。首先进行原地蹬车运动是个好的选择。

蹬车需要两侧髋关节和膝关节较大范围的运动，截肢者可能因为这两个关节活动受限而难以从事这项运动，可以通过提升座椅的方式解决。另一个问题是假肢的脚难以放在踏板上，可以用带子固定。

为了获得蹬车的力量，有人选择将足跟放在踏板中部，这样更有效率。蹬车的力量不仅来源于向下蹬时，也来自于向上拉踏板时，这在上坡时尤为重要。

膝关节以下水平的截肢者在骑车时可能由于接受腔边缘摩擦皮肤而影响膝关节的屈曲。提高座位或以足跟踏踏板可以减少对膝关节屈曲的需要。假肢技师可以将接受腔后缘削低来增加膝关节的屈曲，但可能会在行走时引起胫骨远端前缘的问题。悬吊对于膝关节屈曲也有影响。

二、三轮车练习方法

这种三轮车是国际残疾人运动会上脑瘫者专用的，与普通的三轮车有些不同。如身体平衡能力差，需要反复练习方能控制住骑行，在患者刚开始练习时要给予保护，而且尽量

在直线的路面进行练习,避免摔伤。待水平提高后,可独自骑行,还可以进行弯道的练习。脑瘫者通过三轮车的练习可改善身体平衡能力、协调性和心肺功能,偏瘫者也可进行三轮车的训练(图8-99)。

三、双人自行车练习方法

由于残疾人使用普通自行车很不安全,但是如果与健康人一起骑双人自行车,就变成非常自然而又有趣的运动。这项运动在20世纪20年代就已经开始,70年代在欧、美等国已很流行,它适合于肢体残疾人和盲人进行锻炼(图8-100)。

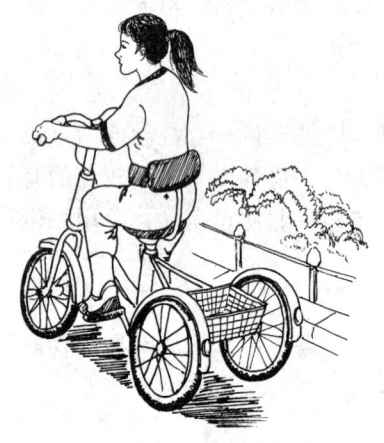
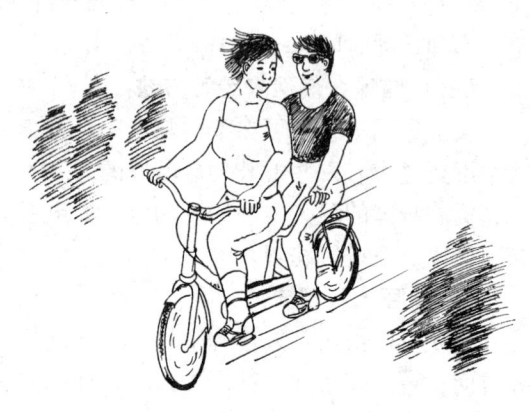

图8-99 脑瘫三轮车　　　　图8-100 双人自行车

无论是否残疾,人们为了身体健康都要运动。对残疾人来说,除了锻炼身体,运动还为了克服自身和周围的障碍。双人自行车可以使他们面对社会,向他们自己也向周围证明他们有自立、自强的信心。

(一)练习方法

领骑人应坐在双人自行车前面的座位上。领骑人不但要有骑普通自行车的经验,而且还要熟悉双人自行车的性能。盲人不能作为领骑人。

两位骑车人要在同一侧上、下车。领骑人发布口令给后面骑车的人,对于盲人来说口令不可缺少。

力量大的人当领骑人为好,若两人的力量相同,由体重大的人作为领骑人。

领骑人应该与同伴一起解决可能发生的各种问题。

在后面骑车的人可以根据领骑人的口令和动作来平衡身体,并且协助领骑人掌握平衡。如果坐在后面的人经验丰富,领骑人可以为年轻人,而且体重也可以比坐在后面的人体重轻一半,但这种情况不太安全,只有在后面的人经验非常丰富,能够控制双人自行车运行时才可以。

如果双人自行车安装了变速装置,应该安装报警铃。

双人自行车不适合在非马路的路面骑行,因为它不如普通自行车灵活,发生事故的可能性也比普通自行车大。

(二)双人自行车的调整

双人自行车适合骑远路,因此,车座要舒适。

蹬车时，骑车人的腿伸得越直，就越轻松，但这样也给下自行车脚落地带来困难。骑车人应在停车前马上离开车座比较安全。

车座的高度一般可以调整到骑车人站在自行车旁时髋骨前端平齐的位置。车座的前部尖端应对着车把中心。蹬车向下踩时，骑车人的脚应该轻松地够到踏板的最低点，根据需要可以在踏板上安装套脚环。

当轮胎开始老化时，需要及时更换，避免发生危险。

四、比赛规则

（一）盲人项目

1. B1，B2，B3级公路赛　男子组最短距离100 km，最长距离120 km；女子组最短距离50 km，最长距离60 km。混合组最短距离60 km，最长距离70 km，一圈的最短距离为8 km，每队双座自行车的数量最多为男子6辆，女子3辆，混合3辆。

2. 团体计时赛　距离为50～60 km，每队由3辆双座自行车组成。

3. 场地赛　每队3辆双座自行车。

4. 1 km原地出发赛　每队1辆双座自行车。

5. 个人追逐赛　男子4 km，女子3 km，混合3 km。

6. 争先赛　男子3圈，女子3圈，混合3圈。

（二）肢体残疾组

1. LC1～LC4级公路赛的距离　LC1级65～75 km，LC2级55～65 km，LC3级45～55 km，LC4级35～45 km。

环形赛道1圈的距离为2 km，爬坡距离的总和不得超过1圈距离的25%。

比赛出发顺序为LC1，LC2，LC3，LC4，两个级别之间相隔1 min或2 min。

2. 计时赛　比赛距离不得少于5 km，不超过40 km。

3. 场地赛　其中有3个项目，争先赛（由3个不同级别选手组成）、1 km原地出发赛、追逐赛（男子4 km，女子和混合3 km）。

（三）脑瘫组

CP1～CP4级，三轮自行车比赛距离为1500 m、3000 m，计时赛；CP5、CP6级比赛距离为1500 m、5000 m，计时赛和20000 m公路赛；CP7、CP8级比赛5000 m计时赛和20000 m公路赛。

对CP选手头盔颜色要求如下：LC1级红色，比赛号码101～199；LC2级白色，比赛号码201～299；LC3级蓝色，比赛号码301～399；LC4级绿色，比赛号码401～499。

各种残疾组别的自行车比赛时，选手均必须戴头盔，以保障安全。

五、医学和功能分级

（一）参赛资格

符合各种最低残疾标准的选手均可参加。

（二）分级标准

1. 盲人　IBSA的1～3级均可参加。

2. 肢体残疾　分为4个级别。

（1）LC1级：为最低下肢残疾或无下肢残疾的选手所设。其中包括：①足截肢，残肢短于1/2。②一下肢肌力减少10~14分，或僵直。③两下肢长度相差7~12 cm。④一上肢截肢或一上肢肌力至少减20分。⑤上肢残疾最低标准为一只手抓握功能丧失（不能用残疾的肢体操纵车把、变速器和刹车）。⑥脊柱畸形导致不能以正常的姿势骑车。

（2）LC2级：为一下肢残疾可用双下肢蹬踩踏板（有或没有假肢）的选手所设。其中包括：①单侧膝上或膝下截肢（有假肢）。②一下肢肌力减15~24分或僵直。③两下肢长度相差12 cm以上。④膝关节屈曲在51°~80°之间。⑤戴有一个或两个假肢的双上肢截肢或麻痹。

（3）LC3级：为有一下肢（伴随或不伴随上肢残疾），用另一下肢蹬踩踏板的选手所设。其中包括：①单侧膝上或膝下截肢（无假肢），如果使用假肢，则假肢一侧的脚踏板转动半径不超过6 cm。②一下肢无正常踏板功能，如膝关节屈曲小于50°，一只脚踏板转动半径不超过6 cm。③双下肢肌力减少25~39分或僵直。④双膝下截肢（有假肢）。

（4）LC4级：为严重残疾以致影响双下肢（伴随或不伴随上肢残疾）的选手所设。其中包括：①戴一个或两个假肢的双膝上截肢。②单侧膝上截肢同时伴有上肢截肢，无假肢并且单手扶车把。③膝上和膝下联合截肢，有一只或两只假肢。④双膝下截肢，一侧有假肢。⑤双下肢肌力至少减40分或僵直。⑥髋关节僵直，弯曲不超过30°，僵直一侧的脚踏板转动半径不超过6 cm。

3. 脑瘫组　脑瘫自行车选手分为4个级别，男女在一起比赛。

（1）CP1级：为残疾最重的选手所设。使用三轮车，其级别相当于CP-ISBA级别中的1~4级选手。

（2）CP2和CP3级：使用自行车为CP3级，使用三轮车为CP2级，其级别相当于CP-ISBA级别中的5、6级选手。

（3）CP4：为最低残疾选手所设。使用自行车，其级别相当于CP-ISBA级别中的7、8级选手。

参加2级或3级比赛选手只能选择其中之一，不得更改。

4. 手动自行车　手动自行车分为两个级别（HC4~3和HC2~1），男女分别进行比赛。手动自行车是为平时需要轮椅和因严重的下肢残疾无法使用常规自行车的选手所设。

（1）HC级别4~3：①躯干稳定的截瘫或下肢截肢者。②下肢功能差的选手。

（2）HC级别2~1：①四肢瘫或躯干不稳定的截瘫选手。②上肢功能障碍。③体温调节系统缺陷。

（金　宁　田　罡）

第二十六节　跳　绳

跳绳是一项简单易行、不需要特别器材和场地的运动。跳绳花样繁多、趣味浓厚，运动量可以根据动作的繁简和速度的快慢来调节，是一项男女老少皆宜的运动项目。跳绳对于发展人体的灵敏、速度、弹跳及耐力等身体素质有良好的作用，还可以增进身体健康。

跳绳不但有助于发展身体素质和促进身体发育，而且还有助于健脑。人在跳绳时身体以两腿的弹跳和双上肢的摇动为主,手握绳把不停地摇动时会刺激拇指上的穴位,增加脑神经细胞的活力。跳绳时各种复杂的动作能够使大脑皮质的分析与综合功能得到提高。

一、基本技术

1. 单足跳　可以左脚连续跳若干次后,换右脚再跳,还可以两脚轮流跳起、落地。
2. 双足跳　两足并拢,双膝微屈,前脚掌蹬地后两膝伸直,同时起跳。其中分为单摇和双摇。单摇是两手摇动绳子一次,两脚跳动一次。双摇是两手摇动绳子两次,两脚跳动一次,双摇跳法要求两脚用力向上跳,跳得要高一些,腾空时间长,同时两臂摇动绳子的速度要快。

还可进行单人跳、双人跳、集体跳绳和跑动跳绳等形式的练习。

跳绳时不要穿皮鞋及硬底鞋,要穿软底的球鞋或运动鞋。跳绳落地时要用前脚掌着地,不要用脚跟着地,因为脚跟着地会使脊柱关节受到挤压,并且会使大脑受到震动。单人跳的时候,两臂的动作为上臂要自然下垂,以肘和手腕发力摇动绳子,不要将上臂抬起,这样可以避免两肩过早疲劳,还避免因抬上臂使绳子缩短绊脚。另外绳的长短、粗细也要合适。

二、练习方法

(一) 常见内脏疾病练习方法

高血压、冠心病、肥胖症和糖尿病等患者在练习跳绳时,可根据各自疾病的运动处方进行。

(二) 截肢者练习方法

下肢截肢者穿不穿假肢都可以跳绳。跳绳增强健肢的力量、协调性和耐力,但是很难两腿交替进行。两腿同时跳时两条腿受力均匀,当不穿假肢时,健肢受力较大。

(三) 盲人练习方法

跳绳对于盲人来说是一项非常好的运动,因为进行这项运动安全性高。进行集体跳绳时,要用口令提示以及盲人用听力找节奏练习。

(四) 智力残疾者练习方法

智力残疾者身体的协调性较差,所以在练习单人跳时可利用分解教学法,使他们明白了手和脚应如何运动后,可以逐渐加快动作速度,让动作连贯起来。他们可进行单人跳、双人跳和集体跳绳。通过各种跳绳的练习可使他们身体和智力一同得到改善。

(金　宁)

第二十七节　飞　镖

飞镖是一种经济、简单、刺激的娱乐运动项目。它不受天气、场地、年龄、性别限制,是理想的运动和娱乐项目。练习飞镖,健身娱乐,其乐无穷,现在已经在各地普及而且经常有世界性的比赛。飞镖不但可消除工作疲劳,而且有使人精神振奋的作用。

在康复训练中将飞镖作为一个训练项目,脑瘫、偏瘫者投飞镖除了练习肩、肘的动作外，还可以发展手指和手腕的精细动作，还可改善智力残疾者的智力和精神病患者的精神状态。飞镖也是一项适合脊髓损伤者活动的项目，它可以提高练习者的手、眼配合能力，促进上肢及手的精确运动，还具有趣味性。飞镖被列入我国残疾人运动会的表演项目。

一、场地与器材

1. 镖身长度不得超过 30 cm，重量不得超过 30 g，每枝镖需有着附于镖身的镖针部分，在其另一端，有附镖翼的镖杆。

2. 凡正式比赛用镖靶，均以国际标准之 20 等分镖靶为准。

3. 靶上外环圈（双倍圈）得以该等份分数的 2 倍计算分数；靶上内环圈（三倍圈）得以该等份分数的 3 倍计算分数；外中心圈以 25 分计，内中心圈以 50 分计，飞镖扎在铁线外黑色的靶面时，该镖不计分。

4. 立位练习镖靶的高度以靶面的正中心为准，垂直地面的高度为 173 cm，坐轮椅练习时可降低为 133 cm。投掷线的最短距离是由镖靶垂直至地面起，镖靶至投掷线的距离为 274 cm。靶面 20 分的部位应朝上，20 分靶面的颜色应为黑色。正式比赛时，投掷线应突起 3.8 cm。

二、练习方法

（一）基本技术

手持镖的方法是：手要拿着镖杆的前端（铜杆部分）靠近镖针的部位，拇指在内侧，其余四指在外侧。投镖时以伸肘动作为主，用手指、手腕的精细动作来控制镖的飞行。

练习时在旁边观看的人要离靶盘 2 m 以外，避免被飞镖误扎到。

（二）规则

先比红心决定先后次序，在对抗赛时，比赢的一方先投镖。

国际正式比赛采用的标准打法（501 分方法）可进行单打一对一、双打二对二、或团体赛四对四，通常单打 501 分，双打 501、601 或 701 分，四人团体赛打 1001 分。以 501 分为例，比赛开始前，双方基本分各有 501 分，以倒扣分方式进行，先扣至零分者为优胜，在投最后一镖时需要用双倍圈来打成零分结束。例如：甲剩 30 分时他可以用一镖 15 分的双倍圈来结束，乙剩 40 分时用一镖 20 分的双倍圈。如果没射中，分数继续往下减，直至一方射中他所需要的分数的双倍圈时结束一局。如剩下 3 分时，必须先射 1 分再以 1 分的双倍圈结束该局。如果最后一支镖的分数超过所需的分数时，就是爆镖，爆镖时分数保留在上一次投掷时所剩余的分数。

对于上肢有功能障碍者来说，按上述的规则进行练习比较难，可采用自由飞镖的方法。即：每人每次投 5 只镖，轮换进行，飞镖射到的得分区域不限，最后计算总分，分数高者为胜。

（金　宁）

第二十八节 登 山

山远离空气污染，而且茂密的树林会产生大量的氧气，负氧离子浓度高，对人体非常有益。当人们享受着明媚的阳光边登山、边聊天，同时还欣赏着美丽的风景，爬到山顶，虽然有一些劳累，却会使心胸顿时开阔起来。

登山可提高人体健康水平、腿部力量、心肺功能和肌肉耐久力，又可以陶冶人们的情操，是一项很好的有氧健身项目，也是一项康复训练项目。

与登山锻炼效果和方法相同的是登楼梯，其优点是可不受天气影响，也不用外出，随时可进行练习，缺点是练习时较为枯燥，而且楼道的空气比山间的差。据有关资料介绍：一个人每登高1 m，所消耗的热能相当于在平地走28 m。如果每次登楼梯上10层楼，每天登两次楼梯，就会消耗掉要走1700 m才可消耗的热能。但登山、登楼梯消耗掉热能只是一个方面，更主要的在于可以使人体的上肢、躯干和下肢的肌肉得到锻炼（尤其是下肢的肌肉）。由于登高时肌肉运动需要大量的氧气，肺要加速进行气体的交换，心率必须加快才能保障营养物质的供应。这样呼吸、循环系统就得到锻炼，从而促进机体的新陈代谢。

一、适应证

糖尿病、肥胖症患者，病情不严重的高血压、冠心病患者，下肢功能障碍较轻的偏瘫、脑瘫、脊髓损伤、截肢患者，癌症、精神病以及盲人和智力残疾等患者都适宜登山运动。患者在登山时可参照各自疾病的运动处方练习，并且要根据当时的身体情况控制运动量，根据病情决定在登山时是否需要正常人伴随。

二、练习方法

刚练习时，要选择角度比较平坦的山道，登台阶时要一级一级地登，腿酸软或喘不上气时要休息一下。经过锻炼提高了腿部力量和心、血管系统功能后可以稍提高登山、上楼梯的速度，一步登两级台阶或加快两腿向上登、迈步的频率，但心率不要超过运动处方的要求。

爬山时身体前倾，但腰、背要挺直，避免形成驼背、弯腰的姿势。

近来开发出一种适合有膝关节疾患的中老年人登山用的手杖。在登山时使用两只这种铝合金制造、可调节高度的手杖，手脚并用，减轻了下肢的负荷，非常适合患有膝关节疾患的中老年人。这种登山方法由于是手和腿一起运动，不仅可减轻下肢的负荷，而且运动的强度也不会受到影响。

三、注意事项

登山、登楼梯时不要穿高跟鞋，衣服要宽松；登山时可随身带一些饮料，以免山上没有水；不好的天气最好不要去爬山，可登楼梯，以免发生危险；下山时不要跑着下山，以免收不住脚发生危险。

（金 宁）

第二十九节　骑　马

一、骑马的作用

骑马是一项非常好的室外体育、娱乐活动，当人骑在马背上随着马行走时，身体随马匹一起摇动，心情会十分轻松、愉快。作为康复训练项目，骑马可改善人体坐位平衡能力，也可使脑瘫、截肢、截瘫、智力障碍、盲人等残疾人在骑马的过程中得到收益和乐趣。

马在行走时可产生自然晃动和颠簸，截瘫或脑瘫等患者通过骑马可改善他们较差的坐位平衡能力，还可使患者的内脏有着像人在跑动时一样的振动，对消化系统有帮助。

二、练习方法

对于下肢功能障碍、坐位平衡能力差的患者，可将轮椅推至上马的台子（马背的高度比轮椅坐位稍低一些），有人帮助其坐上马鞍。

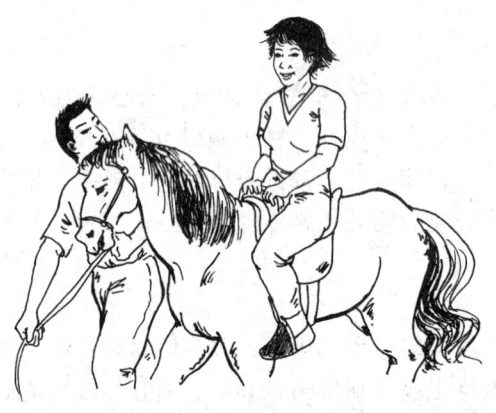

图 8-101　骑马练习

初开始骑马练习时，骑马人的双手要抓住马鞍前的铁圈扶手（图 8-101），有一人在马前牵着马行走。待水平提高到一定程度时，可让残疾人自己手持缰绳驱马前进，随行人员可在旁边一起行走保护。智力障碍者和盲人在骑马时要求有人帮助牵马。

CP-ISRA 有马术这项比赛，有 3 个比赛项目。

（金　宁）

第三十节　划　船

划船是一项娱乐活动，也是一项体育运动。一些内脏疾病患者和残疾人通过这项运动可以有效地增强肩部、上肢、背部、腹部、下肢的肌肉力量和心肺功能，还可使人们的心情愉快。

在水面上进行时间长、速度较慢的划船是一项有氧的娱乐运动，它适合于高血压、冠心病、糖尿病、肥胖症、癌症、精神病患者等。具体的运动处方可参照各种疾病的运动处方。

可以组织截肢、脊髓损伤、脊髓灰质炎后遗症、脑瘫、智力残疾、盲人等残疾人进行划船活动。其形式可以有娱乐性的（愉悦身心）活动和比赛（增强躯干、上肢力量和心肺功能）的练习。划船运动重复性好，适于练习心血管和运动系统的耐力。要想达到好的效果，应该选择低阻抗、多次重复的练习方式。练习耐力时，一般在目标心率下运动 20~30 min，每周 3~5 次。达到目标后，增加阻力和次数。

如何将小艇放入和搬出水中是一个问题，通常需要帮助。坐入船舱后，平衡是最基本的问题。初学者最好使用船体宽的小艇。

（金　宁）

第三十一节　滑雪、滑冰

冬季在冰天雪地里进行滑雪和滑冰是非常令人愉快的事情。通过滑雪和滑冰可提高人体的抗寒能力、下肢的力量、身体的平衡能力、灵活性和协调性。滑雪是国际残疾人冬季奥运会的比赛项目。

一、截肢者练习方法

单下肢截肢者在滑雪时不需要使用假肢，只用健侧腿穿戴滑雪板，手臂使用滑雪手杖就能很好地进行练习（图 8-102a）。

滑冰要求躯干、下肢的各个关节协调运动。对于膝关节以下的截肢者，一个行走假肢通常就可以满足运动的要求，有时也需要进行一定的改进。膝关节的侧方稳定对于控制假肢非常重要。

对于下肢截肢者而言，滑冰是很好的运动，因为它不需要跑步，这样对残肢的创伤相对较小。在滑冰时，一些膝关节以下水平的截肢者发现，向前倾斜假肢超过拇趾有利于保持平衡和蹬地，这需要对假肢做特别的调整。由于膝关节的原因，膝关节以上水平的截肢者很难滑冰。

二、脊髓损伤者练习方法

脊髓损伤者可进行滑雪和滑冰运动。他们是采用坐在雪橇上进行运动，雪橇可以是双滑雪板和单雪橇板。进行单滑雪橇板时雪橇的平衡比较难掌握，需要借助滑雪手杖反复地训练。脊髓灰质炎后遗症、双下肢截肢者也可进行雪橇的练习（图 8-102b）。

三、盲人练习方法

盲人进行滑雪时可先在坡度小的滑道上，在健全人的带领下进行滑雪练习，待水平提

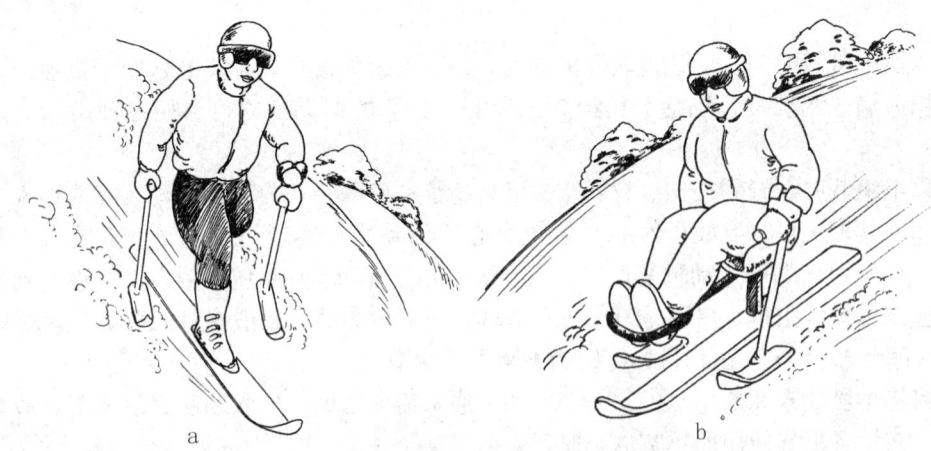

图 8-102 滑雪练习

高一些后,可在健全人的声音引导下滑雪练习,然后在坡度大一些的滑道上练习。

四、其他疾病患者练习方法

肥胖症、糖尿病、精神病、智力残疾、癌症等患者可通过滑雪、滑冰运动改善疾病的症状和心情。可参照各种疾病的运动处方进行锻炼。

(金 宁)

第三十二节 垂 钓

钓鱼可作为一种康复体育、娱乐项目,在治疗中发挥独特的作用。患者由于疾病、伤残,情绪不稳定,不利于身心的康复。通过钓鱼可以安定情绪、使心情愉快,并且能够锻炼垂钓者的意志品质。

在钓鱼的过程中垂钓者首先需要注意力高度集中,观察鱼咬钩的情况。钓鱼时经常有很长的时间鱼不咬钩,所以在等待的过程中要有较强的忍耐性,并保持平和的心态。而且在漫长的等待过程中还要有自信心,相信不久一定会钓到鱼。钓鱼这项活动不但可培养垂钓者的意志品质,而且在水边的空气新鲜,钓鱼时有一定的身体运动,对于自我调整身心是一项非常好的活动。

在进行垂钓时要注意以下几点:要选择在湖边、河岸平坦的位置进行垂钓;钓鱼位置的上方不能有电线;在夏季,垂钓的位置要有树荫,不能让强烈的阳光直接照射;垂钓的时间不可过长。

(金 宁)

第三十三节　放风筝

放风筝是我国一种传统的娱乐活动，其方法简单易行，可作为一种强身健体、怡情悦性的康复疗法。放风筝时，在宽阔的空场沐浴着阳光，呼吸着新鲜空气，仰望着蓝天，凝神专注拉线奔走，有张有弛，清风徐来，嬉戏玩乐，可将忧虑烦恼等不良的情绪抛之脑后。

放风筝集愉心情、练身体、畅气血、练视力等功效为一体，对精神抑郁、失眠健忘、身体虚弱、颈椎病和视力减退等患者是一种有效的康复练习项目。

放风筝最好在天气晴朗、风和日丽的时候进行，每次练习的时间为 1~2 小时，练习时以不感觉疲倦为宜。

（金　宁）

第三十四节　棋牌活动

各种棋类、扑克牌和麻将牌是人们生活中经常进行的娱乐活动。棋牌活动具有很强的娱乐性、趣味性和竞争性。

棋牌活动是比较简单易行的活动。棋牌活动不仅能够促进人的智力发展和提高逻辑思维能力、创造力、想象力和理解能力，而且具有娱乐性和休闲调节放松的功能。棋牌活动可转移患者的注意力，对于负性的心理状态具有改善作用，可以提高智力残疾者的记忆和思维水平。对于老年人来说，经常用脑对于防止老年痴呆症、消解孤独感等有独特的作用。

有上肢功能障碍的患者还可利用棋、牌活动改善上肢的运动功能。

棋牌活动可作为康复训练中的一项内容，调节一下身心，但切不可上瘾或者带有赌博性质。

（金　宁）

第三十五节　绘画、书法

绘画和书法不但是一门高雅的艺术，也是一种有益的健身生活方式。患者可以通过绘画、书法的练习锻炼智力、流畅气血、排除杂念、手随意动、活动筋脉，改善他们的负性心理状态，还可提高患者的艺术修养和情操。

绘画的内容有国画、油画、素描和写生等。

书法的内容有毛笔的传统书法（大篆、小篆、隶书、楷书、行书、草书）和现代的硬笔书法。练习时要头正身直、开臂安足、松肩悬肘、掌虚指实、专心一致、排除杂念、手随意动，它与气功有异曲同工之效。

绘画和书法还可作为上肢运动功能障碍者的康复训练方法。上肢功能障碍较轻的偏瘫、脑瘫患者用患侧手臂进行绘画、书法练习，可改善上肢的控制能力和提高上肢灵活性。

（金　宁）

第三十六节　舞　蹈

舞蹈是一项传统的艺术，患者可通过观赏或参与活动达到调和形神、促进身心康复的作用。舞蹈是一项很好的健身活动，它可消减多余的脂肪，使缺乏活力的肌肉有力，提高身体灵活性，还可以帮助人树立自信心。医学专家和心理学家经过研究和实验证明，适当的跳舞对健康有重要的意义。

我国在认识到舞蹈具有康复的功效可追溯到《吕氏春秋·古乐》的记载："昔陶唐氏之始，阴多滞伏而湛积，水道壅塞，不行其原，民气郁阏而滞著，筋骨瑟缩不达，故作为舞以宣导之。"龚居中在《红炉点雪》中指出："歌咏所以养性情，舞蹈所以养血脉。"古人早已认识到舞蹈配以歌咏（歌舞）对身体和性情均有康复之效。

来自圆舞曲之乡的维也纳的调查报告认为，在调整情绪方面，舞蹈有时比药物更具疗效。维也纳著名医学家梯尔说："每一个人心中都蕴藏了对节奏运动的热爱，这也是出于对追求健康的本能，无论是民族舞、交谊舞、现代舞还是健身舞对疾病都有疗效。"

在美国，跳舞早已列入治疗疾病的手段。第一次世界大战之后，随着舞蹈艺术的发展，出现了融运动疗法与精神疗法为一体的"舞蹈医疗"，还创办了舞蹈治疗班，专门培训舞蹈医疗人员，他们对精神病院、弱智学校、养老院等设施的患者进行舞蹈健身与舞蹈医疗的指导。患者在接受舞蹈治疗的过程中，病情有不同程度的好转，甚至痊愈。在欧洲，舞蹈治疗也开展得非常普及。专家发现，舞蹈对于心理疾病、行为障碍症等都有疗效。

舞蹈是来源于生活，利用有节奏的、自然的、愉快的身体动作，表达跳舞者本人的想法，随着美妙的音乐节奏进入一个非常的境界，与一起跳舞的人进行感情交流的一种艺术形式。

一、舞蹈的适应证

舞蹈可以作为一项有氧运动训练项目，内容可包括交谊舞、踏板舞、迪斯科、扭秧歌、扇子舞等。高血压、冠心病、糖尿病、肥胖症、癌症、精神障碍、盲人、智力残疾等患者，可伴随着优美的音乐节奏起舞，在锻炼身体的同时，精神也得到了愉悦。

冠心病、高血压患者在跳舞时要注意选择节奏轻缓的舞蹈，运动时的心率和运动时间要符合本身疾病的运动处方。

肢体运动功能障碍较轻的偏瘫、脑瘫患者可与健全人一起进行交谊舞或自己进行健身舞蹈的练习，可改善患者的运动功能。

二、轮椅舞蹈

（一）轮椅舞蹈对于残疾人轮椅技术的作用

残疾患者在进行轮椅舞蹈时，他们驱动着轮椅要随着音乐的节奏进行各种动作与舞伴进行配合，而且要经常驱动轮椅变换队形。所以利用轮椅进行舞蹈对于他们来说可以提高操纵轮椅的技术。

（二）轮椅舞蹈对于残疾人精神方面的作用

轮椅舞蹈不但可以陶冶残疾人的情操，而且能消除由于残疾所产生的自卑感、孤独感，使他们与人交流的能力通过舞蹈得到提高（图 8-103）。

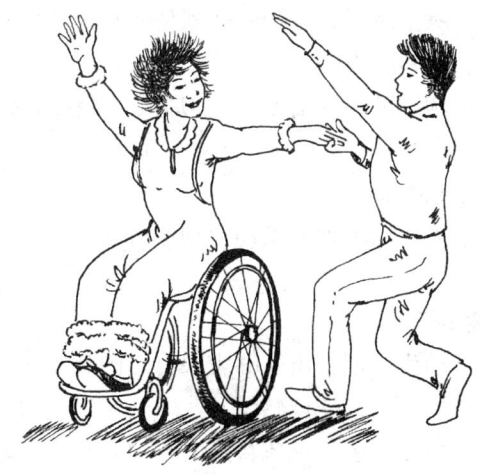

图 8-103 与健全人跳舞

（三）轮椅舞蹈对于身体方面的作用

舞蹈时必须随着节奏、按一定的动作或即兴自由发挥的全身动作进行各种变化，在跳舞的过程中提高了身体的协调性、柔韧性，增加了各关节的活动范围，并可以改善人体的有氧代谢能力。

（四）在练习轮椅舞蹈时要注意的问题

练习轮椅舞蹈时，不要仅仅着眼于动作和造型，在跳舞的过程中营造欢快的气氛同样是非常重要的。

要根据残疾者每个人的身体障碍程度、个人理解掌握能力的差别，发现、选出、创造出适合于他们的舞蹈动作，进行编排。

在集体舞蹈的练习时，有些人表现出孤独、不愿与人交往的性格和情绪。这时要鼓励每个人融入集体之中，营造友好、和睦的环境气氛。

（五）动作的编排

1. 首先要了解练习者准备用身体的哪个部分进行舞蹈，他身体的哪一个部位在舞蹈时做动作最容易，要根据个人特点精心地进行编排。现在例举"动肩的舞蹈"中肩的各种动作：抬起肩、放下肩、肩的绕环、肩的外展、内收、肩摇一摇。

肩抬起、放下动作的练习：只是右肩的抬起、放下，只是左肩的抬起、放下，左右肩交替抬起、放下，两肩同时抬起、放下，两肩交替抬起、放下。

为了能够习惯各种音乐的节奏和速度，要经常和着音乐进行练习。

两肩的提起、放下（2拍）：1，两肩提起；2，两肩放下。

两肩的提起、放下（4拍）：1~3拍提起两肩，第4拍放下两肩。

各种各样的动作随着有节奏的音乐连续起来，就可以组成一个舞蹈。

2. 治疗师或组织者还应努力编创轮椅的技术动作，使轮椅舞蹈具有新意。

轮椅的速度：缓慢、快速、快与慢的变化：缓慢—急速，缓慢舒展—强烈，曲线—直线。

3. 根据舞蹈动作大小及轮椅移动的范围编排动作。

舞蹈时使用轮椅的闸：舞蹈时，将轮椅的闸刹住使轮椅不能移动，以上肢及其躯干的动作为主。例如：爵士舞、迪斯科。

还可以在舞蹈时不刹住闸，轮椅随着身体的动作，自然地做动作，舞蹈时驱动轮椅。例如：交际舞、民间舞蹈。

（六）轮椅舞蹈时的轮椅动作

轮椅操作：可以分为本人驱动和别人推动，动作有前进、后退、转弯、旋转、抬前脚轮、推、拉等。

（七）轮椅舞蹈的队形排列

患者通过身体、轮椅的动作，创造出能够表现自己的舞蹈，还可以通过跳交际舞、民间舞等，在欢快的气氛中与同伴一起交流感情。

集体舞蹈由于人数多，所以在进行集体舞蹈时要注意安全，避免发生事故。

轮椅舞蹈队形练习的注意事项：①要准备足够大的场所使进行轮椅舞蹈时能够让大家流畅地舞蹈。乘坐轮椅者与乘坐轮椅的同伴，乘坐轮椅者与站着的舞伴，舞蹈移动时相互之间要注意，在速度、节奏、时间上要保持一致。

（八）配合方法

可以根据以上介绍的各种基本方法进行创意编排合适并且大家喜欢的舞蹈来。现以乘坐轮椅者与立位者手拉手相互组合编排的一个舞蹈为例：

1. 乘坐轮椅者面向舞伴（前进）。
2. 两人相互拉住手，两人用一只手交替拉手，向同一个方向前进，乘坐轮椅者的左手拉住站立者的右手。
3. 两人单手拉住，站立者另一只手放在乘坐轮椅者的肩上或放在轮椅把手上。
4. 旋转　两手相互拉住旋转，一只手拉住旋转。

（九）舞曲

舞曲对舞蹈来说是非常重要的，它可以使舞蹈者陶醉在美妙的乐曲中，进入一种美好的境界。

舞曲要节奏感明显，可以选择名舞曲，也可以选择大家喜欢的乐曲，也可以试着自己谱一首曲子，可能更会得到大家的欢迎。

（金　宁）

第三十七节 音 乐

音乐的作用在第二章已有详细介绍，这里简略。本节主要介绍音乐在康复训练中的实际应用。

一、音乐欣赏

听音乐对于调节精神状态有很好的效果，可以根据两个原则选择应用。

（一）根据对神经系统起兴奋或抑制作用来选择

1. 抑制性

（1）中国乐曲：梁祝小提琴协奏曲主题部，思乡曲（马思聪），军港之夜，汉宫秋月等。

（2）西洋乐：各种小夜曲，摇篮曲，圣母颂，沉思（马思涅），梦幻曲（舒曼）等。

适应证：兴奋型神经症，轻型躁狂症，精神病患者，轻、中度慢性疼痛患者。

2. 兴奋性

（1）中国乐曲：步步高（广东音乐），游击队之歌（贺绿汀），怒吼吧黄河，运动员进行曲等。

（2）西洋乐：西班牙斗牛士舞曲，李思特第二号匈牙利狂想曲，维也纳森林故事等。

适应证：轻型抑郁症患者，周围神经和肌肉麻痹，局部血液循环不良等。

（二）根据常见症状或状态的治疗

1. 焦虑状态

（1）中国音乐：梅花三弄，春江花月夜，汉宫秋月，风入松（筝曲），流水（琴曲）等。

（2）西洋乐曲：蓝色多瑙河，维也纳森林故事，阿依达序曲，茶花女中的饮酒歌，幽默曲（德沃夏克），天鹅湖组曲，田园交响曲等。

2. 抑郁状态

（1）中国音乐：小开门，喜相逢，夜深沉，光明行，步步高，运动员进行曲等。

（2）西洋乐曲：卡门组曲，第二号匈牙利狂想曲（李思特），威廉·退尔序曲（罗西尼），拉科齐进行曲，罗兰颂等。

3. 紧张性头痛

（1）中国音乐：参照抑制性选曲。

（2）西洋乐曲：西班牙交响曲（拉罗），阿莱城姑娘组曲，匈牙利舞曲（勃拉姆斯），鲁斯兰与柳德米拉序曲（格林卡）等。

4. 智力残疾

（1）中国音乐：参照兴奋性选曲。

（2）西洋乐曲：参照兴奋性选曲。

脑卒中、颅脑损伤、脊髓损伤、脑瘫等较重的残疾，若有焦虑、抑郁等症状，可以参照症状或状态的需要相应选曲。

二、卡拉 OK

利用卡拉 OK 进行演唱能够改善患者的不良心理状态，对有言语障碍的偏瘫、脑瘫患者能起到言语训练的作用，还可以锻炼患者的呼吸功能。

脊髓损伤患者利用卡拉 OK 可以改善心理状态，对于损伤位置较高的脊髓损伤患者，尤其是对颈髓损伤的患者还可以起到提高呼吸功能的作用。

三、器乐演奏

可以组织患者进行一些简单的乐器练习，如口琴、笛子、电子琴、吉他等。练习初可进行个人的乐器练习，一方面可以起到缓解他们焦虑、失望的心情，另一方面可使患者掌握一种乐器的演奏技术。待患者的演奏水平达到一定程度后，可将患者组织成一个小乐队，一起练习乐器的合奏，或给唱歌的人进行伴奏，这样可改善他们的孤独感，体会到集体的温暖和融洽，使他们沉浸在乐曲的欢乐之中。

（金 宁）

第三十八节　游戏活动

游戏活动的特点是娱乐性强，可改善患者的心理状态，运动强度不是很大，又可提高肢体的运动功能。在康复训练中适合于脑瘫、偏瘫、脊髓损伤、智力残疾、盲人、精神障碍、癌症和内脏疾患较重的患者，也可作为康复训练一项强度较大运动后的积极性休息。

要根据残疾人的特点参照健全人的游戏活动进行改编，以使残疾人能够从中得到身心两方面的收益。游戏的项目很多，下面介绍一些游戏活动，以启发思路。

一、套圈

通过套圈练习可提高上肢的运动功能，使上肢运动的协调性、精确性得到提高。

练习方法：用塑料管、竹或木、较为粗硬的绳索制成环圈，直径为 15~20 cm。用酒瓶作为被套的柱子，可在酒瓶上标上 1~10 的数字，按照所需的图形组合排列。患者距柱子的距离一般在 2 m 左右，用患侧手套圈的距离可近一些，用健侧手套圈的距离可远一些，也可根据个人的情况而定。每人每次可投 5 个圈，然后计算分数，分数高者为优胜。

二、钓鱼

这是游戏的钓鱼，鱼是静止不动的，可锻炼上肢的控制力、稳定性和精确性，还可提高患者的注意力。

练习方法：用木头、硬纸或塑料制成鱼的形状，然后在鱼背上固定一个铁环，直径在 2 cm 左右。用一根 30 cm 长的木棍作为鱼杆，在木棍的一端系一根小线（长度为 30~40 cm），在小线的另一端系一铁钩，就可以进行钓鱼了。

为了引起练习者的兴趣，鱼的色彩要鲜艳、美丽。还可以进行比赛，患者将钓的鱼交给治疗师进行统计，钓多者为胜。钓鱼的难度可由鱼背上铁环直径的大小和钓鱼杆和线的长短进行调节。

三、挑彩球

这项训练的对象为患侧手具有一定运动功能的患者，主要练习患侧手指的运动功能和灵活性。

预备两个碗，在一个碗中放入跳棋用的六种颜色玻璃球共 60 个，混放在一起。

用患侧手的拇指与食指、中指、无名指和小指依次对捏，将一种颜色的玻璃球全部挑拣到空碗中后，再挑另一种颜色的玻璃球，直至将玻璃球全部捏放入另一个碗中。

在练习时注意，要用两个手指的指腹捏玻璃球，不要用手指的侧面捏玻璃球。练习的时间可根据患者的情况确定。

四、飞盘

飞盘是一项室外娱乐活动，抛接飞盘的练习不但使人心情愉快，而且使身体得到了充分的锻炼。通过练习可改善脊髓损伤患者的坐位平衡能力、下肢截肢患者的立位平衡能力和移动能力，对于智力残疾和精神障碍等患者也可起到愉悦身心的作用，由于运动强度不大，也适合内脏器官疾病的患者练习。

练习在室内外均可，刚开始练习时，两人相距要近一些，约 8 m 左右，待技术熟练之后，可逐渐加大距离。

持飞盘动作为将飞盘持于胸、腹前，飞盘不带沿的一面向上，用拇指在上与食指捏住盘沿，其于三个手指辅助于食指旁，将飞盘保持水平状态。

抛接动作为身体面向或侧对抛出方向，伸肘、抖腕，将飞盘抛出。接飞盘时，要判断飞盘的速度和方向，手要迎着飞盘主动向前伸出，当马上要接触飞盘时手要随着飞盘往回收，同时用手指（拇指在下，其余四指在上）抓住飞盘继续向回收，以起到缓冲作用。如果飞盘飞到接盘人的两侧，要尽量向两侧，或侧跨步伸手臂将盘抓住，如果是坐轮椅，可用一手抓住轮椅扶手，另一只手抓盘。

可以变换练习方式，3 人的三角形抛接，4 人的四角抛接和两个人同时对抛接两个飞盘。还可进行飞盘的抛远比赛和抛准比赛。

五、投小皮球

这个项目对于患侧上肢运动功能障碍较轻的患者，可以改善他们肢体运动的协调性。

1. 投远练习 用患侧手握直径 6~7 cm 的小皮球，屈肘将球置于头部的侧上方，然后向前上方挥臂，松开手指将球向前投去，投得越远越好。

2. 投准练习 在地面或桌子上放置一个纸箱或筐子，要求将球直接投入容器内。提高难度还可以规定投出的球必须落地一次后弹跳入容器内方可，投球采用的姿势不限。

还可将呼啦圈悬挂在空中（根据情况调整高度），两个人或两组人在呼啦圈的两侧向圈内投掷。

经过反复练习投远和投准，投掷动作会越来越协调。

六、击鼓传球

这个游戏适合于脑瘫患儿、智力残疾者、盲人和精神障碍患者。通过练习可提高残疾人的上肢和躯干功能，培养他们敢于在众人前表现的自信，并可促使他们掌握一些表演技能。

练习方法：让患者围坐一圈，按顺时针方向传球，同时治疗师敲小鼓，当鼓声停止时球在谁的手中，谁就要进入圈中表演一个节目，表演后大家要鼓掌给予鼓励。

七、拍球

1. 立位拍球　用患侧手臂拍球可以练习肩、肘、腕、手指和前臂的运动能力。

练习方法：用篮球或排球进行练习都可以。可以在地面放置一个呼啦圈，拍的球要落在圈内。还可以一边拍球一边行走，如果只用患侧手连续拍球有困难，可用健侧手适时地给予调整。练习时要注意矫正患侧臂的肩外展，拍球时手掌要尽量背屈才能做好拍球的动作。

2. 坐位拍球　坐在轮椅上练习拍球，可增强脊髓损伤者的坐位平衡能力和协调性。

练习方法：坐位平衡较好者在拍球时，双手可不扶轮椅的扶手，先用左手在左侧将球拍到脚踏板前，然后用右手接着拍球到右侧。随后在将球拍到脚踏板前换为左手，反复进行。

如果患者坐位平衡较差，拍球方法同上，但用非拍球手扶住轮椅扶手，待两手交换时，另一手扶住轮椅扶手，用来保持躯干的平衡。

八、传球比赛

这个游戏活动可提高偏瘫和脑瘫者上肢的运动功能和坐位平衡能力。

练习方法：将患者按能力平均分为两组，坐在椅子或垫子上，每两人间隔 20~40 cm（可根据情况进行调整）。让排头的患者手拿皮球，待发出"开始"的口令后要求患者用双手进行传、接球，将球传向队尾，传到队尾后立即再将球传回排头，球先返回的组为胜利。

九、吹球游戏

这个游戏可锻炼患者的呼吸功能，并有一定的趣味性。

1. 吹球过网　患者在乒乓球台的两侧或坐或站，每侧可有一个人或两个人。将球网抬起（高度为乒乓球可通过），可用手扶住球台用力吹球，使对方不能将球吹过球网。

2. 吹球上坡　用可折叠的乒乓球台，将球台稍折起，形成中间突起、两端低的状态（坡度的角度可根据情况设定）并固定住。球台两端的患者用力将球吹过最高点。

十、推球进门

可提高上肢、躯干的运动功能和动作的准确性。

练习方法：两个患者相对而坐，相隔 3~5 m，在两人中间用木柱摆放一个球门，球门宽度为 45 cm。患者采用长坐位，两腿分开，将篮球放在两腿之间，用患侧手或双手将球推向球门，使球通过球门。

可规定每人推球的次数，比如 11 个球为一局，三局两胜制，球进门为得 1 分，球未进门则不得分。

十一、击瓶比赛

这项游戏活动可练习患者上肢的运动功能，对于投掷能力和准确性有帮助。

练习方法：将患者按能力平均分为两组。相隔 5~10 m 坐或站，将 10 个瓶子摆放在中线的长凳上或地面上。每人手中拿一个球，待发出"开始"的口令后，将球击向瓶子，将瓶子全部击倒后，清数倒在中线两旁的瓶子，倒向本方一侧的瓶子数量少者为胜。

练习时可规定用患侧手和健侧手分别练习。

十二、投筷进瓶

通过这个游戏可提高患者手臂的稳定性和手指动作的精确性。

练习方法：将酒瓶放在地上（瓶口的大小可根据情况选择），患者用患侧手或健侧手的手指捏住一根筷子（距瓶口的距离可根据患者的情况决定），对准瓶口后松手将筷子投入瓶中。一人可连续投 3 根筷子。

十三、身体移动练习

通过以下几种不同的移动练习，既可提高脑瘫患者身体的运动功能和移动能力，又可使他们在训练时兴趣盎然。

1. 翻滚移动　用 3 块体操垫连接起来约 5~6 m 长，采用躺在垫子上翻身滚动的方式向前滚动。将脑瘫患者按翻滚速度的快慢顺序排队，速度快者在前，当前一个人翻身滚动两次后，下一个人便可出发。当有患儿翻滚时体位不正时可帮助摆正身体。

2. 爬行移动　在干净平整的木地板或体操垫上进行爬行比赛。将脑瘫患儿按爬行速度分开，爬行速度慢的患者爬行起点可靠前，爬行速度快的患者爬行起点靠后，要尽快地追赶前面的人。爬行距离可为 10 m，待爬行到终点后稍事休息再爬回来。

3. 跪位行走　用 3 块体操垫连接起来约 5~6 m 长，采用跪位行走的方式前行。将脑瘫患者按行走速度的快慢顺序排队，速度快者在前，当前一个人走出 0.5 m 后，下一个人便可出发。

十四、轧气球

这个游戏可提高患者操纵轮椅的灵活性，并且具有较高的趣味性。

练习方法：将气球吹成两个拳头大小，坐在轮椅上的患者操纵轮椅用轮子将气球轧破，用时短者为优胜。可采用将前脚轮抬起，然后将气球砸破，或四轮着地用大轮慢慢地挤压住气球，将其轧破。

十五、轮椅拔河

通过轮椅拔河的训练，可增强患者的上肢、躯干力量。由于练习采用竞争的形式，能激发出练习者的全部力量。

练习方法：两个人的轮椅背向而坐，把一根 3 m 多长、结实的绳子两端系住呈环状，将两个 S 形的铁钩分别挂住绳子的两端和两辆轮椅下的十字支架处。在绳子的中间系一红线，在地面相隔 60 cm 画三条线，用红线对准中线，双方听到开始的口令后就可各自驱动轮椅向前用力拉了。当绳子上的红线移过一侧的边线后即为结束。比赛可采用 3 局 2 胜制。

在比赛时提醒患者在用力时要将躯干向前倾，避免向后翻倒。一定要用结实的绳子，避免将其拉断。

十六、掰手腕

这个练习可激发脊髓损伤患者的取胜热情，提高上肢肌力。

练习方法：准备一个 70 cm 高的桌子，比赛方法同健全人，但为了双上肢平衡发展，要强调左、右两手均要进行练习。

可按患者的力量大小分成几个组别，然后获胜者与获胜者再比赛，失利者与失利者再比赛。也可采用擂台赛的方式比赛。

为了避免受伤，在练习前一定要充分做好准备活动。连续进行两次比赛后要休息一会儿，再开始下一次练习。

十七、老鹰捉小鸡

这个游戏适合于低龄的智力残疾人，可训练他们的团结协作能力及身体的灵活性。

练习方法：可由老师扮演老鹰，"老鹰"捉队尾的"小鸡"。一队不要超过 10 人，每个人用手臂抱住前面人的腰部排成队，个子高的排在队伍的前面展开双臂拦截"老鹰"。练习时"老鹰"要根据"小鸡"的情况调整跑的速度，避免发生队伍摆动过快而发生跌倒。

十八、走、跑、停、转

这个游戏适合于中龄智力残疾人，通过游戏可提高他们的反应能力，同时培养他们的自我约束力，学习遵守规则和纪律。

练习方法：在平坦的地面画个圆圈，圆圈的大小根据人数的多少而定。每人站在圈上相距 2 m 左右，老师发的口令有走、跑、停、转（转身）等，学生脚踩在圆圈上行走，根据口令及时做出反应，进行各种动作。

口令不要有规律，每人中间要有一定的距离，避免两人相撞。

十九、过泥塘接力

这个游戏可提高智力残疾少年儿童身体的平衡能力，培养克服困难和适应环境的能力。

练习方法：在地面上相距 30 cm 左右摆放一块砖，共摆两纵列，总长度为 15 m，起点和终点为同一条线。将练习者分为两队，尽量将两队的实力平均分开，如实力有差距，可将实力强的队砖少摆放放几块。练习者手持接力棒，脚要踩稳每一块砖，如没踩到砖上，要重新踩到砖上，待走到尽头即可顺原路返回，将接力棒交给下一个人进行比赛。

对于平衡能力差的练习者，要给予保护。

二十、赶猪

这个游戏可提高智力残疾少年儿童的身体协调性和灵活性。

1. 用手拨球练习方法　起点和终点为同一条线，总长度为 30 m，在 15 m 处放一标志物为折返点。3~5 人为一组，听口令出发，练习者用手拨着篮球向前行走，返回后将球交给下一个人。

2. 用棒拨球练习方法　这种游戏的难度较大，练习方法同上，是手持木棒拨球行进。

二十一、猜谜

猜谜可锻炼大脑的思维能力，具有较高的趣味性，适用于各种残疾患者（智力残疾除外）。

（金　宁）

第三十九节　社会活动

残疾人康复的大目标就是生活自理，回归社会后能与健全人一样平等参与社会活动。

残疾患者在医院康复治疗后，各种能力有了提高，组织残疾患者参与社会活动，是为了检验他们在医院康复的效果和提高他们参与社会活动的能力。

组织患者参加社会活动还可加深社会对残疾人的理解和关注。通过参加各种社会活动可使患者体会到生活的丰富多彩，加快他们负性心理状态的转化过程。所以组织患者们到医院外进行一些社会活动是非常必要的。

一、活动内容

组织患者参与社会活动的形式多种多样，可根据当地的具体情况进行选择，下面列举一些社会活动的内容以供参考。

1. 外出购物　外出购物是残疾患者回归社会后不可缺少的一项重要内容。购物的场所可选择附近的集贸市场、百货店、超级市场等（商场、超市要有坡道和电梯）。可在轮椅靠背后两个扶手上挂一个购物袋，将物品放入其中，但购买物品的重量和体积不可过大。

2. 观看体育比赛、文艺表演　其中包括观看体育比赛，欣赏文艺表演、书画艺术和电影等。参加这些活动可使残疾人从中得到感染和教育，这也是残疾人与健全人一样拥有的需要和权利。

由于残疾患者的特殊性（如坐轮椅），在一些需要固定座位观看表演的场所，需要事先与这些场馆进行联系，以便安排。

3. 游览公园、名胜、古迹　在选择游览当地公园时要事先了解目的地的路面情况，要尽量选择路面平坦而且台阶少的公园。

4. 参加社会活动　带领残疾患者参加一些社会公益活动，扩大残疾患者与社会的交往，增加社会对于残疾人的关注，同时尽量发挥残疾人的特长，为社会做出自己的贡献。

二、测试内容

1. 完成往返目的地的能力　在参与社会活动中观察残疾患者在前往目的地和归来途中克服路面障碍的能力，其中包括自己驱动轮椅克服路面障碍（坡道、沟、台）的能力和步行能力（速度和耐久力）。

2. 完成购物能力　除了往返目的地的移动能力外，还要具有选择物品、付款和将物品带回的能力。

三、交通方式

一般的情况下，组织患者参与社会活动在医院的附近（单程距离在 0.5～2 km）比较合适，可采用自己驱动轮椅和步行的形式前往。当目的地较远时，就要使用车辆前往，有条件的可使用轮椅专用汽车，或者采用移动坡道的方式上下汽车。

四、注意事项

外出时，如果患者操纵轮椅的技术不太熟练，在过障碍时最好由工作人员进行保护（监护式的）。对于轮椅技术熟练者，不到必要时，不进行帮助。外出时要带上训练记录本，当患者遇到不能自己克服的困难时，要将其记录下来，为以后继续训练提高提供依据。训练记录本上应记录的内容为以下几项：

1. 轮椅技术和步行能力　能否独自驱动轮椅或步行越过坡、台、沟等路面障碍。
2. 体力情况　外出及归来是否由患者独立驱动轮椅完成，行走速度的快慢等。

选择的目的地距离要合适，不要因距离过远而体力不支造成困难。在外出时要有一定比例的健全人一同前往，在残疾患者遇到自己不能克服的困难时及时地给予解决。

要在便道上步行或驱动轮椅行走，在穿行马路时一定要走人行横道，并且由治疗师在旁边指挥，以免发生交通事故。

（金　宁）

第四十节　运动会、联欢会的组织方法

组织住院残疾患者运动会和联欢会是文体疗法的一项内容。通过运动会、联欢会可以检查他们住院康复治疗期间的训练效果和心理状态，还为他们提供了一个相互交流的场所。下面介绍住院残疾患者运动会、联欢会的组织方法。

一、报名表的内容

组织运动会和联欢会之前，首先要制定报名表，应该在举办前的两个星期下发报名表，以便组织者和患者有充足的时间进行准备。报名表发送到病房交给护士长，由护士到病房询问患者是否参加，想参加哪些项目，给予记录。

报名表的内容如下：

1. 组织运动会、联欢会的目的。
2. 运动会、联欢会举行的时间。
3. 举办地点。
4. 报名表上交时间（在举办前1周左右）。
5. 运动会、联欢会的活动项目设置及报名的规定（比如每人可报几个项目，哪些残疾类别可参加哪些项目等）。
6. 录取名次和奖励办法（按参加人数录取名次，如：6~10人取前3名，10人以上取前6名）。
7. 活动项目的练习方法（以便患者提前进行练习）。

二、活动项目的选择

要选择一些适合各类残疾患者的活动项目，如投篮比赛、套圈、保龄球、吹球、掰手腕、飞镖、象棋、围棋、五子棋、卡拉OK、猜谜等。还要选择一些适合某类残疾人的活动项目，例如适合脊髓损伤者的轮椅竞速、越障碍比赛、轮椅压球和适合脑瘫患者的钓鱼、爬行比赛、沙包掷准、沙包掷远等项目。

三、活动项目的编排

收到报名表之后，要着手将每个项目的报名患者按顺序并编号抄写在一张纸上，并注明每项活动的开始时间。要注意有些患者报名参加几项活动，要尽量将其参加活动的时间合理安排，使其从容参加活动。

四、现场组织

根据活动场地的大小决定同时开展几个项目的活动，各项活动之间不能互相干扰，并保障患者的安全。在活动开始之前宣布每项活动的开始时间，使患者心中有数。如果患者参加的项目时间有冲突，可提前向治疗师提出先进行某一项活动或将其比赛的顺序向后移，调整好时间，使他们顺利参加各项活动。活动中治疗师将患者比赛中的运动成绩进行记录，每项比赛结束后将其统计出，然后按成绩取出前几名。

待全部活动结束后，宣布各项比赛的成绩。

五、奖励办法

在收到报名表之后就要统计参加人数和获得名次的准确数字，并着手准备奖品，可分为纪念奖（参加者均有）和名次奖（获得名次者）。在活动结束后进行发放奖品。

（金　宁）

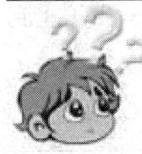

思考题

1. 轮椅处方中（二）至（十三）的具体要求与标准是什么？
2. 轮椅技能训练分为哪几个阶段？
3. 轮椅训练方法中（十三）、（十四）、（十五）、（十六）、（十八）、（二十）、（二十三）、（二十四）、（二十六）、（二十七）、（二十八）、（二十九）的具体操作方法是什么？
4. 偏瘫体操的分类与适用对象是什么？
5. 脑瘫体操的分类与适用对象是什么？
6. 太极拳的练习方法与注意事项是什么？
7. 轮椅越障碍赛的场地、器材标准与比赛规则是什么？
8. 轮椅篮球训练在脊髓损伤患者康复中的作用及练习方法是什么？
9. 轮椅篮球的特殊规则是什么？
10. 轮椅乒乓球的特殊规则是什么？

主要参考文献

1. 全国体育院、系教材编审委员会．运动医学．北京：人民体育出版社，1984
2. 郭子光，张子游编著．中医康复学．重庆：四川科学技术出版社，1986
3. 陈可冀．中国传统康复医学．北京：人民卫生出版社，1988
4. 卓大宏主编．中国康复医学．北京：华夏出版社，1990
5. 范振华，周士枋主编．简明医疗体育手册．北京：人民卫生出版社，1990
6. 刘纪清，李国兰主编．实用运动处方．哈尔滨：黑龙江科学出版社，1993
7. 丁伯坦主编．医学和功能分级指南．北京：北京科学技术出版社，1993
8. 金宁．轮椅越障碍赛在脊髓损伤康复的应用．中国脊柱脊髓杂志，1994
9. 全国体育学院教材委员会审定．体育理论．北京：人民体育出版社，1994
10. 金宁．轮椅技能训练在脊髓损伤患者康复中的应用．中国康复医学杂志，1995
11. 全国体育学院教材委员会审定．运动训练学．北京：人民体育出版社，1996
12. 金宁．轮椅篮球训练在脊髓损伤患者康复中的应用．中国脊柱脊髓杂志，1997
13. 缪鸿石主编．康复医学理论与实践．上海：上海科学技术出版社，2000
14. 金宁．脊髓损伤患者轮椅技能训练评价法的应用．中国康复医学杂志，2001
15. 尹忠泽．论体育对大学生心理健康的促进作用．山西师大体育学院学报，2001
16. 金宁．54例截瘫患者短距离轮椅竞速练习效果分析．中国康复理论与实践，2001
17. 金宁．偏瘫体操在脑血管意外患者康复训练中的观察．中华物理医学与康复杂志，2001
18. 童昭岗等著．人文体育——体育演绎的文化．北京：中国海关出版社，2002
19. 金宁．文体疗法在社区偏瘫康复中的应用．中国康复理论与实践，2002
20. 全国体育院校成人教育协作组编．体育概论．北京：人民体育出版社，2002
21. 许健鹏，金宁，宋庆光等著．运动与养生．成都：四川科学技术出版社，2002
22. 金宁．医疗体育运动疗法在社区脊髓损伤康复的应用．中国康复理论与实践，2003
23. 晏宁等．身体活动与身体锻炼的情绪效应．北京体育大学报，2003
24. 金宁．体育、娱乐疗法在小儿脑瘫康复中的应用．中国康复理论与实践，2003
25. 残疾人体育项目竞赛规则．北京：华夏出版社，2006
26. 残疾人运动员医学和运动功能分级指导手册．北京：华夏出版社，2006
27. Vinkie Nixon. SPINAL CORO INJURY AN ASPEN PUBUCATION，1985
28. Ernest M. Burgess. Physical fitness：A Guide for lndividuals with lower limd loss. Rehabilitation Research and Development. Service Scientific and Technical Publications Section，1990

29. Nina Kahrs. Idretts – og aktivitets hjelpemidlre. Radet for tekniske tiltak for funksjonshemmede v/Sekretariater. Oslo, 1991

30. Van Coppenolle. European Master's Degree Adapted Physical Activity. Leuven (Belgium): Academic Publishing Company, 1993

31. Ludwing Guttmann 著，市川宣恭监译．［身体障害者のスポーツ］．東京：医歯药出版株式会社，1983

32. 日本国立身体障害者ハビリテーションセンター監修．［車いす］．東京：福址图书出版株式会社，1985

33. 日本身体障害者スポーツ協会監译．国際身体障害者スポーツ競技規則集．大阪市 タナカプリニト社，1989

34. 日本理学療法協会、作業療法協会編．厚生省保健医療局老人保健部監修．家庭でできる機能訓練⑦ ゲーム？趣味を樂しんで．東京：保健同人社，1989

35. 全国身体障害者綜合福祉センター編輯．監修．機能訓練と樂しいスポーツ 障害者の自立を助けるために．東京：文唱堂印刷株式会社，1990

36. 全国身体障害者綜合福祉センター編輯．監修．機能訓練と樂しいスポーツマニュアルシリーズ②．脳血管障碍と自立訓練．東京：文唱堂印刷株式会社，1991

37. 全国身体障害者綜合福祉センター編輯．監修．機能訓練と樂しいスポーツマニュアルシリーズ③ 脳性麻痹と樂しいスポーツ．東京：文唱堂印刷株式会社，1992

38. 全国身体障害者綜合福祉センター編輯．監修．機能訓練と樂しいスポーツ マニュアルシリーズ④障害者のためのボール運動展開．東京：第一法規出版株式会社，1993

39. 全国身体障害者綜合福祉センター編輯．監修．機能訓練と樂しいスポーツマニュアルシリーズ⑤ 車いすで樂しいスポーツ．東京：第一法規出版株式会社，1994

40. 全国身体障害者綜合福祉センター編輯．監修．障害者とレクリェーション．東京：第一法規出版株式会社，1995

41. 全国身体障害者綜合福祉センター編輯．監修．障害者と樂しいスポーツ．東京：第一法規出版株式会社，1995